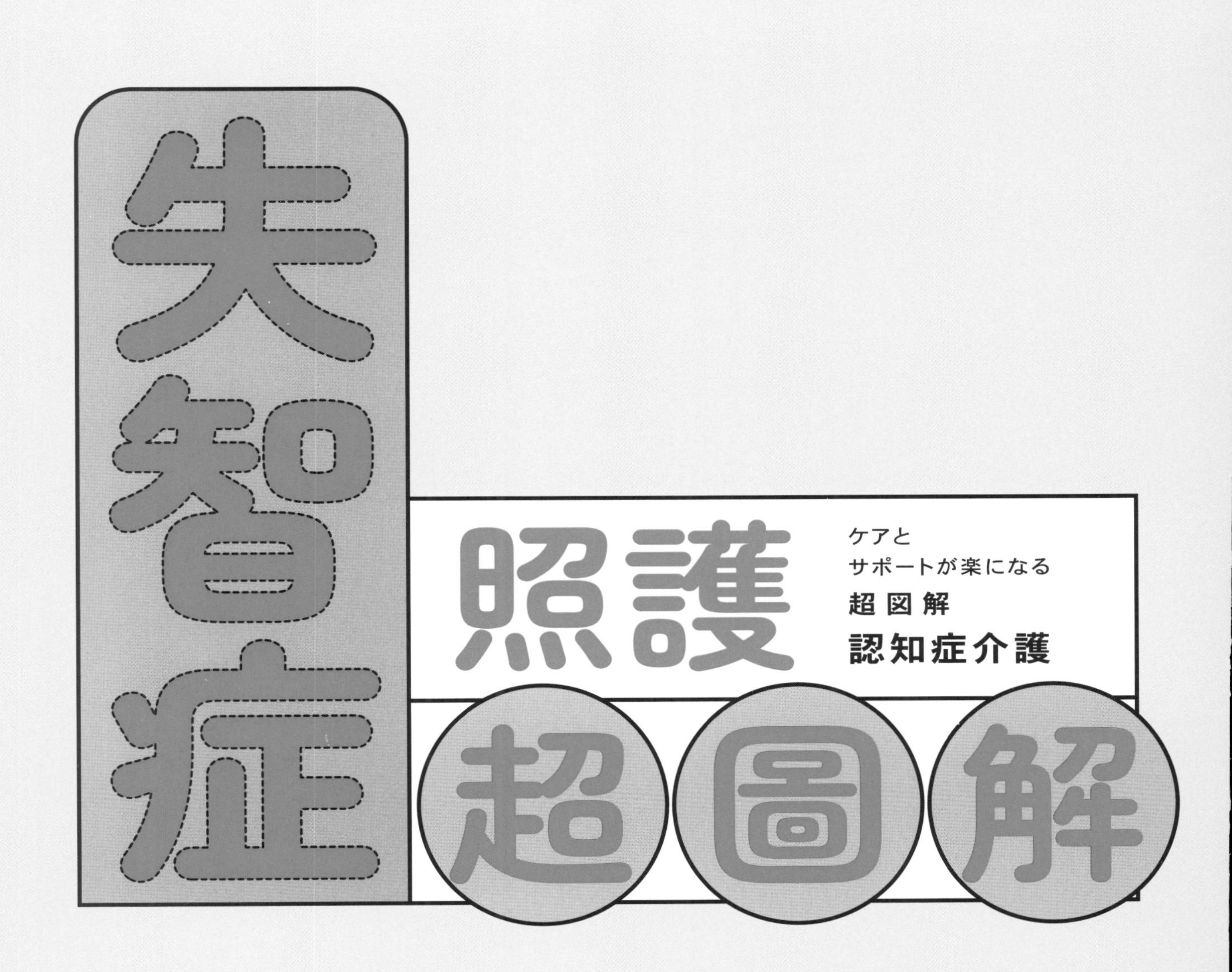

—監修—
NPO法人元氣介護協會理事長
米山淑子
Memory Clinic 御茶水院長
朝田 隆
—譯者—
吳怡文

免責聲明

本書中包含的醫療保健建議及訊息，是用於補充，而不是取代您的醫師或其他受過訓練的專業健康建議。如果您知道或懷疑自己有健康問題，建議您在開始任何醫療計畫或治療之前，尋求您醫師的建議。在本書出版日之前，已盡一切努力確保所含訊息的準確性。對運用書中建議的方法可能發生的任何醫療結果，出版社和作者不承擔任何責任。

前言

居家照護失智症患者，也能運用專業的知識和技術

我在照護第一線工作已歷經數十年。這段期間，在高齡者照護現場，隨著醫療的進步，照護方法在科學面和理論面都有長足的進展。十幾年前，我自己也有一段照顧失智症父親的經驗，當時，因為我運用了在照護機構中使用的照護知識和技術，讓我真切感受到，專業的技術，也能運用在居家照護中。

能否靈活運用各種照護技術，還是要看照顧者自己，但在這其中，仍有著照護的基本原則。

對失智者而言，最重要的就是精神上的關切。我認為，照護的基本原則就是站在失智者的立場，藉由回想他過去的生活、貼近他的人生，打造一個讓失智者可以安心地將自己交給照顧者的「狀態」。

照護說來簡單，事實上，特別是失智症的照護，光是一個人，或一家人，是無法負荷的。本書從失智症的基本醫療資訊開始，介紹照護的實際狀況、照護服務和支援的機制和運作，以及使用方式。我希望這是一本可以讓大家了解，該用什麼方法來照護，才能讓失智者與提供照顧的家人生活都可以過得輕鬆的照顧手冊。

在書中，我特別花了很多篇幅說明如何對應失智症照護中較難處理的周邊症狀（BPSD）。以我個人而言，最難處理的就是被照顧者「拒絕接受照護」。大家應該也常有這種心情吧，「希望你願意讓我照顧……」、「希望你可以稍微回頭看看照顧者……」。其實，只要被照顧者願意讓照顧者碰他的手，那麼，照顧者就可以運用學習到的知識和技術，以自己的方法、按照自己的節奏來進行照顧。面對高齡失智者，只要可以耐心溝通，就有可能達到這個目標。

我們，特別是目前正在照顧失智者的家庭，現在最需要的是什麼呢？就是盡力深入了解失智症，以及能讓全家人一起面對各種不同症狀的方法和力量。由衷希望這本書能對大家有所幫助。

米山淑子

（本書第一、二章的醫療資訊，由失智症醫療第一把交椅的朝田隆醫師審訂。）

開場白

提供給家庭照顧者的四個提醒

關於失智症，你現在最想知道的事

Q1

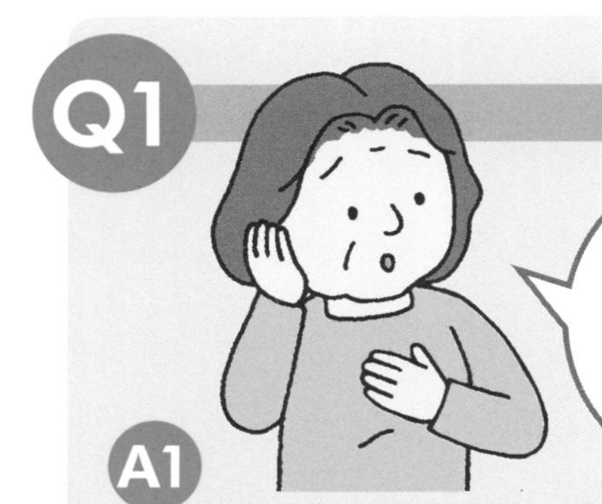

我先生是不是得了失智症？

如果這三種症狀都有，就是失智症的危險訊號。

不斷地忘記事情

↓

忘記的內容越來越多

↓

忘記的範圍越來越大

A1

請仔細觀察你的先生，想想看有沒有讓你覺得「啊，他會不會……」的情況。

「和別人約了要碰面卻經常忘記」、「經常不斷重複剛剛說過的話」、「越來越常感嘆之前會做的事現在都不會了」，當出現這些狀況的次數越來越多時，就是危險訊號。這時最重要的是，前往失智症門診接受診斷。

好久沒有一起上超市了，走吧！
咦，不是剛剛才去過嗎！

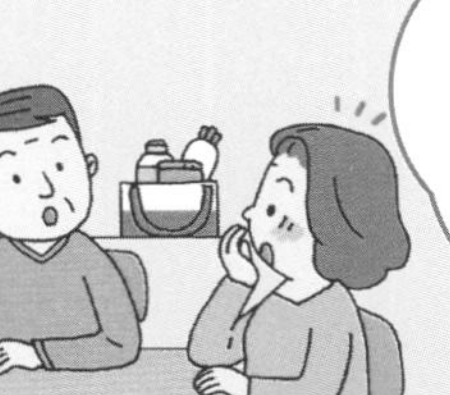

Q2

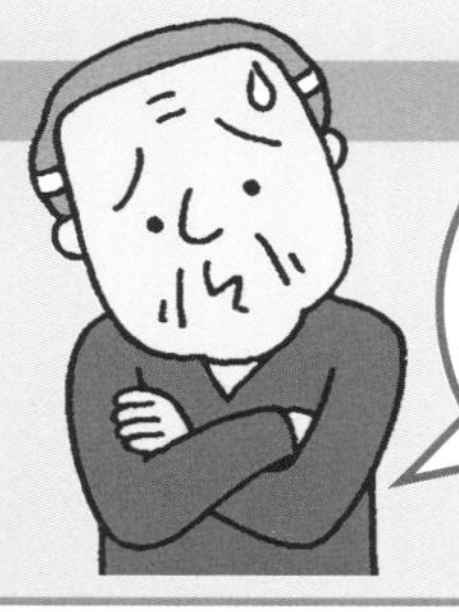

生活和工作該怎麼辦呢？

A2

雖然得了失智症，也不是什麼事都沒辦法做。

如果對得到失智症的家人說：「你什麼事都不用做」，他應該會大受打擊。雖然他一個人沒辦法做到，但如果可以跟家人一起做，也算是一種復健。透過做他會做的事，幫助病人過著和往常一樣的生活；工作上也是一樣，可以和公司的人討論，如何繼續做可以勝任的工作。

@在家庭

如果已經無法煮菜

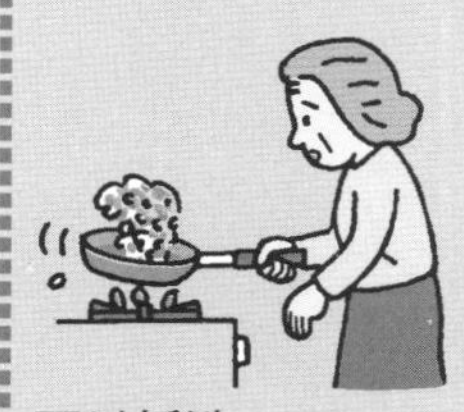

可以折洗好的衣服

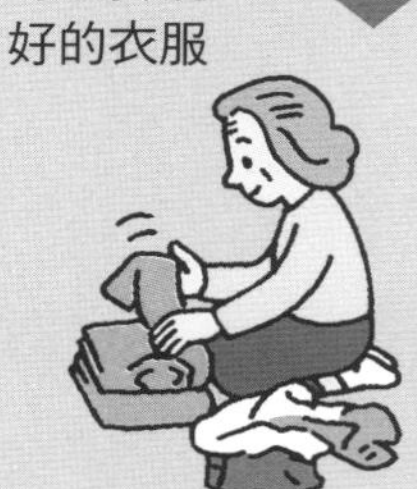

@在職場

如果已經忘記如何打電腦

可以幫客人遞茶水

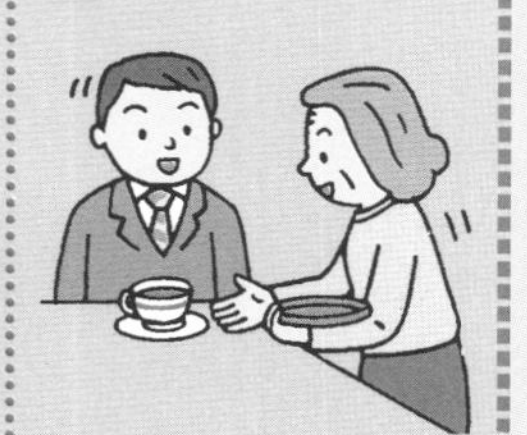

Q3

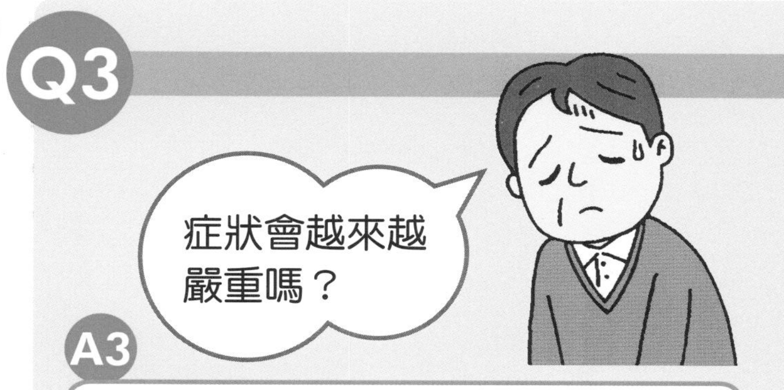

A3 不會急速惡化。

失智症是一種會隨著時間慢慢惡化的疾病，並不需要馬上進入照護機構，接受專門的治療。在倉促地為了接受照護而離開工作崗位之前，還有其他的事情可以做。如果能適當地面對，也可以延緩疾病的惡化。
請正確了解疾病，盡量依照當時的狀況，讓病人過著如往常一般的生活，全家人一起樂觀面對。

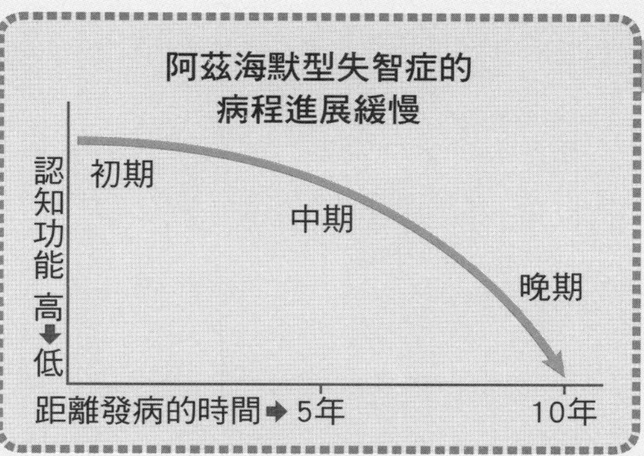

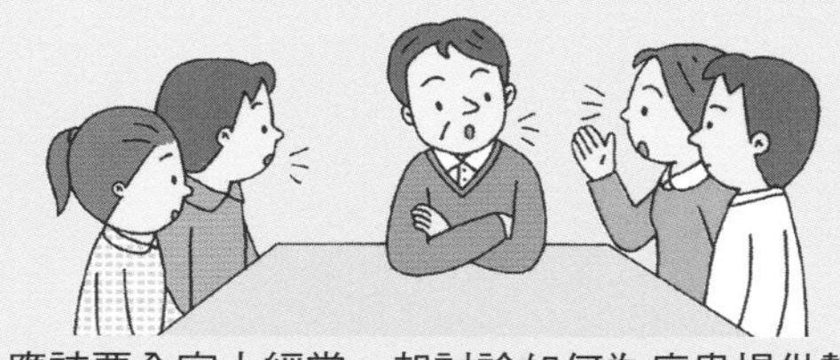

應該要全家人經常一起討論如何為病患提供幫助，大家各自貢獻力量與智慧，不要讓這件事變成某個人的責任。

Q4

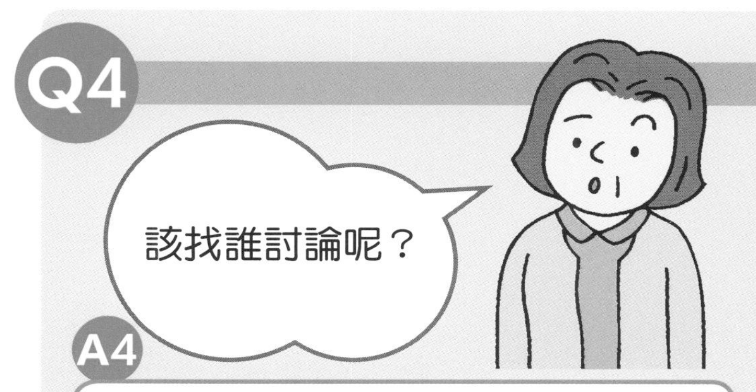

A4 有地區性的支援機構。

包括如何尋找專科醫師、申請長照、得到照顧服務的方法，以及在家接受照護的方式和需要注意的事項，不管是任何痛苦或令人困擾的問題，都可以提供支援。
此外，政府也有許多提供照護支援的網站。必須盡速尋求專家的協助，不要變成長照難民。

可以到地區失智症中心諮詢的事項

- 如何尋找專科醫師？
- 如何接受長照提供的服務？
- 如何委託個案管理師？
- 照顧服務的內容為何？
- 居家照護的注意事項為何？

其他還會擔心的事……

Q 照顧需要花錢，因此感到不安

A 若被認定為需要長照，就可以接受政府的援助。

補助額度會因需要照顧的程度而有所不同，自己只需負擔照顧服務費用的一成（至三成）即可。

Q 工作和照護可以同時兼顧嗎？

A 日本有照顧假制度*

有些企業會採用將休假分成一年三次的照顧假制度，可以思考一下如何在不辭掉工作的狀況下度過這段時期。

＊台灣目前家庭照顧假併入事假計算，一年以 7 天為限。

目次

第1章 失智症的基礎知識

第2章
預防失智症

第3章
失智症照護的實務技巧

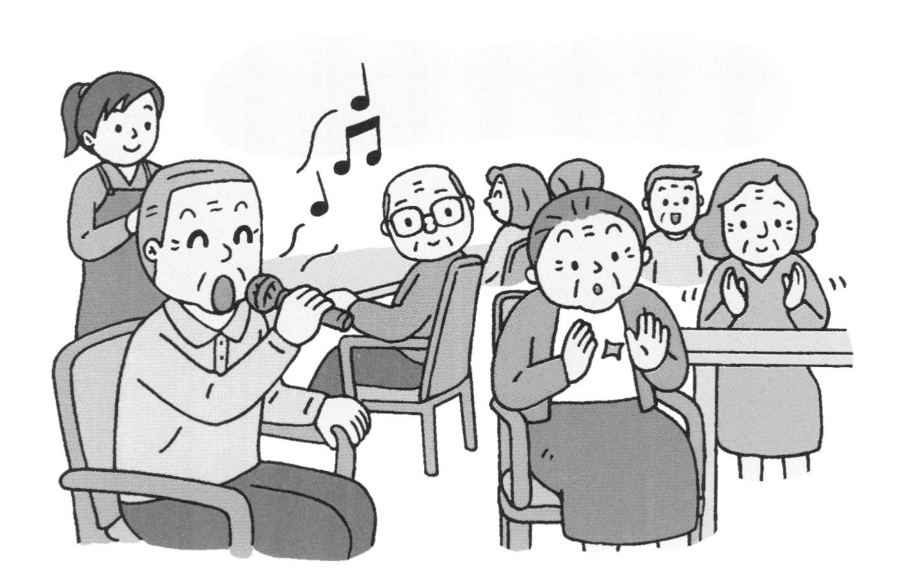

第1章

失智症的基礎知識

失智症是一種怎樣的疾病？
有哪些種類？
會出現哪些症狀？治療方法為何？
——一起來了解失智症的基本知識吧！

失智症的定義

失智症是一種「日常生活會發生困難的狀態」

引發失智症的原因還不清楚

失智症指的是認知功能因某種原因而衰退，對日常生活造成障礙。

比方說，會有因嚴重健忘（記憶障礙），同樣的東西買了好幾個、不知道自己在哪裡（定向力障礙，Disorientation）、回不了家等各種症狀，這些統稱「失智症」。

會引發這些症狀的疾病不只一種，現在已確認的已超過七十種。每一種都是因大腦發生異常變化造成損傷，進而出現各種症狀，但我們不知道發病的根本原因。

高齡者容易罹患失智

提起失智症，無論是誰馬上都會聯想到高齡者。根據日本厚生勞動省二〇一五年的資料，二〇一二年六十五歲以上的高齡者中，罹患失智症者估計有四百六十二萬人，約佔全體高齡者（三千零七十九萬人）的十五%，而且，有輕度認知障礙（MCI，Mild Cognitive Impairment）將來十分可能罹患失智症者約有四百萬人，佔十三%。換句話說，六十五歲以上的高齡者，七個人當中就有一人罹患失智症，一人有輕度認知障礙（MCI）。

而在高齡化速度加快的二〇二五年，估計將成長為六百七十五萬人，為目前的一．四倍，佔所有高齡者的二〇%，亦即五人中便有一個人罹患失智症。我們可以說，失智症並非只發生在某些特別的人身上，年老是罹患失智症的最大危險因子。

隨著年紀增長 危險因子也會隨之增加

近幾年，大家都認為文明病是引發失智症的一個重要原因。

根據長期探索失智症預防對策，且在流行病學調查領域享有盛名的〈久山町研究〉的報告*，糖尿病患者罹患失智症的機率是非糖尿病患者的一．九倍。我們知道，糖尿病原本就容易引發腎臟病、動脈硬化等併發症，這和失智症也有關聯。

文明病不是只有糖尿病，同意這一點的人，為了降低罹患失智症的機率，最好能夠重新檢視每一天的飲食和運動等生活習慣。

失智症與遺傳有關？

現在每個人都必須關心的失智症可能的確是與遺傳有關，而其關鍵就在患病年紀，若親兄弟或本人在五十歲前罹患失智症，就有可能是因為遺傳。

但因遺傳性的「家族性阿茲海默型失智症」而罹患失智症的比例僅佔全體的二%，就算家人或親戚中有人罹患失智症，發病的機率也不會太高。

＊節錄自健康．醫療戰略推進本部〈我國高齡者失智症的實際狀態與對策：久山町研究〉（九州大學研究所醫學研究院環境醫學領域．清原裕．2014）

不同性別、年齡的失智症罹患率（2012 年）

從不同年齡的失智症罹患率統計可以發現，不論男女，罹患率都會在七十五歲後大幅提升

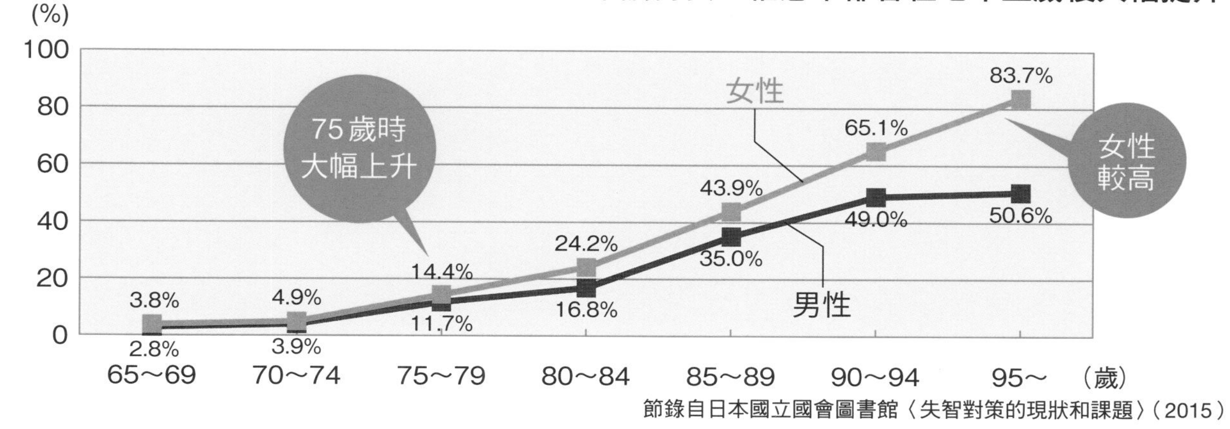

節錄自日本國立國會圖書館〈失智對策的現狀和課題〉（2015）

失智症記憶障礙的樣貌

與年紀增長所導致的健忘有所不同，失智症患者是不會有自覺的

「想不起來在同學會上碰到的朋友叫什麼名字……」、「想不起來昨天晚上的菜色……」上了年紀之後，想必很多人都有這樣的經驗。這種單純的健忘並不會對日常生活造成太大影響。

不過，因為失智症導致的「嚴重健忘」並不是「想不起來」，而是因為失去了記憶本身，所以自己無法察覺到「忘記」這件事。以剛剛的例子來說，會連「參加了同學會」、「昨天吃了晚餐」這些經驗都忘記。結果，因為與實際的情況不符，而對日常生活造成障礙，工作也無法順利進行。

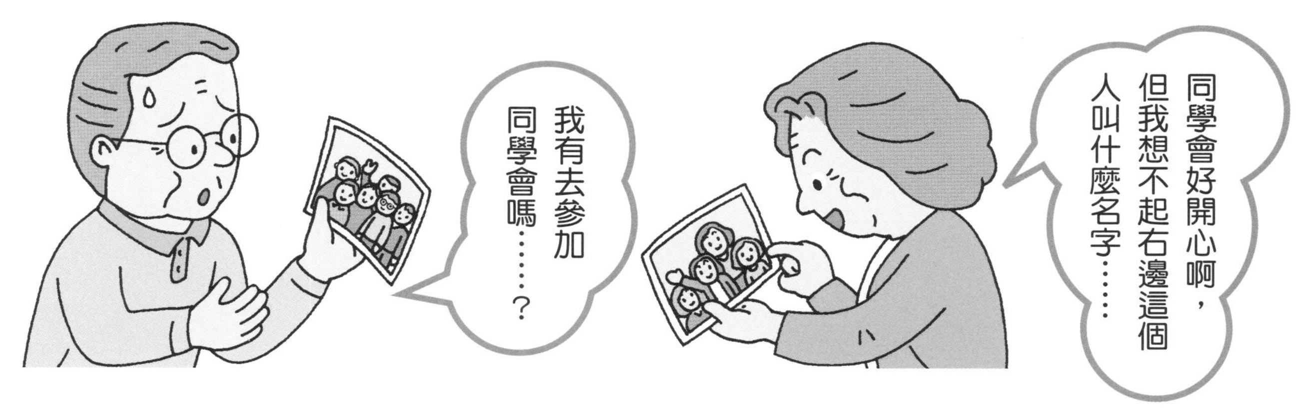

失智症引發的遺忘與年長導致的健忘的差異

失智症引發的遺忘	年長導致的健忘
忘記曾經經歷過的事	曾經歷過的事忘記了一部分
對自己遺忘沒有自覺	會察覺自己的健忘
不知道自己身處的場所、時間、情境	知道自己身處的場所、時間、情境
會掩飾自己的失誤	看不出有想掩飾失誤的情況
對日常生活造成障礙	不會對日常生活造成障礙
會越來越嚴重	只會緩慢進行

四種主要的失智症類型

引發失智症的四種主要疾病

會引發失智症的疾病超過七十種，但阿茲海默型失智症、路易氏體型失智症（Dementia with Lewy Bodies，DLB）、額顳葉型失智症（Frontotemporal Dementia，FTD）以及血管性失智症這四種類型就占了全體八成，稱為四大失智症。在26頁之後，會個別針對每種失智症詳加描述，在此，我們先大致看一下它們的特徵。

●阿茲海默型失智症

患者數量最多，大部分是女性。是因為腦神經細胞受損、死亡而造成腦部萎縮，尤其海馬迴（Hippo campus）這個控制記憶的區域受損最嚴重。

●路易氏體型失智症

多發生在七、八十歲的高齡者身上，特別是男性。患者的腦幹或大腦皮質上出現一種稱為路易氏體（Lewy body）的異常物質。它是一九九六年才確立診斷基準的失智症新類型，在這之前，有許多此類型的患者都被診斷為阿茲海默型失智症。這種失智症的特徵是枕葉（Occipital Lobe）的血流變少，因而產生會看到實際上不存在的事物的「幻視」症狀，以及步伐不穩等運動障礙的帕金森症候群（Parkinsonism）。

●額顳葉型失智症

一如它的名字，這是大腦額葉（Frontal Lobe）和顳葉（Temporal Lobe）的神經細胞發生變異萎縮的「額顳葉退化症」（Frontotemporal Lobar Degeneration，FTLD）失智的其中一種。因掌管組織推理和情緒的額葉受損，造成性格和人格上的變化，會出現反社會行為等明顯症狀。發病者多為六十五歲以下的年輕族群。

●血管性失智症

相異於前述幾種失智症，這是大腦內的血管發生堵塞或破裂，血管不斷受到損傷所造成的失智症，多半發生在出現腦梗塞後的半年內。症狀會依照腦梗塞或腦出血發生的部位而有所差異。症狀不太一致，記憶障礙不明顯，性格大致也能維持。

這四種類型的失智症不只可能單獨出現，也常出現合併其他類型的混合型，此外，也曾有從阿茲海默型失智症轉變為路易氏體型失智症的案例。

早期發現、早期診斷可以減緩疾病惡化

除了四大失智症，有些失智症只要知道原因，再予以適當的治療，就可以回復，如原發性常壓性水腦症（Idiopathic Normal Pressure Hydrocephalus，iNPH）、慢性硬腦膜下血腫（Chronic Subdural Hematoma，cSDH）就是其中代表。並且因為症狀類似，有可能會被誤診為阿茲海默型失智症，造成疾病惡化。

在失智症相關訊息越來越多，關心失智症的人也越來越多的現在，有很多人不是被家人發現，而是自己發現症狀，在很早期便接受治療。如能早期發現，針對原因做適當的處理，可以延緩疾病的惡化，因此最好可以早期接受診察與診斷。

失智症患者的大腦會發生怎樣的變化

大腦會變小、萎縮

請仔細看下方的MRI造影（核磁共振造影）。看得出來有大腦皮質萎縮，腦溝變得更大更深。大腦皮質上出現如黑色斑點一樣的老人斑，且不斷增加。如果是阿茲海默症患者，可以看到側腦室（充滿腦脊髓液的左右對稱空間）的下方角落擴大，緊鄰的海馬迴也已經萎縮。與其他部位的大腦皮質相比，海馬迴萎縮是阿茲海默症特別明顯的大腦特徵之一。

阿茲海默型失智症患者的大腦MRI造影

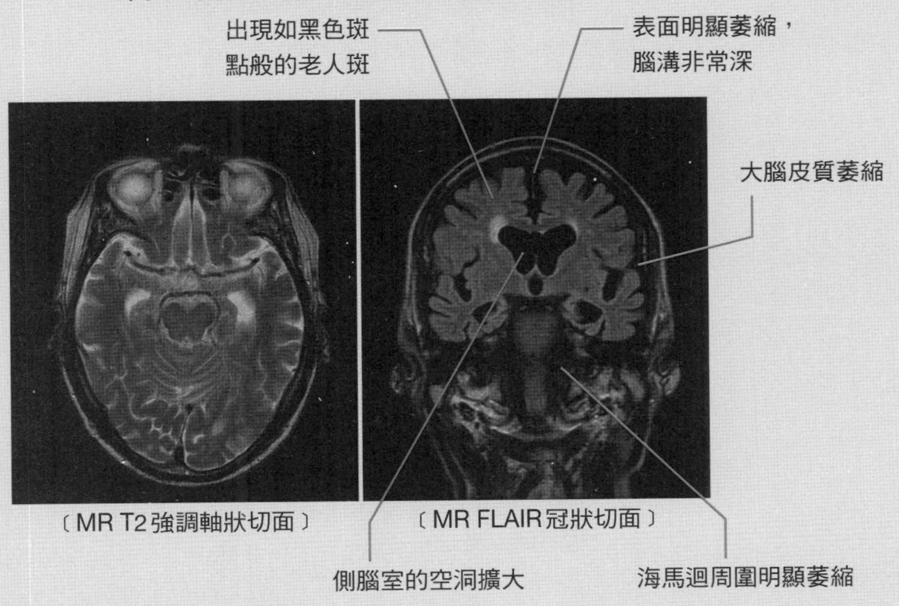

與二十多歲健康男性的大腦MRI造影比較

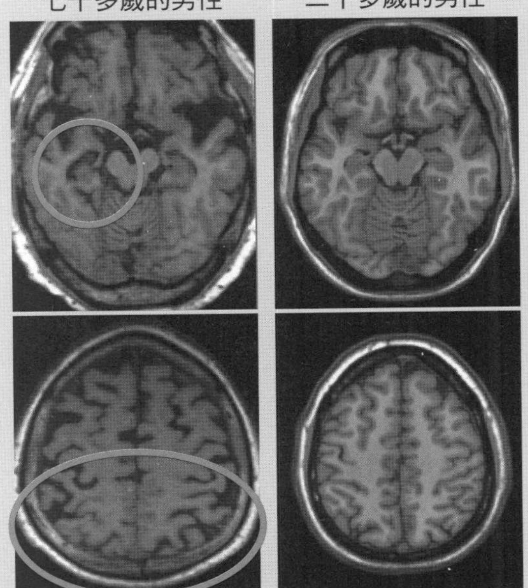

只要比較二十多歲與七十多歲男性的大腦影像，就可以清楚看到大腦萎縮的狀況。

上面兩張是海馬迴（紅線圈起部分）的比較。右邊是二十多歲男性相同部位的海馬迴（掌管記憶），我們可以看到，七十多歲男性的海馬迴已經萎縮，產生較大空間（即畫面中的黑色部分）。

下面兩張是頂葉（Parietal Lobe，同樣是紅線圈起部分）的比較。大腦皺褶之間的縫隙變大，可以看到七十多歲男性的頂葉已經萎縮，在畫面上形成大範圍的黑影。

＊以上影像均由朝田隆醫師提供

失智患者會出現的核心症狀

核心症狀與周邊症狀（BPSD）

失智症會出現的各種不同症狀，大致上可分為兩類。

因為大腦神經細胞損傷而導致的症狀屬於核心症狀。這是因為細胞失去原本功能而產生的症狀，其中包括失去掌控記憶、時間和場所的能力，以及不再能夠針對事物進行計畫、失去執行能力等與認知功能相關的障礙。不管是哪一種類型的失智症患者都會出現這些症狀。

因這種核心症狀而引起的附屬症狀就是周邊症狀（也稱為BPSD*），周邊症狀包含行為面與心理面的症狀。這些症狀與當事人的性格、周圍環境、人際關係等密切相關，會依個人狀況而有所差異。

失智症會出現的主要症狀

包括因為腦部受傷而造成的核心症狀和因而引發的周邊症狀

周邊症狀（BPSD）

心理症狀

➡ P25

自己發現與過去狀態的差異，情緒陷入低潮
- 抑鬱症狀

有身心功能衰退的危險
- 缺乏動機＝（無感、漠不關心）

出現暴力、徘徊等行為症狀
- 不安、焦躁

有發生意外的危險，需要注意
- 幻覺

也可能因記憶障礙而引發
- 妄想

核心症狀

主要症狀有五種

➡ P21

- 記憶障礙
- 定向力障礙
- 執行功能障礙
- 失認（Agnosia）、失用（Apraxia）、失語（Aphasia）
- 理解力、判斷力變差

行為症狀

➡ P22・23

對照顧者造成很大負擔
- 過動、徘徊

難以與之溝通
- 言語暴力、肢體暴力

與言語暴力・肢體暴力完全相反
- 無作為、無反應

並不是在玩耍
- 不潔行為

飲食過量或異食癖
- 飲食行為異常

希望別人關心，卻又躲起來
- 不適切性行為

路易氏體型失智症的典型症狀
- 快速動眼期的行為障礙

其實他們恐懼又不安
- 拒絕接受照護

＊ BPSD=Behavioral and Psychological Symptoms of Dementia

主要的核心症狀

所有失智症患者都會出現的認知功能障礙，是因為大腦神經細胞損壞而造成的器質性障礙。

代表性核心症狀

記憶障礙

很難記住新的事物，記憶喪失，也會忘記自己經歷過的事。

記住事情的「編碼」(encoding)、維持記憶狀態的「儲存」(storage)、想起已經記住的事情的「檢索」(retrieval)，這三種能力都出現障礙。

無法想起時間、地點和人物

定向力障礙

無法正確辨識自己當時身處的地點、時間、周圍人物和狀況。不知道自己身在何處，因而迷路，或出現不符合周遭狀況的行動等，都是這種障礙造成的。

不知道做事的順序

執行功能障礙

不知道過去可以輕鬆執行的打掃、購物、料理等日常活動的順序，無法按照適當的程序完成事情。

無法計畫性地進行所有事務。

無法使用家電或ATM。

各種記憶障礙的形式

失認、失用、失語

「失認」=雖然看得到也聽得到，卻無法理解。

「失用」=雖然手腳可以活動，卻無法進行簡單的日常動作。

「失語」=無法理解聽到的話，無法說話。不知道東西的名稱，無法理解別人跟他講的話。

難以判斷周遭狀況

理解力、判斷力變差

無法針對自己身處的情境採取適當行動，也無法按照一般事物的道理來進行思考。

無法根據不斷變化的情況做出判斷。例如在炎夏穿著毛衣，雖然很冷卻只穿著短袖等，無法配合天氣穿衣服。

無法進行有邏輯的思考。

失智症的定義

周邊症狀（BPSD）指的是哪些
①行為症狀

周邊症狀背後一定都有「原因」

「為什麼會這樣?!」讓家人吃驚、大受打擊的就是周邊症狀的行為症狀。比方說，突然大口大口地吃著眼前的衛生紙。這是當事者不知道「衛生紙是不可以吃的東西」，這是核心症狀的「失認」和「判斷力變差」所造成的。

重要的是，要試著思考，乍看之下無法理解的行動背後有什麼原因。

如果可以站在當事人的角度來理解，負責照護的家人心情也會有所轉變，這麼一來，當事者的症狀也會因為心情穩定而減少，可望改善雙方的關係。

主要行為症狀

●為照顧者帶來極大負擔的

過動與徘徊

過動指的是，坐立不安、靜不下來，不停地到處走動。徘徊指的是，因為有事出門，走到一半卻想不起路該怎麼走，也忘記為什麼要出門的「記憶障礙」，以及因為不知道自己身在何處的「定向力障礙」而回不了家。也會出現太陽一下山便喊著要回家的「黃昏症候群」等模式。

●非常難以對應

言語暴力、肢體暴力

容易生氣、大聲吼叫、發出奇怪的聲音，並且對照顧者動粗。

出現這些行為的理由因人而異，有很多無法用同一種方法來處理的案例。有時也會因為腦血管障礙的後遺症而無法說話，進而造成暴力行為。如果是額顳葉型失智症，溝通會變得困難，有時也會因為不耐煩而無法控制自己的情緒。

●與言語暴力、肢體暴力完全相反的症狀

無作為、無反應

在生活中什麼事都不做（無作為），當家人或照顧者叫他或跟他說話時，也沒有反應（無反應）。如果是路易氏體型失智症，會因為意識障礙而經常發呆、失去自主性，對於他人的詢問反應變得很遲鈍。

●並不是在玩耍

不潔行為

指的是直接用手觸摸自己的排泄物、在廁所以外的地方大小便等等會讓家人感覺衝擊的症狀。

病患會這樣做是有理由的，他們絕不是「在玩耍」，而是想要做些事，消除不小心大在褲子上後造成的不舒服。某些病人的判斷力也會變差。

●飲食過量或異食癖

飲食行為異常

阿茲海默型失智症患者會很明顯出現因記憶障礙忘記自己已經吃過東西，所以吃很多次的「飲食過量」；因為失認而導致的「異食癖」；因嗅覺障礙而造成的「食欲不振」等症狀。額顳葉型失智症會出現像一味吃甜食這種飲食偏好的極端變化。此外，血管性失智症因為運動神經麻痺，用餐非常花時間，在過程中也會經常嗆到。

出現行為症狀的機制

核心症狀會因為壓力和環境變化而導致攻擊等等的行為症狀

記憶障礙、定向力障礙、執行功能障礙等等核心症狀
失敗的壓力和環境變化
不安與焦燥
言語暴力
肢體暴力
徘徊

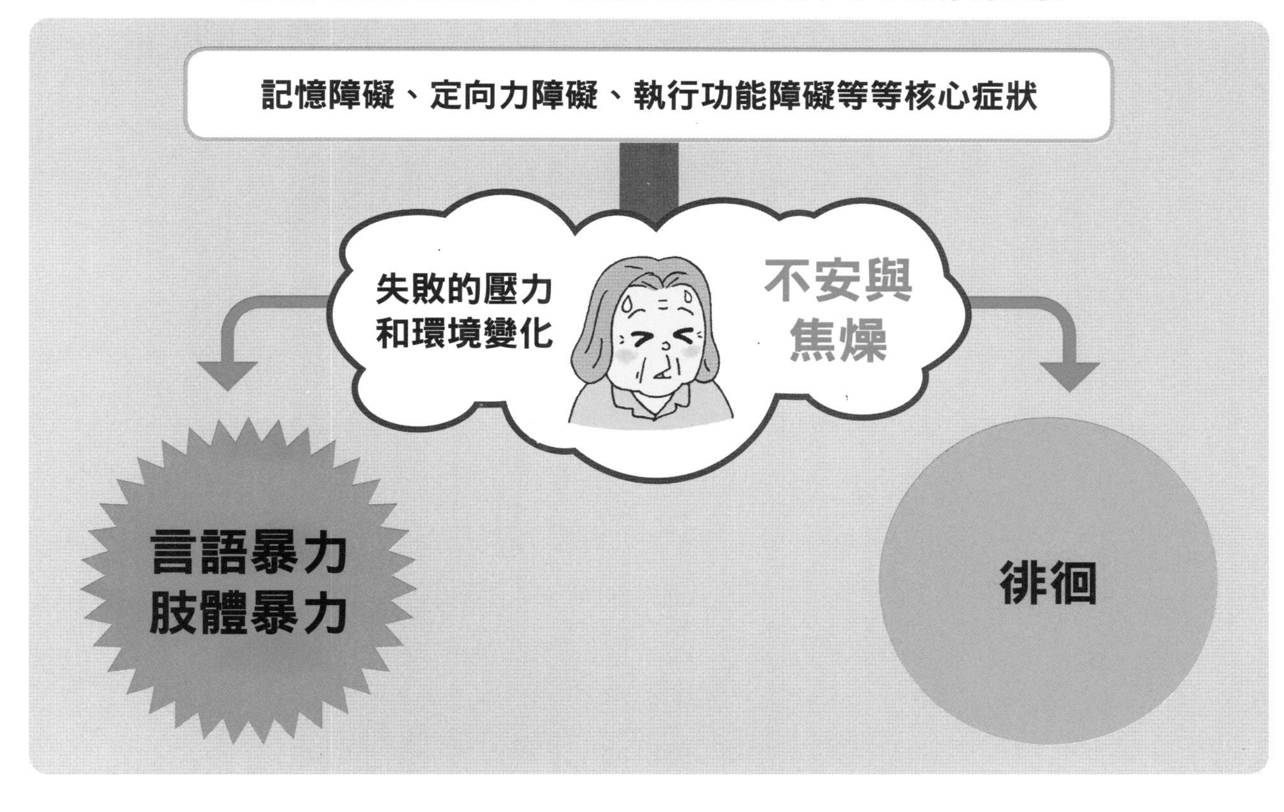

●希望別人關心，卻又會躲起來

不適切性行為

如果是男性患者，有可能會無法控制地出現擁抱自己媳婦這種有性意含的行為。偷看人家洗澡、偷取內衣褲等等不在乎別人眼光的行動背後，隱含的是平日的孤獨感等帶來的不安和妄想。

若是額顳葉型失智症患者，有可能是因為額葉的功能障礙而出現「失去控制」(Disinhibition)這種症狀。所謂失去控制，指的是因為控制整個大腦的額葉功能衰退，無法控制大腦其他部位，所以出現各種異常行為。

●路易氏體型失智症的典型症狀

快速動眼期的行為障礙

睡眠是由深眠和淺眠相互交錯而形成的，在淺眠的快速動眼期，因為肌肉動作受到抑制，做夢屬於正常現象。路易氏體型失智症因為腦幹出現障礙，肌肉動作沒有被抑制，因此會將夢的內容轉化成實際行動，出現宛如想抓住什麼東西一樣地伸出手、在室內到處走動、朝著窗戶衝過去，或是吼叫、言語暴力、毆打睡在旁邊的人等症狀。

●其實他們恐懼又不安

拒絕接受照護

有時，他們也會突然揮開照顧者的手，或是強烈拒絕接受照護。這其實是因為記憶障礙，他們忘了一直在身邊照顧他們的人，對被不認識的人碰觸或照顧，也會表現出不安和害怕。有時他們也會因為無法理解照顧者說的話，不知道對方要做什麼而感到恐懼，予以拒絕。

這種恐懼感和無法信賴他人的感覺，有時也來自因為不習慣日照中心等全新環境而引發的不安。

失智症的定義

周邊症狀（BPSD）指的是哪些 ②心理症狀

對與現實環境的落差感到不知所措，想予以隱藏的失智症患者

隨著失智症病程的進展，健忘的情形會越來越嚴重，理解力也會越來越差。但是，這並不代表他們什麼都不知道。

他們已經某種程度意識到自己出現功能衰退的徵兆，同時也感受到自己的認知與現實的落差。當他們想彌補這種落差時，就會出現周邊症狀。

因為「健忘」而導致「妄想」

主要的心理症狀包括抑鬱、缺乏動機、不安、焦躁、幻覺、妄想，其中，尤以「被偷」的妄想最常見。

大部分都是從當事人害怕弄丟或被偷，自己把錢包等東西放在不容易找到的地方開始。因為核心症狀中的記憶障礙，他們會忘記藏錢包的地方，甚至忘記自己把錢包藏起來這件事。而後，因為錢包不在之前習慣擺放的位置，所以就出現「有人把錢包偷走了」的妄想。大部分時候，失智症患者都會懷疑身邊最親近的家人。

這對負責照顧的家人來說非常痛苦，同時也是一個壓力，但這與失智症患者特有的不安與依賴等各種因素有關。

「被偷妄想」特別常出現在阿茲海默型失智症初期到中期的患者身上，在因失智症引發的妄想中約佔六成。

「被偷妄想」的發展經過

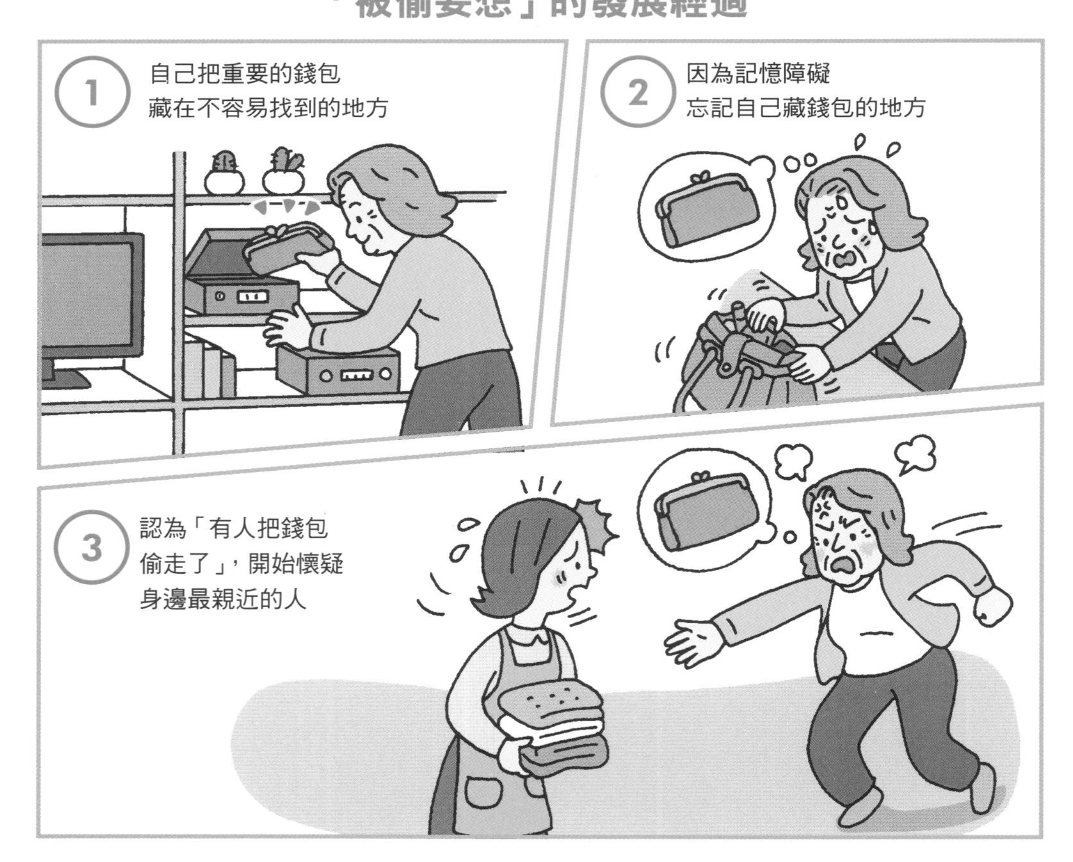

周邊症狀 主要的心理症狀

失去自信，心情低落

抑鬱症狀

指的是因為發現自己得了失智症，不管什麼事都做不好，之前會做的事情現在都不會了，導致心情低落，做什麼事都提不起勁的狀態。情緒表現出來的，特別是喜悅，變得非常少，同時也缺乏表情。有些病患會出現慢性頭痛、失眠的生理症狀。

有身心功能衰退的危險

缺乏動機

非常類似抑鬱狀態，指的是沒有精神、做任何事都提不起勁。

自己發現認知功能衰退，動不動就躲在家裡、什麼都不做、什麼都不想做，如果身邊的人也沒有想辦法讓他做一點什麼事，就可能會陷入各種身心功能均呈現衰退的「廢用症候群」(Disuse Syndrome)。

出現暴力、徘徊等行為症狀

不安、焦躁

自己察覺出現認知功能衰退，無法判斷實際狀況，因而感到不安，也容易變得焦躁、急躁。此外，因壓力造成的強烈不安，也會導致暴力、徘徊等行為症狀。也逐漸開始顯現大吼大叫、無視旁人存在的行為。

有發生意外的危險，需要注意

幻覺

亦即看到事實上並不存在的東西（幻視），或聽到事實上並不存在的聲音（幻聽）。其中，幻視是路易氏體型失智症的常見症狀。

若可能因幻覺而有發生意外的危險時，必須和醫師討論，找出適當的對應方法。

也可能因記憶障礙而引發

妄想

以為重要的東西被人偷了這種「被偷妄想」，就是記憶障礙所引起。此外，也有覺得別人在說自己的壞話、有人要在自己食物中下毒等的「被害妄想」，深信配偶有外遇的「嫉妒妄想」，以及可能會被家人拋棄的「被拋棄妄想」。

失智症的類型

最多的就是阿茲海默型失智症

從記憶障礙開始的阿茲海默型失智症

上了年紀之後，很多人都會發現自己「最近越來越健忘了……」但阿茲海默型失智症患者會出現忘記最近發生的事、甚至連對事情本身存在的記憶都會消失的記憶障礙。這就是阿茲海默型失智症的開始，到底大腦裡發生了什麼事呢？

我們的身體每一天都會不斷地進行新陳代謝，在大腦中負責認知功能的神經細胞也會製造蛋白質。一般來說，會透過新陳代謝來製造與分解蛋白質，以維持一定的濃度。但是，阿茲海默型失智症病患無法完全將蛋白質分解，以致造成堆積，會形成如斑點一般的黑色塊，壓迫、傷害周圍的神經細胞，造成大腦萎縮。

掌控記憶的海馬迴周邊受損幅度最大

這種類似於斑點般的病變稱為老化斑，是因為一種名為β類澱粉蛋白（β-amyloid）的蛋白質過度生成並堆積而產生的，這個過程，需要長達十年的時間。之後，經過更長的時間，因為一種神經細胞內的重要物質濤蛋白（Tau Protein）過度磷酸化（Phosphorylation）並堆積，導致名為神經纖維糾結（Neurofibrillary tangles）的病變。它們會成為像線段般的塊狀堆積物，讓腦細胞死亡，造成大腦萎縮。

大腦病變的結果就是，患者在生活的各種情境出現障礙，特別是掌管記憶的海馬迴大幅萎縮造成的記憶障礙。

記憶障礙的特徵是，將自己發生過的事忘得一乾二淨的「情節記憶」障礙，而且當別人指出是自己遺忘這件事時，還會出現按照自己誤以為的事實發言的「虛談現象」(confabulation)。

失智症發病之後會慢慢發展，病程約十年左右。目前大多發生在七十五歲以上女性的身上。

阿茲海默型失智症是如何發生的

阿茲海默症的主要危險因子，除了年齡增加之外，還有糖尿病與高血壓等文明病。但睡眠不足和壓力也是β類澱粉蛋白和濤蛋白累積的主要原因。

我們知道，近年相當受重視的牙周病也和認知功能衰退有關。此外，視力和聽力衰退，導致無法獲得足夠的訊息，也是大腦神經細胞衰退的主要原因。

從這個角度來思考，阿茲海默型失智症的各種危險因子可說都潛藏在日常生活當中。

至於遺傳，遺傳性的阿茲海默型失智症幾乎都在五十歲之前就發病，只占全體的二%，高齡患者會發病幾乎都與遺傳無關。

阿茲海默型失智症雖然沒有根治的方法，但報告指出，已經發現可降低濤蛋白的堆積量並抑制神經細胞損傷的藥物，而且也成功通過動物實驗（由日本國立長壽醫療研究中心等主持的實驗），對治療藥物的開發可以寄予厚望。

阿茲海默型失智症的特徵與病程發展

分為三階段，以大約十年的時間緩慢發展

輕度　以前會做的事現在都不會做了，判斷力變差

今天
是禮拜幾？
上了年紀，
記性變差了。

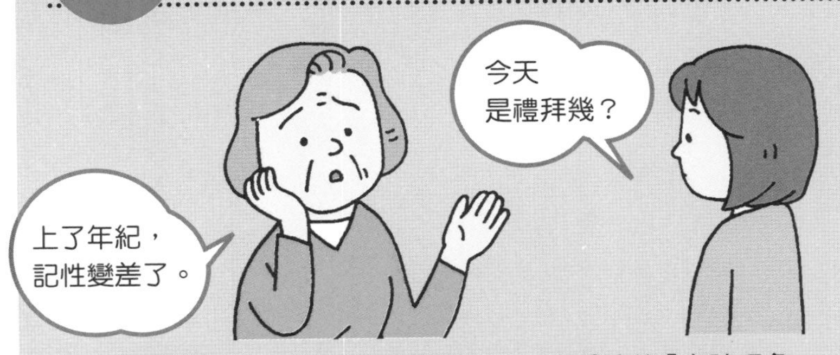

出現經常性健忘，剛剛才發生的事馬上就忘記、弄錯約定的時間、忘記開車動作的順序等日常生活障礙。因為感到不安而提不起勁，有時會出現抑鬱症狀。

特有症狀：對自己忘記的事會編造出另一套說法的「虛談現象」

中度　記憶障礙越來越嚴重，無法自理

喃喃
自語
你好！

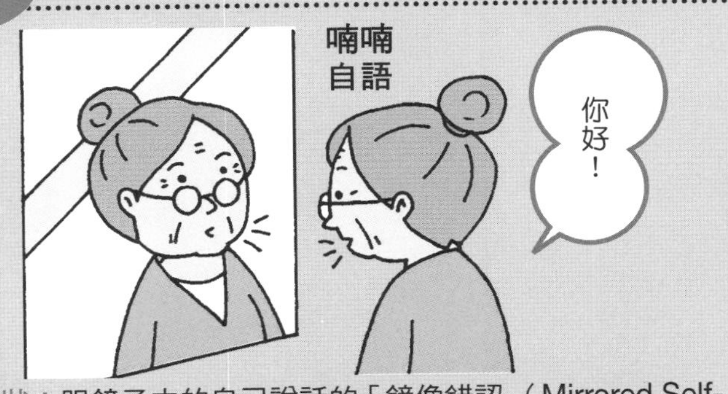

想不起過去的事。不知道說話的對象是誰、出門之後不知道怎麼回家的「徘徊」行為，和突然激動起來出現暴力行為的問題也增加了。更衣或洗澡等日常活動都需要別人幫忙。

特有症狀：跟鏡子中的自己說話的「鏡像錯認」（Mirrored Self-Misidentification）症候群

重度　無法與人溝通，陷入長期臥床的狀態

妳是哪家
的女兒啊？
爺爺

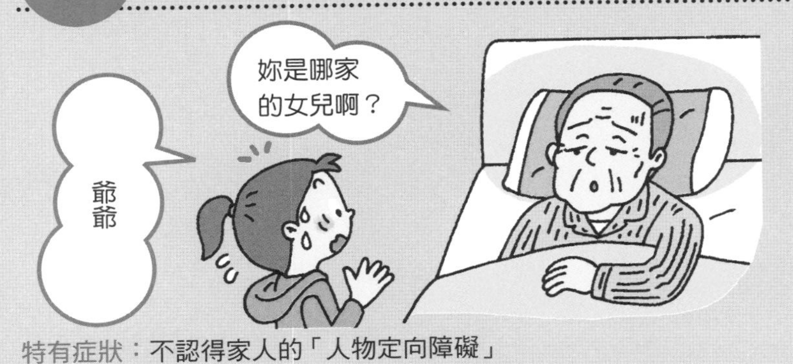

整體性的記憶障礙，不知道自己或家人是誰。身體功能和運動功能都呈現衰退，難以獨立生活，陷入長期臥床的狀態。有些病患會出現語言功能減退無法溝通，及運動功能減退的狀態。

特有症狀：不認得家人的「人物定向障礙」

失智症的類型

有明顯身體症狀的路易氏體型失智症

路易氏體沉積在大腦皮質，引發失智症狀

所謂路易氏體，指的是在腦神經細胞中有異常蛋白質堆積。我們不知道路易氏體形成的原因，但可以確認的是它的主要成分是名為α－突觸核蛋白（α-synuclein）的變異性蛋白質，對大腦的神經網絡造成極大阻礙。

大腦皮質覆蓋位於大腦最外側的大腦表面，控制各式各樣的認知功能。路易氏體就是堆積在這裡，造成認知功能衰退。此外，它也很容易沉積在控制運動機能的腦幹上，因而出現肌肉僵硬的帕金森症候群身體症狀。

這種失智症大多出現在七十歲以下的高齡者身上，以男性為多。也有極少數會在三十多歲就發病，這種個案會從出現帕金森氏症狀開始。有姿勢傾斜、步行困難、快速動眼期睡眠行為障礙等症狀。

也會出現頭暈、便秘等自律神經症狀

路易氏體只沉積在腦幹的是帕金森氏症，如果是路易氏體型失智症，不光是大腦的神經細胞，從腦幹、脊髓、末梢神經都會有路易氏體，之所以會出現姿勢性低血壓、頭暈、便秘、排尿障礙（如頻尿）等自律神經症狀，就是因為這個原因。

相較於阿茲海默型失智症，大腦萎縮和記憶障礙的程度都較為輕微。

依據路易氏體沉積部位的不同，症狀也會有所差異

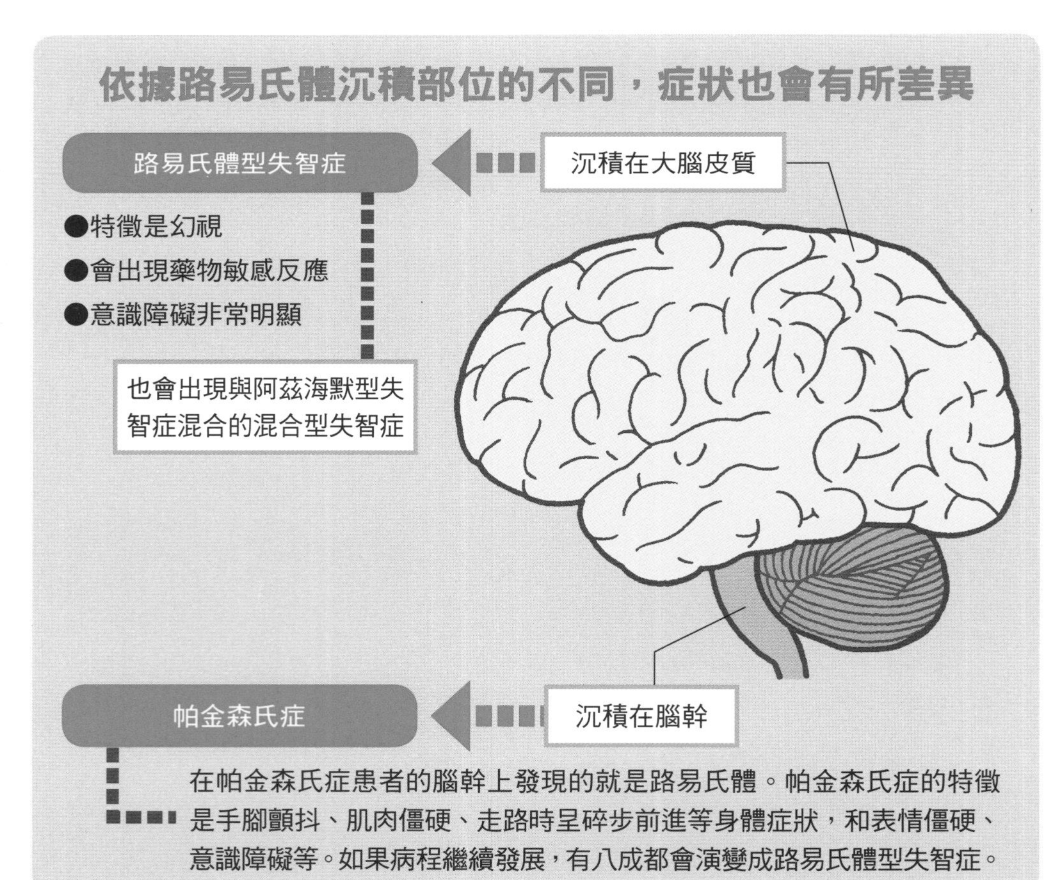

在帕金森氏症患者的腦幹上發現的就是路易氏體。帕金森氏症的特徵是手腳顫抖、肌肉僵硬、走路時呈碎步前進等身體症狀，和表情僵硬、意識障礙等。如果病程繼續發展，有八成都會演變成路易氏體型失智症。

路易氏體型失智症的特徵與病程發展

症狀出現的方式因人而異，特徵是幻視和帕金森症候群

輕度　輕微記憶障礙，有時會很晚才發現

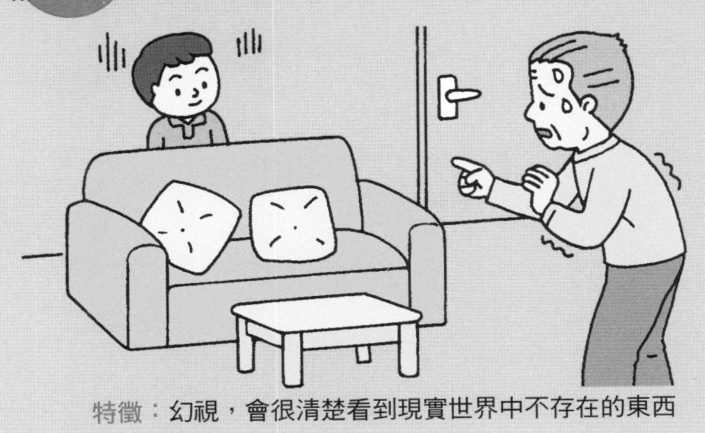

特徵：幻視，會很清楚看到現實世界中不存在的東西

除了全身無力和抑鬱症狀，還有才剛入睡就因為做夢而大聲吼叫、因為激動而出現暴力之類的快速動眼期睡眠行為障礙等周邊症狀，以及幻視此一特徵。

輕度與中度的共通點就是自律神經症狀，會出現便秘、頭暈、失去意識等姿勢性低血壓、失禁、頻尿等排尿障礙。

中度　出現各種身體症狀，惡化速度變快

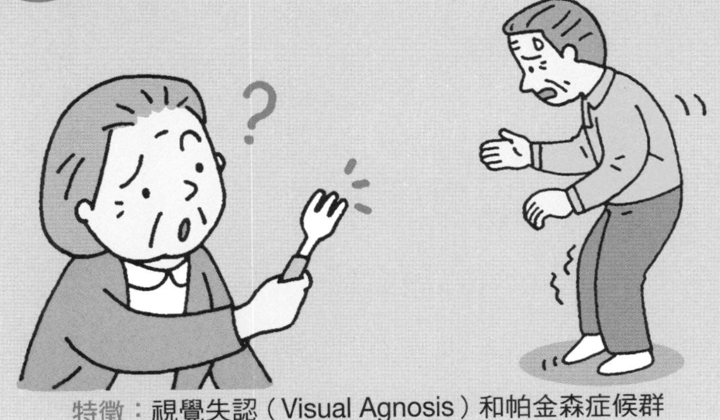

特徵：視覺失認（Visual Agnosis）和帕金森症候群

視覺失認指的是，有就算看到東西，也不知道那是什麼、無法辨別形狀和大小的障礙。帕金森症候群會出現手腳肌肉僵硬、動作和步行變得笨拙、動作遲緩、容易跌倒等運動機能障礙。

此外，也會出現被害妄想與嫉妒妄想等症狀。

晚期　會因為步行困難而臥床

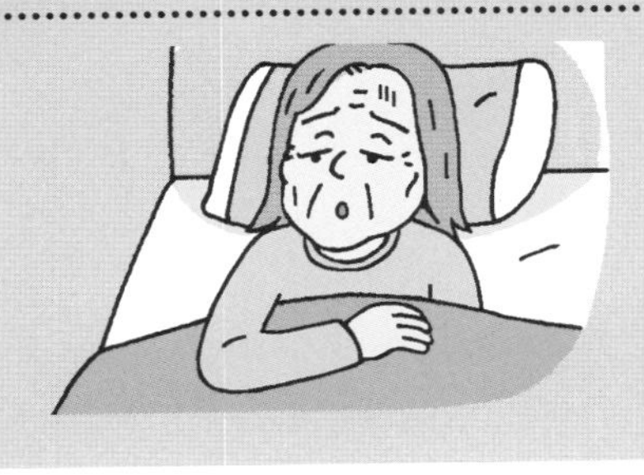

出現吞嚥力衰退引起的吞嚥障礙，很多時候會因為發生食物從氣管進入肺部的誤吸，而引起肺炎。會陷入重度意識障礙。

失智症的類型

平均發病年齡在49歲之前的額顳葉型失智症

額葉和顳葉萎縮的原因

大腦前部額葉和顳葉萎縮會導致一種因額顳葉退化症引起的失智症，額顳葉型失智症為失智症中的一種。

之前，因為會在腦神經細胞內看到濤蛋白沉積所形成的異常物質「皮克氏體」，所以稱為皮克氏症（Pick's Disease）。目前，也有沒觀察到皮克氏體的病例，但明顯的病因是大腦額葉和顳葉的萎縮，因此稱為額顳葉型失智症。

額顳葉型失智症多半不到六十五歲就發病，資料顯示，平均發病年齡為四十九歲，是早發性失智症的一種，男性與女性均有，患者數量約為阿茲海默症的十分之一。

什麼是額葉

是大腦掌控溝通、記憶，判斷一切事物，建立計畫並付諸實行等機能的部位。

什麼是顳葉

與語言、記憶和聽覺有關的大腦部位。掌控對語言及所有事物意義的理解。連結掌管記憶的海馬迴。

額葉出現障礙，人格劇烈改變

額葉和思考及判斷有關，是控制大腦整體的重要部分，如果出現萎縮而導致障礙，大腦的其他區域也會因而無法控制，進而出現各種周邊症狀。

如衣著儀表變得邋遢、對周遭人事物漠不關心、不斷到處來回走動、行動時不在意他人、說謊等等，患者的性格會發生劇烈改變，無法與周遭的人維持正常社會關係。會出現不管問他什麼，馬上就回答「不知道」，以及說話說到一半突然站起來出門去等等，完全無法控制行為的我行我素的行為。

如果病程繼續發展，會有因情緒激動而出現的衝動型暴力，或是光明正大進行扒竊等脫序行為與反社會行動，但本人並沒有自覺。

不斷重複同樣的行為，只吃同樣的東西

此外，也會出現每天前往同樣地方、總是坐在相同的位置、穿同樣衣服等「反覆、強迫行為」。如時刻表一般在固定時間採取固定行為的固著行為（Stereotypical Behavior）。也會伴隨出現不受抑制，在路上會不管紅綠燈、硬是推著別人前進等行為。

大部分都可以維持記憶與定向力，即使獨自外出也不會迷路。

除此之外，還會經常出現不斷吃一樣的東西、只吃甜食等的異常飲食行為，以及暴露性器官等無法控制的不適切性行為。

現在，因為尚未發展出有效的藥物治療，照顧者需要有心理準備，需要找到方式對應。

額顳葉型失智症的病程發展和症狀

病程平均為六年，從早期就會出現人格變化、行為變化

初期　出現強烈的反社會行為，人格變化非常明顯

●反覆、強迫行為

總是去同樣的地方，在同樣時間不斷來回走在同樣路徑上的徘徊行為等。

●無法與他人共情

無法與他人共情，易怒，無法與周圍的人產生社會關係連結。

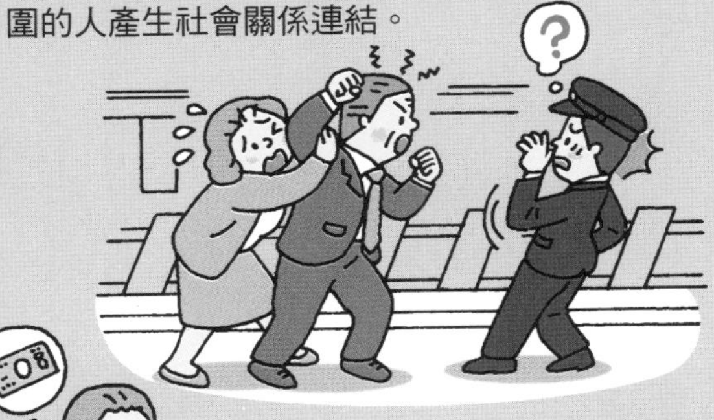

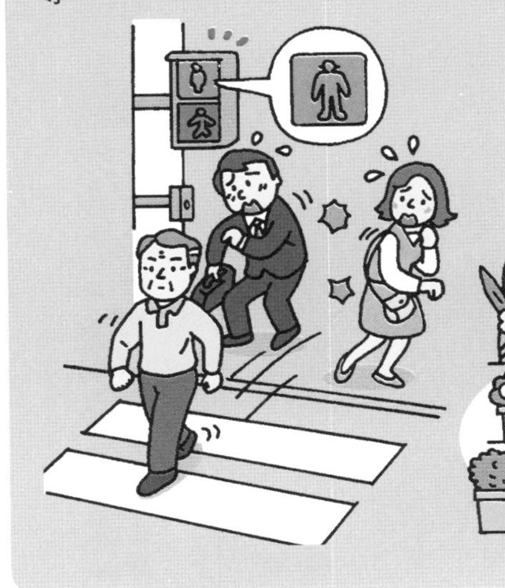

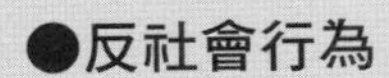

●反社會行為

有靜不下來、扒竊、吃飯不付錢之類等明顯無法控制的反社會行為。

中期　出現各種語言障礙

●語言障礙

無法說有內容的話。會像鸚鵡一樣，重複對方說的話，也會有說不出話的情況。

●主動行為減少

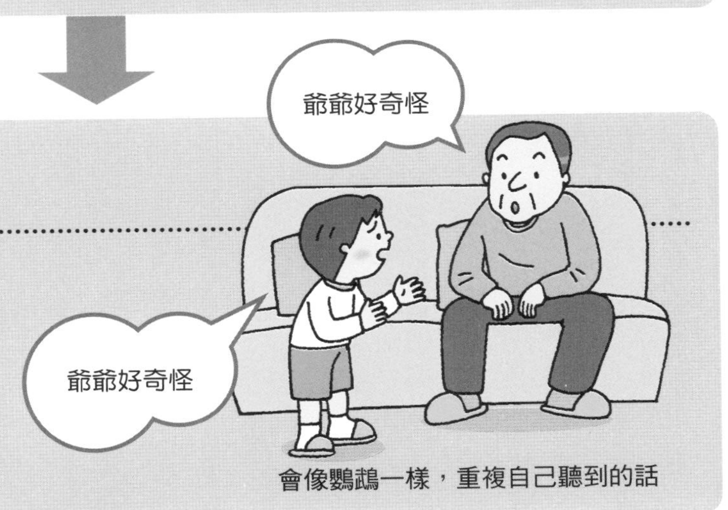

會像鸚鵡一樣，重複自己聽到的話

晚期　惡化速度變快，身心同時變得衰弱

- ●不說話
- ●因為食欲變差而體重減輕，進而造成認知功能與身體機能衰退
- ●精神混亂
- ●因肌肉僵硬、關節無法活動，最後造成運動機能下降，導致肌肉攣縮。

因腦中風造成的血管性失智症

導火線是腦梗塞或腦出血

有研究指出，九五%以上的血管性失智症患者，都是六十五歲以上的高齡者，他們會因為腦梗塞、腦出血、蜘蛛膜下腔出血（Subarachnoid Hemorrhage, SAH）等腦血管障礙，亦即所謂的腦中風，而突然發病。

血管堵塞造成的腦梗塞發生時並不一定都程度很大，有時是會不斷發生沒有自覺症狀的小梗塞，在本人不知不覺的情況下發病。

症狀會在每次復發時呈現階梯式惡化

相較於進展相當緩慢的阿茲海默型失智症，血管性失智症會突然發作，每次發作，症狀就會跟著階梯式地出現惡化。

如果沒有復發，就能維持一定的機能，有時也可獲得改善。

從步行障礙開始的典型症狀發展過程

因為發生腦中風而出現的典型症狀，首先會從走路時呈現小碎步的「步行障礙」開始。記憶障礙相對較為輕微，初期很難發現，但因為患者本人自覺大腦功能下降，因而陷入不安與因壓力造成的抑鬱狀態，進而缺乏動機的狀態變得比較明顯。

之後會出現說不出話的「語言障礙」，以及難以吞嚥食物的「吞嚥障礙」，接下來是要花很長時間才能記得或回想的「記憶障礙」。

除此之外，也會出現無法依照正確步驟進行家務或工作的「執行功能障礙」和判斷力降低。因大腦血流不順暢而無法維持注意力，以致經常犯錯、容易疲倦，也是特徵之一。

另外，因為無法控制激烈的情緒波動，可能會出現「情緒失控」，會無法控制地突然發笑、生氣、哭泣；再者，也會出現腳部不靈活、手腳麻痺等的身體症狀，和隨著發作部位的不同而造成局部癱瘓。

因為症狀不太一致，有時也會被稱為「斑塊失智症」

受傷害的腦功能與未受傷害的腦功能混雜在一起，例如，雖然沒有記憶障礙，卻也會出現說不出話、無法與人對話這種不一致的症狀。此外，意識清楚時，也會出現發呆、反應遲鈍，這種意識水平的波動變化，也是其特徵之一。

有機會靠生活管理與復健得到改善

大腦血管疾病是動脈硬化所引起的問題。雖說大腦動脈從十幾歲就開始硬化，但高血壓或糖尿病等文明病都會加快硬化的速度。

如能均衡攝取營養、適度運動，並控制菸酒的攝取量，即使發病也能積極進行以血壓管理為主的健康管理，就可以控制病情的發展。

血管性失智症的特徵

引發腦血管疾病的三種導火線

① 腦梗塞
因為動脈硬化或血栓造成動脈堵塞、血液無法流動，以及腦細胞壞死。

② 腦出血
高血壓狀態不斷持續，血管變得脆弱，進而破裂、出血。凝固的血液壓迫大腦四周。

③ 蜘蛛膜下腔出血
在覆蓋大腦的蜘蛛膜與軟膜之間的「蜘蛛膜下腔」，因動脈瘤破裂造成出血，壓迫到大腦。

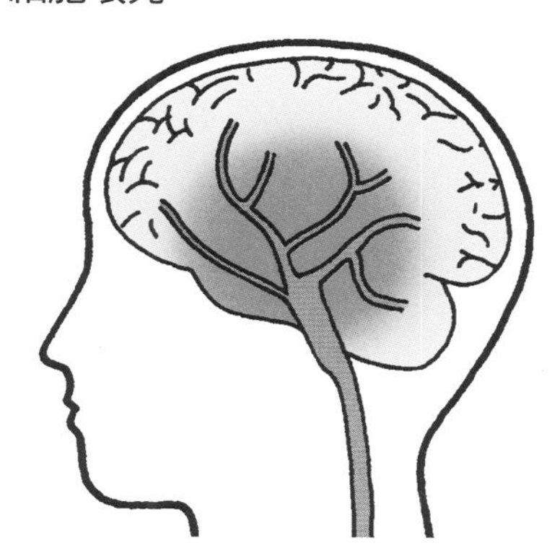

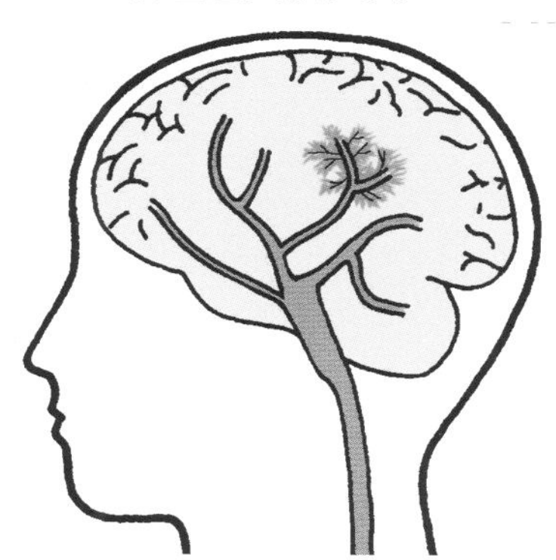

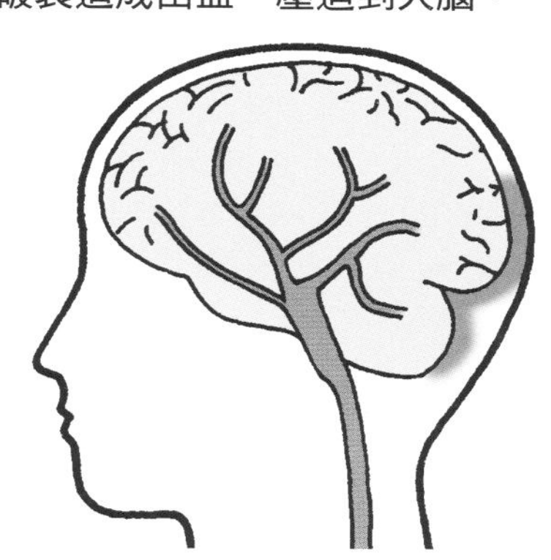

血管性失智症的病程呈階梯狀發展

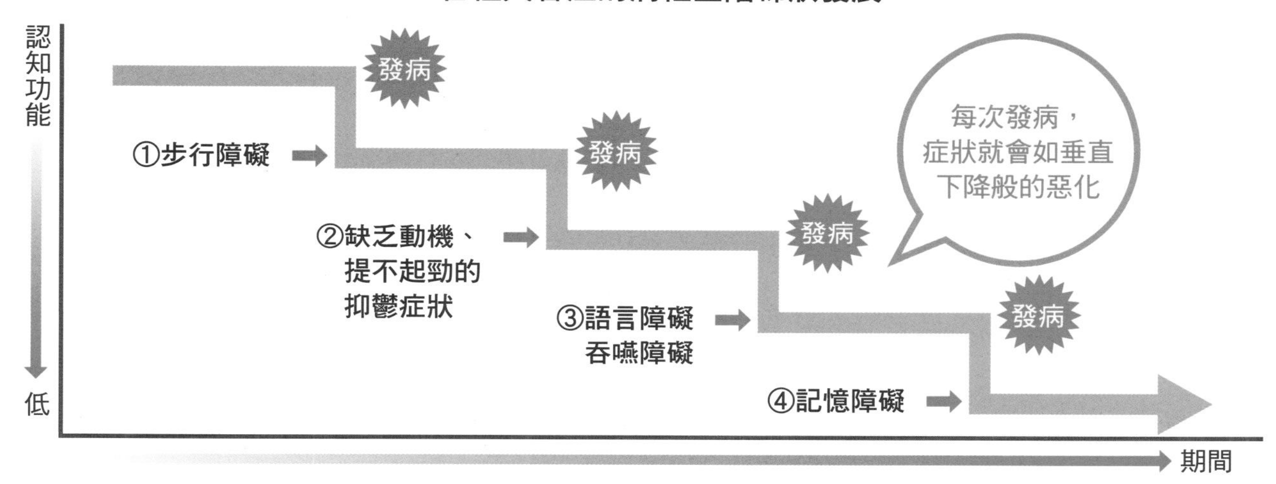

也有很多與阿茲海默型失智症並存的混合型失智症，兩者差異如下

阿茲海默型失智症		血管性失智症
七十五歲以上，女性居多	年齡・性別	多見於六十歲以上男性
緩慢穩定進行	病程	反覆進步、退步，發展進程呈階梯狀
初期少見	神經系統症狀	多有手腳麻痺或癱瘓症狀
關聯較小	與慢性病的關聯	多半有高血壓等慢性病
整體性認知功能衰退	失智症的性質	部分能力衰退（斑塊失智症）
變化較大	性格	某種程度保持原有性格
幾乎沒有	病識感	初期開始就有

節錄自《Navigate 神經疾病》石橋賢一（2013）（部分更改）

失智症的類型

會出現類似失智症症狀的疾病

分辨會出現類似失智症症狀的疾病

除了四大失智症之外，還有許多疾病會引起失智症的症狀。

千萬不要覺得「因為是失智症，醫不好了……」而早早放棄。即使是記憶障礙等認知功能衰退的症狀，只要能查明原因，並接受適當的治療，就可以得到改善。接下來，讓我們來看看幾個典型的「能夠治癒的失智症」。

原發性常壓性水腦症（iNPH）

資料發現，原發性常壓性水腦症的患者數量僅次於四大失智症，但很多人都不知道，它也可以靠著手術治癒。診斷通常由神經內科或腦神經外科來進行，如果有任何疑問，可以先跟家庭醫師討論。

●腦積水

顧名思義，就是腦中有積水的疾病。所謂的水指的是「腦脊髓液」，它為了保護腦部和脊髓而進行循環，但因製造和吸收失去平衡，因而積聚在位於腦中央的腦室，壓迫腦部。會出現步行困難、容易跌倒，無法專注等認知功能與步行障礙，以及尿失禁等症狀。至於為什麼會造成腦脊髓液的積聚，原因不明。

●把水抽出來就好

發病之後，病程在幾個月內會快速發展。如果是在腦部尚未受到嚴重傷害的階段，還有治癒的可能。

可以進行「分流手術」，也就是引流，藉由在脊髓液的通道中放置細小的管子，經由皮下將液體引流至腹腔或心臟靜脈中排放。

在腦室內置放導管引流腦脊髓液是普遍的作法，但從腰椎將腦脊髓液引流至腹腔，可以減少入侵腦部的風險，此法也已普及。請和主治醫師討論，選出最適當的方法。

不管是採用哪一種方法，只要透過手術，讓腦室回復原本的狀態，症狀就可以消除、進而痊癒。

慢性硬腦膜下血腫

●因腦部發生嚴重撞擊而發病

因為跌倒等原因造成頭部外傷，在三週到三個月之後，出現頭痛、局部麻痺、步行障礙、不知道自己身在何處、不知道今天幾月幾號等定向力障礙。此外，也會出現用餐時沒辦法拿好筷子、只因為一點點高低差就跌倒的症狀。即使只是輕輕碰撞也可能引起這種疾病，高齡男性及大量飲酒的人是高危險群。

●只要取出血腫就能恢復機能

如果是很小的血腫，有時會透過自然吸收而消失。否則，就要透過外科手術去除硬腦膜或蜘蛛膜之間的血腫。

透過在頭蓋骨上鑽洞，將引流管插進包覆著血腫的薄膜，進行所謂的「硬腦膜血水引流手術」後，只要十分鐘，就可以去除血腫、恢復機能。

甲狀腺機能衰退

若促進新陳代謝的甲狀腺荷爾蒙分泌減少，除了體溫下降、皮膚乾燥、便秘、體重增加、疲勞，

與失智症類似的疾病「原發性常壓性水腦症」

進行適當治療便可痊癒

原發性常壓性水腦症的三大症狀，步行障礙、尿失禁、認知障礙。

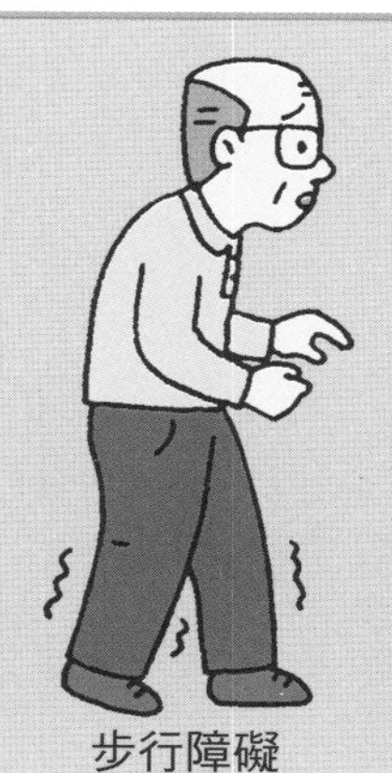

步行障礙

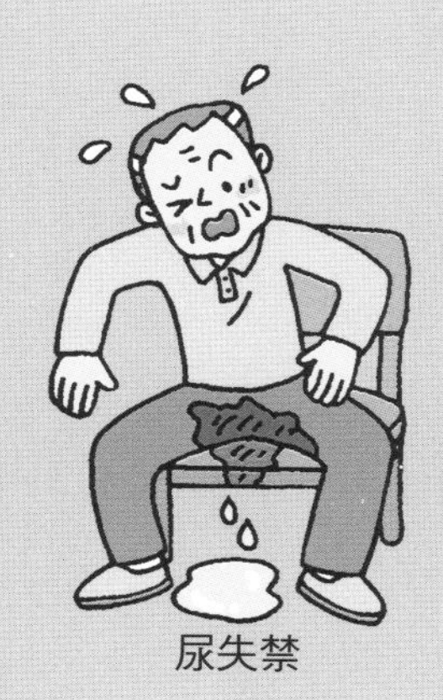

尿失禁

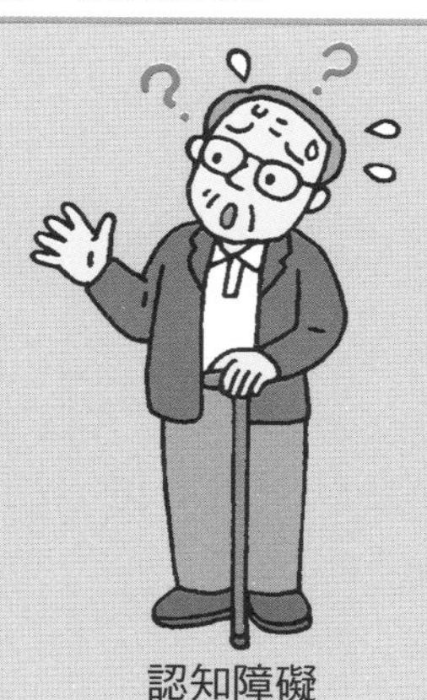

認知障礙

當懷疑「是不是得病了……」時，請檢查是否有以下症狀。

☑ 有步行障礙嗎？

- ☐ 腳舉不起來，只能碎步行走
- ☐ 腳部呈外八且拖著地走，步伐變得不穩定
- ☐ 走路時，腳感覺好像黏著地板一樣，踏不出去
- ☐ 站不穩，無法步行

☑ 有尿失禁嗎？

- ☐ 有頻尿或尿失禁的現象

☑ 有認知障礙嗎？

- ☐ 嚴重健忘
- ☐ 對嗜好和慣常進行的事都變得意興闌珊，提不起勁
- ☐ 注意力無法集中，經常發呆

也會出現記憶障礙、注意力不集中、動作遲緩等類似失智症的症狀。

此一疾病經常會被誤診，但若能進行荷爾蒙補充療法，就可消除症狀。投藥過多，會出現副作用，但停止投藥又會再發，必須小心調整投藥量。

其他
因藥物副作用而出現的譫妄

抗精神病與抗憂鬱藥物所引起的，無法平靜、不知道自己身在何處等意識混亂的譫妄。

當感覺狀態有點怪時，請和開立處方的醫師討論並進行處置。

失智症的治療

藥物治療

可延緩病程發展的四種失智症藥物

失智症治療的基本原則在於，正確瞭解每個時期的症狀進程，並根據進程結合治療藥物、照顧和照護服務，持續不間斷地進行有效的治療。

治療方法包括藥物治療與非藥物治療（如行為療法）。目前使用的藥物主要是延緩病程發展的失智症藥物。

藥物有以下四種：

- 多奈哌齊（Donepezil）（藥品名稱＝愛憶欣膜衣錠〔Aricept〕）
- 加蘭他敏（Galantamine）（同＝利憶靈膜衣錠〔Reminyl〕）
- 重酒石酸卡巴拉汀（Rivastigmine）（同＝Rivastach、憶思能穿皮貼片〔Exelon〕）
- 美金剛胺（Memantine）（同＝美憶內服液劑〔Memary〕）

失智症藥物如何發揮作用

維持認知功能的是在大腦神經細胞之間負責收發訊息的化學物質。根據研究阿茲海默型失智症患者的腦內，屬於神經傳導物質之一的乙醯膽鹼（Acetylcholine）變少了。這是因為乙醯膽鹼酯酶（Acetylcholinesterase）分解了乙醯膽鹼，妨礙了正常的神經傳遞所造成的。世界上首次批准作為阿茲海默症治療藥物的多奈哌齊，是在日本研發的，具有抑制這種「壞人」乙醯膽鹼酯酶的功能。

除了多奈哌齊、加蘭他敏和重酒石酸卡巴拉汀也都是可以維持乙醯膽鹼濃度的膽鹼酯酶（Cholinesterase）抑制劑，但這三種藥不能同時服用。

另一方面，美金剛胺則是一種「神經保護藥物」（NMDA受體拮抗劑），它可以保護神經細胞免於受到另一種神經傳導物質麩胺酸（Glutamic acid）過剩所造成的刺激。可以單獨服用，也可以和其他藥物搭配服用。

針對周邊症狀（BPSD）所服用的藥物

針對周邊症狀（BPSD），有人會使用精神藥物（Psychoactive Drug）或中藥。隨著病患狀況的不同，有些副作用必須加以注意。

服用藥物時必須細心注意，要以減輕患者與照顧者的負擔、維持生活品質為目的，從最少量開始，一邊觀察患者狀況，一邊使用處方。

精神藥物包括抗精神病藥物、抗焦慮藥（Anti-Anxiety Drug），以及改善腦部循環、代謝的藥物。精神病藥物主要在抑制統合失調所造成的幻覺和妄想，對周邊症狀也會產生效果。

改善腦部循環、代謝的藥物可以活化大腦的血液流動和腦細胞活動，對失智症的妄想、不安、徘徊、暴力和譫妄等症狀有改善效果。不過，有時也會出現想睡覺、腳步蹣跚、吞嚥困難與動作遲緩的副作用。

中藥部分，經常使用的是抑肝散。對藥物敏感的路易氏體型失智症相當有效。

此外，抗憂鬱藥請使用副作用較少的類型。

治療阿茲海默型失智症的四種藥物

用作延緩病程進展的失智症藥物

成分名稱〔產品名稱〕		多奈哌齊（Donepezil）［愛憶欣膜衣錠（Aricept）］	加蘭他敏（Galantamine）［利憶靈膜衣錠（Reminyl）］	重酒石酸卡巴拉汀（Rivastigmine）［憶思能（Rivastach、Exelon）］	美金剛胺（Memantine）［美憶內服液劑（Memary）］
適合服用的階段	輕度	●	●	●	
	中度	●	●	●	●
	重度	●			●
藥物作用		膽鹼酯酶抑制劑	膽鹼酯酶抑制劑	膽鹼酯酶抑制劑	NMDA 受體拮抗劑
藥物形狀		錠劑 口溶錠 內服果凍膠	錠劑 口溶錠 內服液	貼片	錠劑
服用方法		一天一次	一天兩次	一天一次	一天一次
副作用		食欲減退、噁心	噁心、嘔吐	皮膚過敏	頭暈、便秘

＊服用方法僅供參考，應按醫師指示服用。

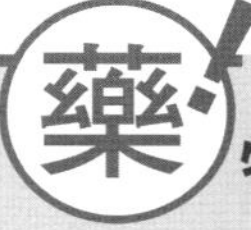

藥物服用相關事項，照顧者請注意以下幾點：

①要清楚知道服用了幾種什麼樣的藥物。
②確認服用的藥物特別需要留意的副作用有哪些。
③確認將藥物搭配服用是否會有問題。
④如果服用的藥物有飲食上的注意事項，必須針對注意內容予以確認。
⑤確認是否按照主治醫師的指示服用藥物。
⑥當患者的身體狀況或精神症狀有變化時，需確認是否要改變服用的藥物。
⑦要了解即使是平常就在服用的藥物，也一樣容易出現發燒或脫水的副作用。
⑧和主治醫師討論，確認是否可以盡量減少服用藥物的次數。
⑨發現忘記服用藥物時，要馬上與主治醫師聯絡。
⑩與主治醫師討論，確認藥物的形狀患者是否容易吞嚥，或符合患者身心狀態，以防止誤吸的意外發生 。

節錄自 失智症照護研究・研修中心（社會福祉法人浴風會）HIMOTOKI 手冊改訂版《理解失智症》（部分改編）

此外，針對詳細的用藥資訊，在日本也有《家庭醫師專用針對BPSD的精神藥物使用指南（第2版）》可供參考（由2015年度厚生勞働科學研究費補助金〔厚生勞働科學特別研究事業〕，針對失智症的家庭醫師之精神藥物使用適當化相關調查研究班製作）。

失智症的治療

活化大腦的各種行為療法

沒有醫學上的證據，但確實有效

失智症藥物無法期待能百分之百有效。有時，在過了一定的時間之後，就算按照症狀所需的份量服用，病情還是會惡化，需要同時進行適當的行為療法。

行為療法雖然難有醫學證據佐證，但活動身體、與人互動，嘗試回憶某些事物的活動，確實可以活化大腦。透過提升控制認知功能的大腦前額葉皮質（Prefrontal Cortex）的機能，可以讓整個大腦的活動變得更加活躍，這也能延緩失智症的病程發展，改善周邊症狀。

動力和興趣是加速的油門

即使告訴患者：「這是很好的治療」，他們也聽不進去。如果勉強他們做不想做的事，反而會得到反效果。必須要讓他們有動力，產生興趣、很開心地想動手。建議大家選擇患者喜歡的、最能夠享受的事物。

回想法

即使忘記最近發生的事，過去的記憶還是保存著。請嘗試一邊看著以前的照片，一邊讓患者說出回憶。透過回想過去的事，可以活化大腦，有恢復自信和安定心情的作用。

音樂療法

音樂能夠讓人放鬆身心，減輕焦慮、不安和壓力，同時也可以減少言語和行為暴力。有些人雖然不講話，但卻願意唱歌。

此外，把患者年輕時的流行歌曲或古典音樂等可有效放鬆精神的音樂，在日常生活中當作背景音樂來聆聽，在不知不覺間，就能夠抑制失智症的症狀。

藝術療法

藝術療法原本就被當成是一種能幫助恢復身體機能的活動，在復健治療中被積極使用，且它也被引入到失智症患者的治療中，以活化高齡者的大腦功能並穩定情緒為目的。

不只是繪畫，即使是作詩，也可以透過表現自己來找回自信，同時也具有改善認知功能的效果。

動物輔助療法

動物療法，又稱「動物介入治療」，是透過與動物互動來提供心靈滿足感的一種治療方法。就算語言無法溝通，也會因為寵物可愛俏皮的動作和行動而感到療癒，產生想照顧牠們的心情。這種心智活動對失智症的預防和改善也有效果。

面無表情、沈默寡言且缺乏主動性的失智症患者，可以透過照顧寵物而找回自信和情感，重新開始和他人溝通。

芳香療法

失智症患者在記憶力惡化之前，就有些人可能會在嗅覺方面出現問題，甚至有人嗅覺神經受損。因為此一現象，促使了芳香療法的開展。

海馬迴附近有一個控制嗅覺神經的區域，通過刺激嗅覺神經，

可以在家進行的各種行為療法

重點是要選擇當事人喜歡、樂於享受的事物

●回想法

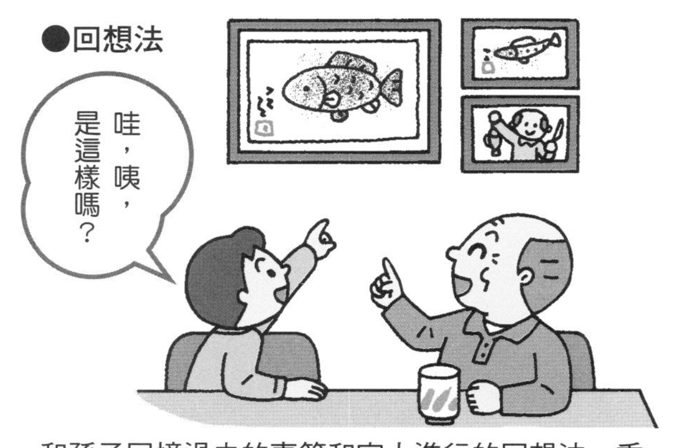

和孫子回憶過去的事等和家人進行的回想法。重要的是要熱情聆聽患者說話。

●音樂療法

把患者經常聆聽的懷舊流行歌曲或古典音樂當成背景音樂播放。因為心情放鬆，精神也能因此穩定。

●動物輔助療法

僅只是有動物在場，就是一種治療。

●芳香療法

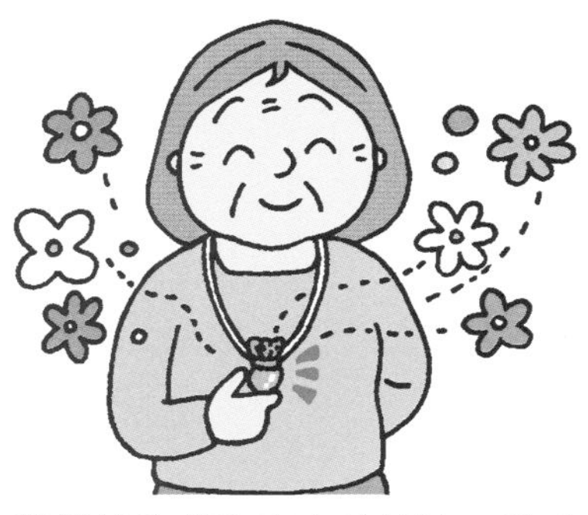

將從植物萃取出來的精油，當成芳香劑放在室內，也可使用擴香器具做成吊飾，隨身攜帶。

●藝術療法

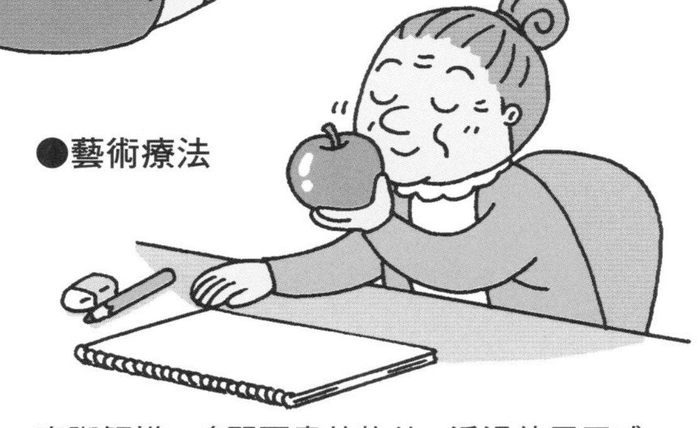

實際觸摸、嗅聞要畫的物件，透過使用五感，活化大腦、安定心情。

可以對大腦功能產生影響，並被確認為對改善記憶等認知功能方面有效。

其他行為療法

還有手作、製作工藝品、園藝、烹飪等的職能治療（Occupational Therapy），可以根據個人的喜好進行選擇。職能治療可訓練日常生活技能，希望能藉此恢復功能。

此外，運動療法則是配合節奏來活動身體的簡單體操和有氧運動，可恢復、提升身體機能，同時也可有效活化大腦。

失智症的治療

向其他國家學習照護失智症患者的方法

受矚目的國外失智症照護法

現在，針對失智症的預防和治療的研究都相當受到關注，如何對應失智症在全球已經形成一個很大的問題。

特別是，面對持續增加的失智症患者，要如何才能維持他們的生活品質、安穩生活是最重要的課題。

目前最受注目的是英國、美國、法國提出且在照護現場持續使用的失智症照護觀念和方法。在此，就為各位大致介紹。

人本照護法
「失智症照護測繪法」

一九八〇年代的英國，對「效率優先」的失智症照護方式進行了重新評估，並提倡以患者本人的生活經歷為基礎，專注於尊重個人特質的照護，這就是「人本照護法」(person-centered care)，並對全球產生了深遠影響。這種概念於一九九〇年代在英國興起，現在已經普遍成為失智症照護的基本理念。

所謂以人為本，就是以人為中心，意思是將失智症患者當成一個人來尊重，站在他的角度來理解一切。最重要的是要針對每個人不同的狀況來進行照護，為此，要仔細觀察並理解患者本人的行動。而其所使用的方法就是失智症照護測繪法（Dementia Care Mapping）。

●深入而仔細地觀察行動

重點是從患者本人的角度

首先，請深入而仔細地觀察失智症患者的行動，一般要持續六小時，每隔五分鐘紀錄一次。紀錄的重點是從患者本人的角度來理解他的行動，比方說，「陽一先生用力地捶打房間的牆壁」這個動作，根據陽一先生曾經做過木工這個經歷，記錄下「類似工作的行為」。

●評估行動

重點是患者本人的狀態

接下來，要評估所記錄的行為是「好的狀態」或是「不好的狀態」。這個時候的重點是該狀態對本人的意義。如果陽一先生帶著「溫和平靜的表情」做出被視為危險動作的敲打牆壁，這個行為就會被評估為「好的狀態」。

●與照顧者關係的評估

重點是患者本人的尊嚴

第三個觀察項目是患者與照顧者的關係。這是對照顧者態度的評價，其重點在是否能維護患者的尊嚴。比方說，呼叫名字時，是否有眼神接觸、是否有與患者說話等。或是相反的，把患者當成小孩對待、予以責罵等等。

根據將這些資訊列出的測繪，就可以掌握患者接受照護時的狀態。

人性照護法
以「人與人之間的關係」為目標的照護

所謂Humanitude，指的就是人性。是以由感覺、情緒和語言共同構成的溝通法為基礎的失智症照護法，它不需要特別的技術和治療。透過演講和推廣活動，在日本也有許多醫療機構採行，效果得到非常高的評價。在此僅簡單介紹其中的要點。

全球矚目的失智症照護法

每一種的方法論都已經確立，並透過演講或研習等介紹實際進行的方法

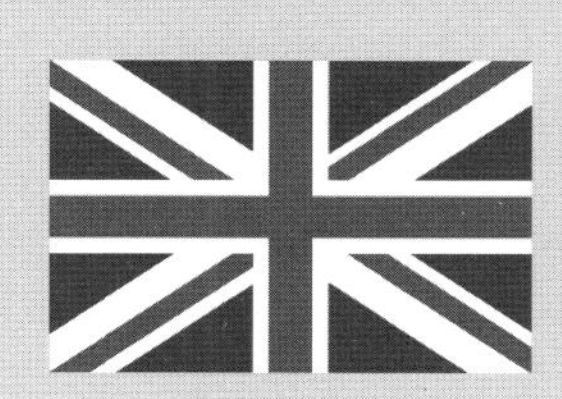

以個人為中心的照護

人本照護法

由英國布拉福大學社會心理學者齊伍德（Tom Kitwood）所提倡。
NPO法人以個人為中心的失智症照護研究會
http://www.pcdc.or.jp/

全面照護的照護法

人性照護法

由法國體育學教授傑內斯特與馬雷史考特（Rosette Marescotti）開發
傑內斯特・馬雷史考特研究所日本分部
http://igmj.org/

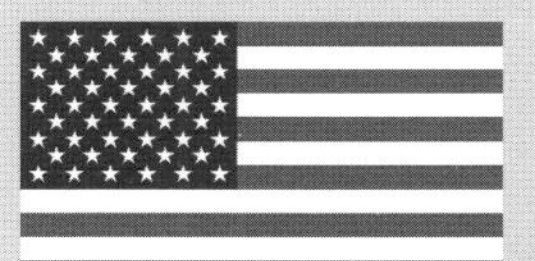

與失智症患者溝通的照護法

確認療法（Validation Therapy）

由美國的社會工作者內奧米・斐爾（Naomi Feil）開發。
日本確認療法協會
http://www.clc-japan.com/validation/

●四個基本動作＝注視、對話、觸摸、站立

「注視」：以相同的視角，從正面捕捉對方的視線

「對話」：就算沒有回應，也要頻繁地，用溫柔的、正面的話語填滿和患者對話

「觸摸」：慢慢地，如擁抱包覆般地溫柔觸碰

「站立」：以一天最少站立二十分鐘為目標。設計出這套方法的傑內斯特（Yves Gineste）曾說：「人是藉由站立自覺到尊嚴。」

照顧者需要的不是特別的技術。需要學會的是讓「注視」、「對話」、「觸摸」這類的訊息傳達不矛盾的互動方式。沒有像「話語很溫柔，但眼神很銳利」這種矛盾的對待方式。

確認療法
貼近患者的照護

所謂確認療法（Validation Therapy），是美國所開發與失智症患者的溝通方法之一，照顧者必須理解失智症患者的經驗和情感世界，培養共感力，是一種以「產生共感再進行接觸」為目標的療法。

只要一天不斷重複進行五到十分鐘，就可以有效減少問題行為。

基本技巧包括「真心誠意與患者進行眼神接觸」、「不斷重複患者所使用的話語」、「使用極端的表達方式（讓他們想像最壞、最好的狀態，讓他們更容易表現心情）」、「接觸身體」、「聊聊過去的回憶」、「以患者喜歡的感覺（話語以外）來進行溝通」等，探索患者言行舉止的真正意涵，展現尊重和共感，以「接受患者原本的樣子」為原則。

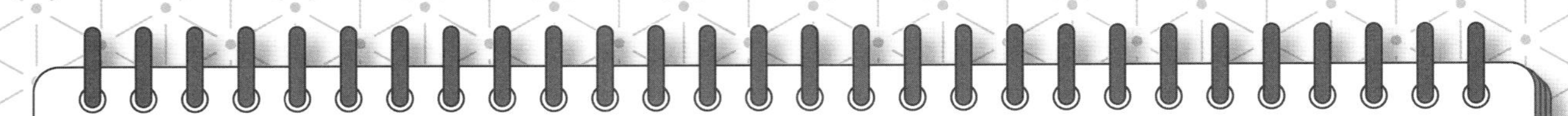

事業的照護技巧①
從發生在照護機構的故事開始

靈活運用「很難忘記」的事

在我擔任照護機構的管理者時，每次和患者見面時，我總是一邊報上自己的名字，一邊和患者說話：「真知子奶奶，你好，我是米山。你最近還好嗎？有什麼困擾的事，請隨時跟米山說喔。」重點是強調我是一直在關心你的米山，在不斷重複的過程當中，患者就會產生「啊，這個人是我的夥伴」這樣的印象。透過不斷重複這樣的事，加上到患者身邊時也帶著笑容，應該就可以和對方順利溝通了。

＊　＊　＊

這是照護機構進行兩天一夜溫泉旅行時發生的事。在回程的巴士上，我把麥克風傳給每一個人，說：「請大家說說這次旅行的感想。」輪到真知子奶奶（七十八歲）時，她和其他人一樣，說了自己的感想：「好開心啊，明年也請帶我一起去。」

當巴士抵達照護機構後，當出來迎接的工作人員說：「歡迎回來！去了哪裡呢？」而真知子小姐突然大吼說：「我哪裡都沒去啊！」

這是怎麼回事？

問題就出在這個「去了哪裡呢？」這個問題。容易變化的事、複雜的事、最近發生的事，這三種正好是有記憶障礙的失智症患者「最容易忘記」的事情。因為真知子小姐無法回答別人的問題，自尊心受到傷害，因而發怒。

另一方面，印象深刻的事、不愉快的事、身邊的東西、習慣了的事等等，是「不容易忘記」的事。秘訣就是要靈活運用這幾點，來進行溝通。

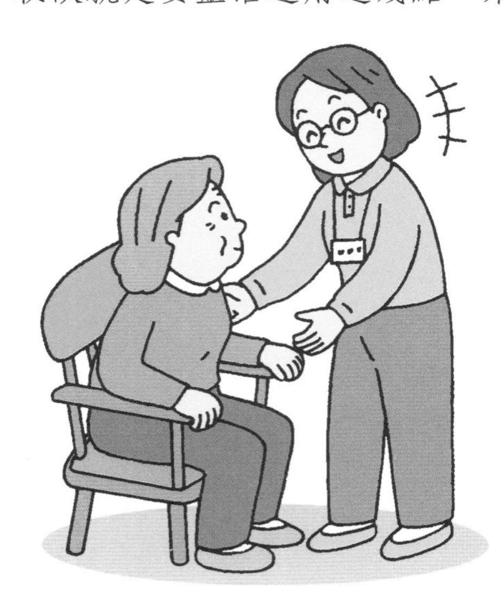

第2章

預防失智症

雖然大家都說，
隨著年齡的增長，每個人都可能罹患失智症，
但如果能夠適度預防，就不容易罹患。
而且，即使患病，
也可以延緩病程的進展。
讓我們從改善生活習慣開始吧。

失智症的預防

重新檢視生活習慣就可以預防失智症

生活習慣病會引發失智症

大家都知道，高血壓和糖尿病等生活習慣病，會提高罹患心肌梗塞和腦中風的危險，而且許多人也開始注意到，它們和罹患失智症密切相關。在從四十歲到六十歲後半的中年時期罹患生活習慣病，等步入高齡期之後，就有引發失智症的危險。

糖尿病會提高罹患阿茲海默型失智症的風險

當可以降低血糖的胰島素功效越來越差之後，就會得到糖尿病。一旦血糖變得異常的高，傷害到血管，當然就會提高罹患血管性失智症的危險。再者，高血糖也會對腎臟造成傷害，可能引發高血壓，這些都是提高罹患失智症風險的原因。

此外，因為控制血糖值的胰島素可以分解產生阿茲海默型失智症的β類澱粉蛋白（β-amyloid），一旦罹患糖尿病，分解的功能就會衰退，更提高了罹患阿茲海默型失智症的風險。

最重要的是，要進行妥善的管理和改善生活方式，不要對糖尿病放任不管。

中年時期的高血壓風險特別高

如果持續處在高血壓的狀況下，就會對血管造成負擔，造成動脈硬化。高血壓不僅會造成腦血管障礙，它也是阿茲海默型失智症的危險因素。

沒有自覺症狀的高脂血症會轉變成動脈硬化

血液中的中性脂肪（三酸甘油酯）或膽固醇增加就是高脂血症（Hyperlipidemia），這幾乎不會有什麼自覺症狀，膽固醇就在血管內堆積，引起動脈硬化，進而造成腦血管病變。透過檢查和服藥來加以控制是最重要的。

「內臟型肥胖」是問題肥胖（高BMI）

同樣是肥胖，「內臟型肥胖」比較會形成問題。肥胖指標BMI*二十五以上的人就可能罹患代謝症候群（Metabolic Syndrome），成為糖尿病和高脂血症等各種生活習慣病的成因。肥胖也容易引起睡眠呼吸中止症（Sleep Apnea Syndrome），讓應該送進大腦的氧氣減少，提高腦血管病變的危險。請透過運動和飲食等生活管理，有意識地預防失智症。

香菸和酒的風險也非常高

抽菸會讓動脈硬化，對大腦皮質造成傷害。吸菸者罹患各類型失智症的機率，是不吸菸者的二·二倍。至於酒精，過去有超過五年的時間持續大量飲酒的人，罹患失智症的機率是不飲酒者的四·六倍。根據資料，飲酒過量雖然會造成問題，但是適度飲酒者（葡萄酒一天二五〇至五〇〇mL）罹患失智症機率是最低的。最重要的是要盡量減少危險因素。

* BMI（Body Mass Index）＝體重（公斤）/ 身高^2（公尺^2），BMI 25 以上就屬於肥胖。

失智症和生活習慣的關聯

引發失智症的風險因素就在生活習慣當中
為了降低危險，請注意生活管理

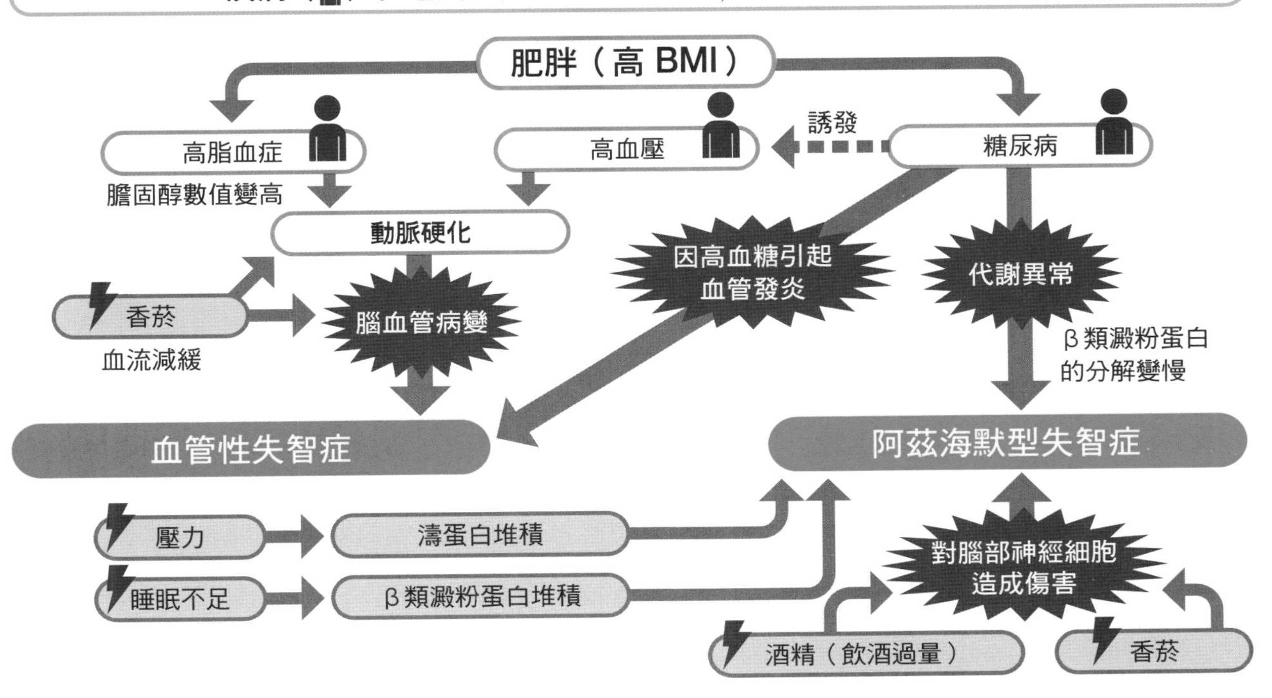

與「適度攝取酒精罹患失智症的機率最低」相關的資料

右邊的圖表是高齡者飲酒量和罹患失智症機率的相關調查報告。

橫軸代表的是一週的飲酒量，一瓶＝一瓶350ml的啤酒（1.41標準杯*），縱軸是罹患失智症的機率，假設不喝酒的人罹患失智症的機率是1。正如大家所知的，大量飲酒的危險性最高，但線條不只是簡單的往右上爬升，飲酒量一到六瓶者的人，線條呈現凹陷，亦即危險性最低。也就是說，相較於完全不喝，適量飲酒的風險還比較低。但要知道的是，這並不表示原本沒有飲酒習慣的人，要喝酒後患病的危險才會比較低。

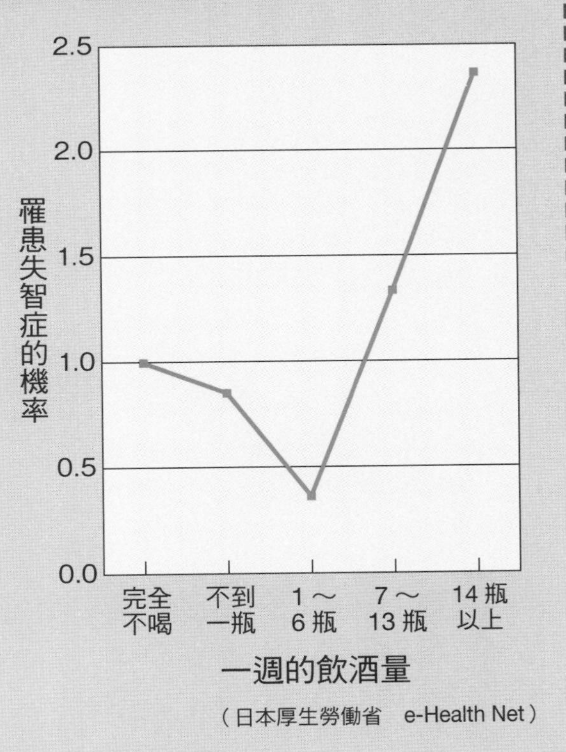

（日本厚生勞働省　e-Health Net）

＊標準杯是計算飲酒量的單位，在日本，1標準杯＝含有10g酒精的飲料

透過改善飲食來預防失智症

高齡者應該注意的新症狀「衰弱」

上了年紀之後，肌力與身心活力衰退的狀態稱為「衰弱」。因為許多高齡者都是因為衰弱而需要被照護，預防被照護也成了最近各方重視的課題。在①體重減輕（一年之內，體重自然減輕四到五公斤以上）、②有疲勞感、③肌力衰退、④走路速度很慢、⑤身體活動減少（越來越少參加同好者的活動）項目中，只要符合三個項目以上，就會被診斷為衰弱，其中，「肌力衰退」特別受到重視。

「肌少」的原因有兩種，有年齡增長所致，也有營養障礙和運動不足所導致。為了不讓肌力衰退，營養和運動非常重要。在營養層面，最重要的是攝取優質、適量的蛋白質。

攝取優質蛋白質預防「營養不足」

運動量每天不斷減少，攝取的食物量也越來越少的高齡者，咀嚼力或吞嚥力都會跟著衰退。最後，就陷入必需營養素不足的狀態。

肥胖是文明病的危險因子，應該避免飲食過量，但過度限制飲食，也是導致營養不足的原因。營養不足會使得肌肉減少，造成體力衰退、跌倒，陷入長期臥床的狀態之後，還有可能會發展成失智症。

因此營養的均衡和飲食的攝取量都需要特別注意。

血管病變的預防對策要注意水分不足

人的身體有七成都是水。步入高齡期之後，體內的水分含量會變得比健康的成人來得少，僅只如此，就容易讓血液變得濃濁，罹患腦梗塞與心肌梗塞的危險也會提高。此外，在炎熱的季節陷入脫水狀態的危險也會增加。

平常就要經常攝取水分，特別是就寢前和入浴後，請喝一杯左右的水。

選擇含有可有效預防失智症成分的食材

鯖魚被公認為是最能有效預防失智症的食材，它含有大量DHA（Docosahexaenoic Acid）與EPA（Eicosapentaenoic Acid）。此外，有預防效果的成分還包括紅酒中的多酚（Polyphenol）、菠菜和蘆筍等黃綠色蔬菜及綠茶等食物中大量含有的葉酸等等。這些食物對生活習慣病的預防也很有效果。

要避免引發失智症或惡化，一定要改善飲食。

首先，最基本的就是營養均衡的飲食，要預防失智症，一定要多吃魚貝類和蔬菜、水果。此外，「以蔬菜、大豆／大豆製品、海藻類、牛奶／乳製品為主的飲食效果也很好」。〈久山町研究〉（參照16頁）所發表的這份資料很值得參考。左頁是可以有效改善飲食的食材清單。

想預防失智症，要先改善飲食

選擇可有效預防失智症的食材

魚貝類

鮪魚、鯖魚、竹筴魚、秋刀魚、鰻魚

效果

DHA 和 EPA 是 Omega3 脂肪酸，能有效預防失智症。它們可以修復神經細胞、予以活化，並改善血液循環，減少血液中的壞膽固醇和中性脂肪。

鰻魚中的維他命 A 可減少人體內的活性氧，有預防動脈硬化的功能。

蔬菜和水果類

菠菜、蘆筍、花椰菜、草莓

效果

蔬菜和水果中含有大量與認知功能有關的維他命（多酚、葉酸、維他命 A、C、E）。草莓的維他命 C 可以促進具抗壓功能的副腎皮質荷爾蒙的分泌。

肉類、蛋類

肝臟、脂肪較少的里肌肉、腿肉、雞胸肉

效果

肝臟富含的維他命 B12 與大腦機能有關，有提高專注力和記憶力的效果。里肌肉和腿肉富含優質蛋白質，雞胸肉有許多水溶性維他命和膽鹼，可有效預防失智症。蛋類含有許多可擴張血管、降低血壓的膽鹼，可以幫助大腦形成記憶。

油類

冷壓初榨橄欖油、亞麻籽油、紫蘇籽油

效果

可以減少血液中的壞膽固醇和中性脂肪，亞麻籽油和紫蘇籽油中含有 α - 次亞麻油酸（Alpha-Linolenic Acid）（屬 Omega 3 脂肪酸）可有效預防失智症，有改善認知功能的效果。

豆類、豆製品

納豆

效果

納豆激酶（Nattokinaze）可溶解血栓，讓血液恢復清澈。

堅果類

核桃、杏仁

效果

堅果類中的維他命 E 可以減少會造成細胞損傷的過氧化脂質，預防動脈硬化。

飲料

紅酒、綠茶

效果

紅酒中的多酚可以改善海馬迴的神經細胞機能，綠茶有預防腦血管障礙的功能。

失智症的預防

藉由活動身體的習慣，刺激大腦活動

藉由有氧運動促進腦內血液流動

很多人都以為，要預防失智症，首要之務就是「使用大腦」。但有報告指出，在鍛鍊大腦之前，有氧運動對改善腦內，特別是額葉的血液流動有很好的效果。

有氧運動中，包括走路、短程慢跑和游泳都很有效。

活化、再生認知功能的機制

若能定期進行有氧運動，持續讓身體吸收氧氣，就能轉化為腦源性神經營養因子，促進大腦的新陳代謝。這麼一來，就可以製造全新的大腦神經細胞，增加具連結神經細胞之功能的突觸（synapse），進而增強記憶力。

此外，當大腦的血流活躍，也能刺激因受損而失去功能的毛細血管再生。

透過這些機制，大腦中掌管記憶的海馬迴就能順利發揮功能，有效預防失智症。

可有效預防失智症的一天三十分鐘運動習慣

偶爾參加馬拉松，或是單只假日在健身房進行長時間的運動是很困難的，也無法持續。倒不如以一天三十分鐘，一週三、四次的頻率，養成運動習慣，如此將更有意義，也更有效果。

為了要能長期持續，請加入有趣的元素，若是步行，可以找一些同伴，一邊聊天一邊走路，或是和家人一起參加運動俱樂部，請試著想出各種不同的方法。

把步行安排進生活當中運用雙重任務模式

對沒有運動習慣的人來說，一旦自覺體力衰退，就算是想做輕鬆步行也可能覺得難度很高。此時，要做的不是「有氧運動」，可以先從有意識的步行開始。

這個時候，「一邊走路，一邊……」同時做兩件事的雙重任務（Dual Task）模式相當有效。

所謂的Task指的是任務，比方說，一邊走路，一邊進行從一百開始，每次扣掉三的減法；或是，一邊走路，一邊算遇到的孩童的數量。不要選擇太輕鬆的任務，最好是會造成一點負擔、感到適度緊張的任務。根據實驗證明，一邊進行這些事，一邊走路，有活化大腦的效果。

即使在室內也能做的運動

因為下雨天等原因無法出門走路時，就以室內運動來取代。可以進行不斷重複上下踩踏階梯的「踏板運動」，如果沒有樓梯，也可以利用有適當高低差的台階。可以一邊聽音樂或一邊唱歌，開心地做運動。

養成活動身體的習慣，預防失智症

「一邊○○○，一邊……」的雙重任務模式很有效果

之1 一邊步行，一邊算算數

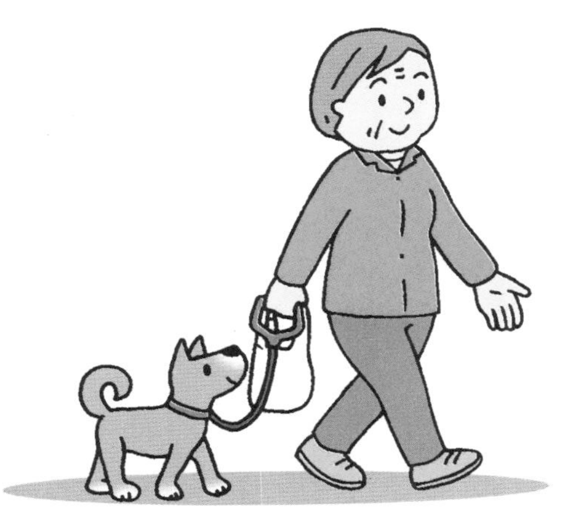

一邊「1、2、3……」這樣有節奏地走路，每走三步，就大聲念出從 100 開始，每次減 3 的數字，然後繼續前進。可能不知不覺間，就會專注在計算上，但千萬不能停下腳步。請試著一邊走路，一邊專心做其他的事。

之2 一邊散步，一邊玩一個人的接龍遊戲

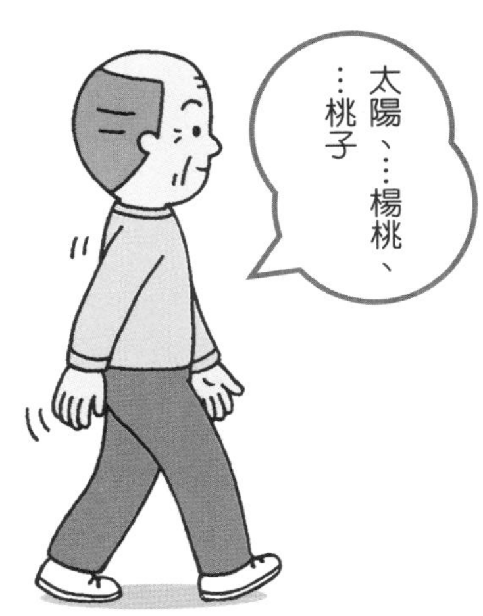

玩一個人的接龍遊戲。這時，很可能會不知不覺得停下腳步，思索詞彙，但請千萬不要停止動作。 請試著一邊散步或活動身體，一邊玩一個人的接龍遊戲。

之3 「玩「拋接圍巾」

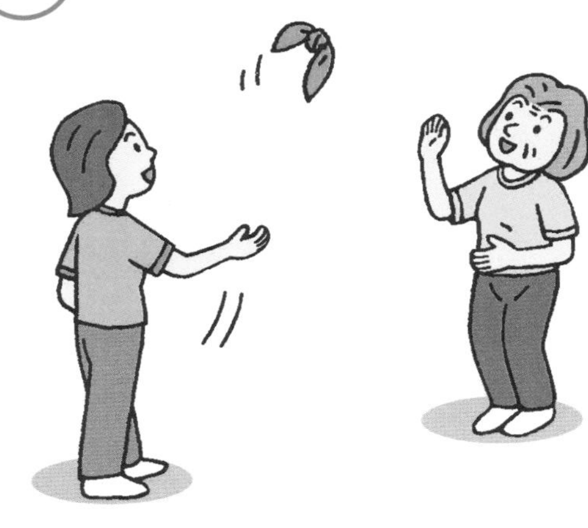

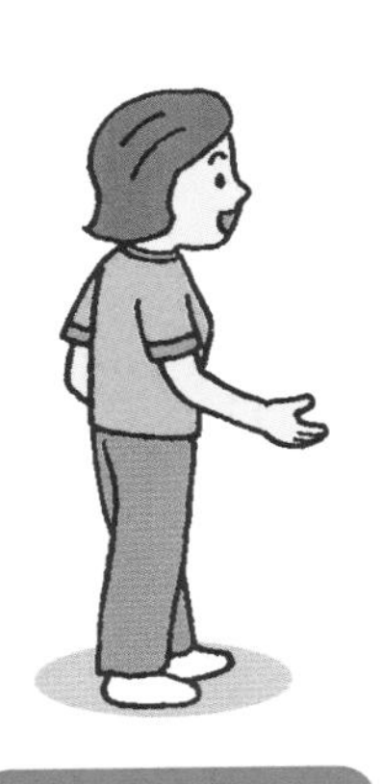

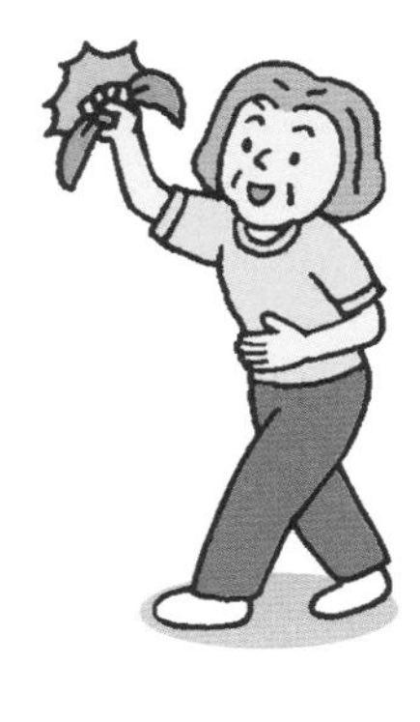

步驟一

輕輕地在圍巾上打個結，讓它變得容易擲出。

步驟二

兩個人相隔兩公尺左右面對面站立，將打了結的圍巾丟給對方。丟出的人，在丟出前，嘴上要說出是對方的「右」（或「左」），然後把圍巾丟給對方。接圍巾的人，也一樣要一邊說著「右」（或「左」），一邊接住圍巾，這樣不斷重複。

步驟三

當步驟二的活動結束之後，這次要在一邊說著左、右，一邊接圍巾的同時，讓另一邊的腳往前踏出一步。比方說，若對方指示的是「右」，就要一邊在嘴上說著「右」，一邊用右手接球，一邊讓左腳往前踏出一步。

（由「SYNAPSOLOGY 推廣會」的資料整理而成）

日間照顧中心經常進行這些活動。即使在家裡，如果有人可以一起玩，也可以進行。

同時使用大腦和身體，鍛鍊記憶力

「一邊運動，一邊進行大腦體操」就是認知運動操

大家聽過認知運動操（Cognicise）這個名詞嗎？這是日本國立長壽醫療研究中心開發，將運動和認知課題（大腦體操＝計算、接龍等等）結合，以預防失智症為目的而設計的運動總稱，是由英文的認知（Cognition）和運動（Exercise）兩個字組合，新創造出的詞彙。

設計出的主要運動形式包括認知踏步和認知健走等等。

進行認知運動操時的關鍵

認知運動操，簡而言之就是「一邊運動，一邊思考（課題）」或是「一邊思考，一邊活動身體」，重點是同時注意兩件事，而不是把注意力只集中在其中一件事。

此外，這個運動會用到全身，是一種會「有點喘」，並讓心跳加快（對身體造成負擔）的運動。與此同時進行的認知課題，也必須是「偶爾會弄錯」這種會造成負擔的內容。

也就是說，認知運動操的目的並不是順利解開所有的題目。因為能順利解開的題目，對大腦的負擔就會變小。

認知運動操的目的，是透過活動身體來保持健康，同時也藉由解答認知任務增加刺激大腦的活動，這樣可延緩失智症的發生。

課題開始熟悉之後，就要進行下一批課題。「思考課題」本身也是一種課題。

已經證實具有減緩記憶力衰退的效果

這種認知運動操是日本厚生勞働省老健局進行「為預防認知功能衰退的研究／調查」計畫時開發出來的。

在愛知縣大府市進行的研究中，以被判定為輕度認知障礙（MCI）的高齡者為對象，在六個月期間，進行一週兩次、一次九十分鐘的認知運動操和伸展、肌肉鍛鍊。結束之後，發現到記憶力測驗的成績有進步，大腦的萎縮也獲得了控制。

肌肉鍛鍊等活動身體的有氧運動，可以防止認知功能衰退已經過證實，透過此項研究，可以證明認知運動操對記憶力的提升有效，且成果斐然。

認知運動操建議每天做十分鐘

一天進行一次，每次持續十分鐘以上，每天均需持續進行。即使在思考時感到困難，繼續保持身體活動也至關重要。即使動作變得不靈活，也可忽略錯誤，並繼續進行下一步。

運動的「強度」也非常重要。所謂「有點喘的程度」，是指以六十五至七十歲左右的人，心跳數約一分鐘一百二十下。

雖然一個人也能做，但如果和團體一起做，會比較容易持續，也比較有趣。

挑戰難度比想像中高的「認知踏步操」

（數到 3 的倍數時拍手）＋（踏步運動）就是認知踏步

思考＝認知課題

「數到3的倍數就拍手」

站著不動，從 1 開始發出聲音的數，數到 3 時，以拍手取代出聲，就像「1、2、（啪）」這樣的感覺。之後，數到「3 的倍數」時就拍手。「1、2、（啪）、4、5、（啪）、7、8、（啪）、……」如此不斷持續，進行 10 分鐘。

活動身體＝運動課題

「右腳、左腳交互大幅度活動」

①右腳往右方踏出一大步
②把踏出去的右腳收回來
③左腳往左方踏出一大步
④把踏出的左腳收回來
有節奏地交互打開右腳和左腳，踩著腳步，不斷重複這個動作的運動就是運動課題。

來做認知踏步吧

試著同時做認知課題和運動課題

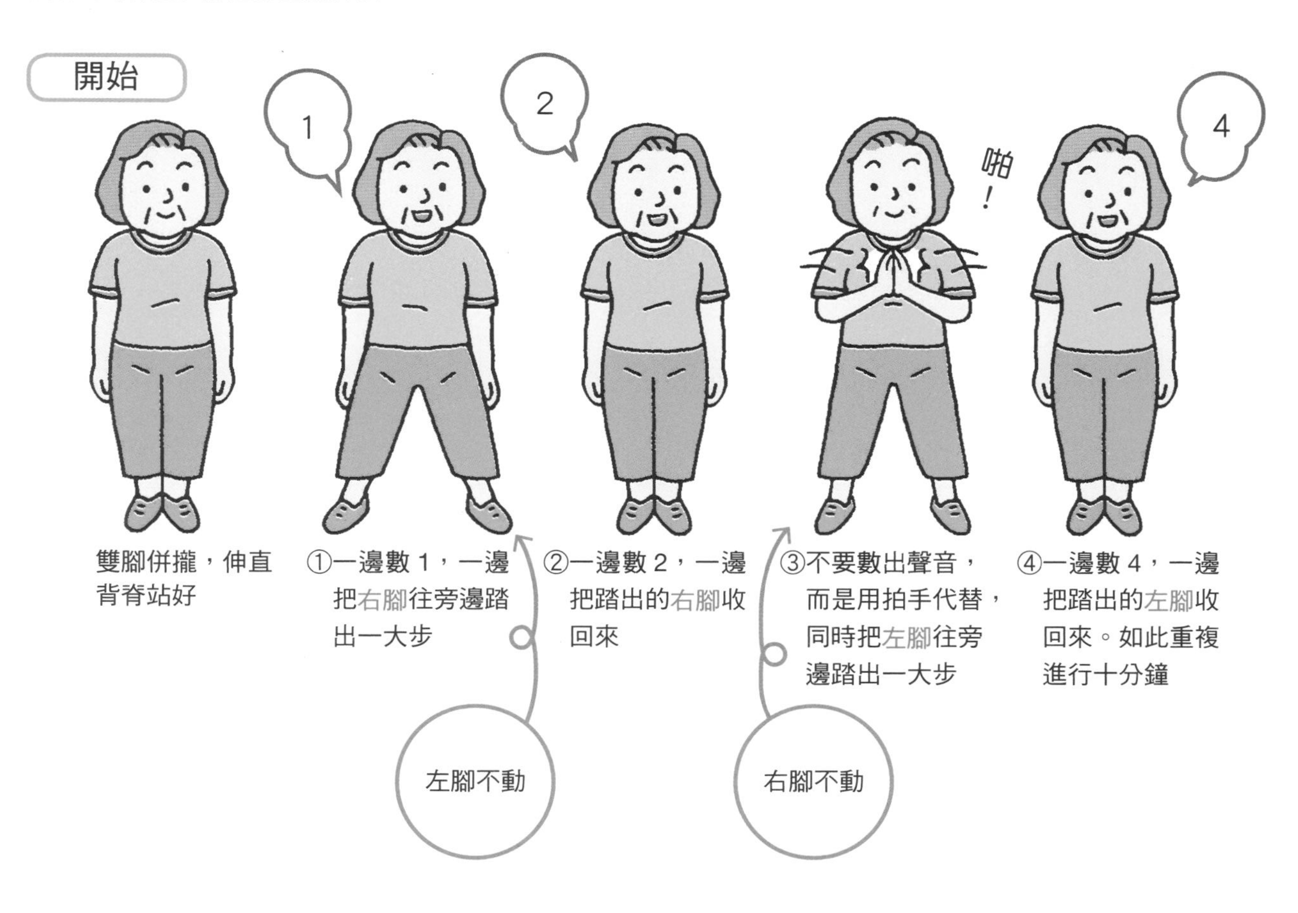

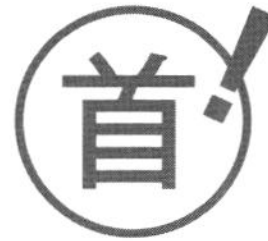

先，依照上方的說明，從只要數到 3 的倍數就拍手開始。更加熟練之後，運動課題可以不是把腳往左右踏出，而是試著向前後踏出；同時，在認知課題部分，從13開始倒數，只要數到3的倍數就拍手，如「13、（啪）、11、10、（啪）、8、……」這般。之後，也可以試著「數到 4 的倍數時就拍手」。

失智症的預防

透過「練大腦」活動來抑制、預防失智症

在老化的進程中維持大腦機能

即使沒有罹患失智症，人類的大腦在過了二十歲之後，隨著年齡的增長，機能也會慢慢衰退。如果沒有讓大腦運作，血液循環會變差，氧氣和糖這些大腦的養分無法運送，認知功能也會降低。相反的，如果可以經常讓大腦活動，就可以維持大腦的機能。

「練大腦」有控制失智症的效果

近年相當受到注目的大腦訓練方式就是「練大腦」，從小孩到老年人都非常熟悉，一度非常流行。這種大腦鍛鍊有控制並預防失智症的效果。

在此介紹其中一些。

●簡單的益智遊戲解題

根據美國的研究，益智遊戲解題對預防失智症相當有效。如果能定期持續進行，可以活化大腦平常不大使用的部分，訓練方式包括填字遊戲和數獨。

●解開簡單的算數問題

這種為了不讓計算能力衰退所進行的訓練，可以用針對小學低年級所設計的計算練習來進行。重點是要能快速地解開簡單的問題。

此外，也可以在買完東西後，在前往收銀台結帳之前，試著自己計算總共要付多少錢，包括要找多少錢也可以試著算算看。思考如何避免積存太多銅板、想辦法把它們用掉，也是一種很好的訓練。

●朗讀、寫作

請試著發出聲音、朗讀自己感興趣的報紙報導或雜誌的短篇專欄。不管是發出聲音讀，或是把喜歡的東西寫出來，都是很好的刺激。

寫日記也是一種很好的訓練，重點是寫的時候，不要用電腦，而是把它寫在紙上。

●下圍棋或象棋

如果沒有確實了解規則再對戰，遊戲就無法成立。這個方法對預防失智症有非常大的效果。此外，遊戲結束之後，可以和對方聊聊遊戲的內容，自然而然的產生溝通，在樂趣中相互刺激，可說是一種很好的大腦鍛鍊。圍棋、象棋、麻將和黑白棋都很受歡迎。

●一個人猜拳

一個人猜拳，讓左手和右手猜拳，決定勝負。例如，可以先制訂出「讓右手獲勝」這個規則，然後用兩隻手猜拳。一天只要花五分鐘，就會出現效果。

●慢半拍猜拳，
讓對方贏的猜拳

兩個人一起玩，規則是比對方慢半拍進行猜拳。比方說，一邊說著「請贏我」，一邊出石頭，這時對方就要出布。再者，如果說出「請輸我」，按照規則，對方就要出剪刀，這就是讓對方贏的猜拳。重點是後出的那一方，要思考自己要出什麼才會贏（或輸）。

挑戰各種「練大腦」的方法

可以挑戰市面上販售的各種問題集，
也可以挑戰生活中各種可以鍛鍊大腦的活動

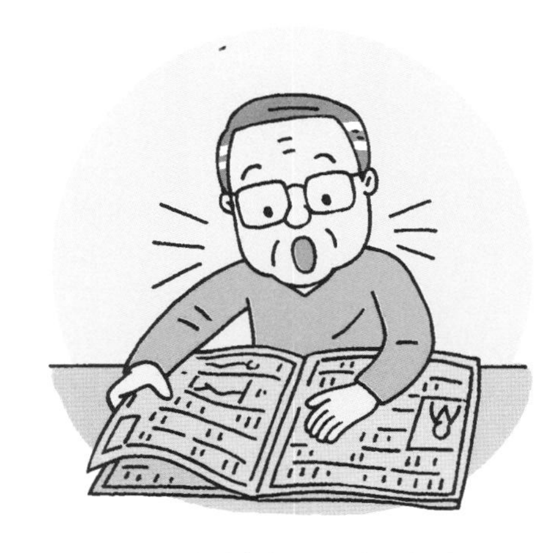

看報紙的時候唸出聲音

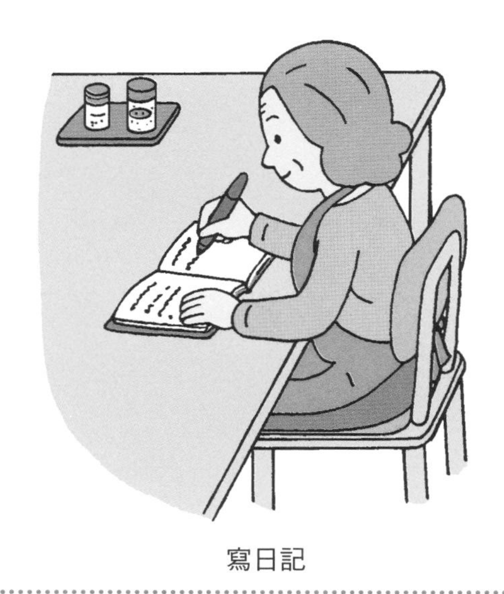

寫日記

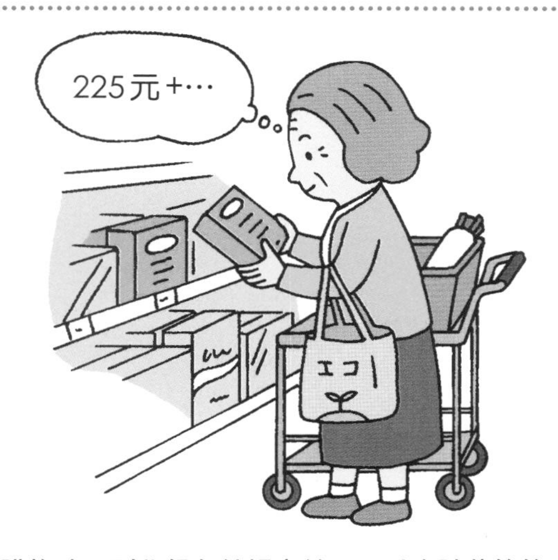

購物時，到收銀台結帳之前，可以先試著算算看

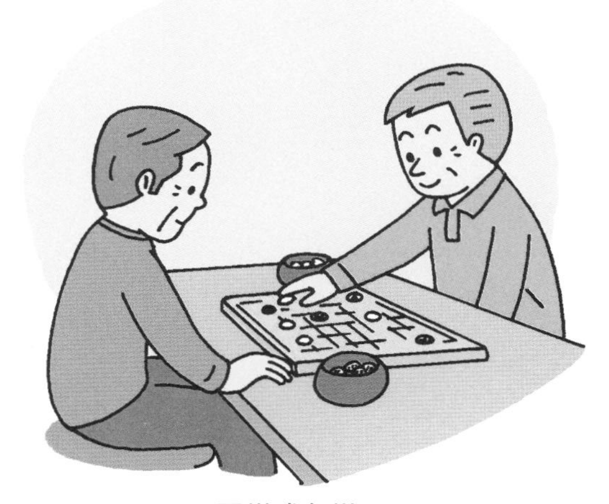

玩圍棋或象棋

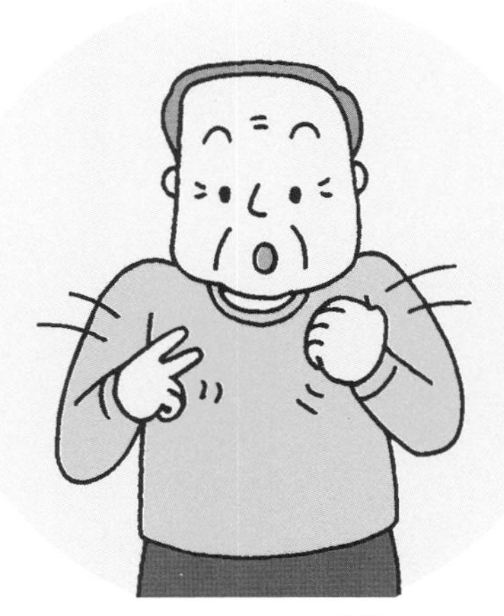

讓兩隻手互玩猜拳

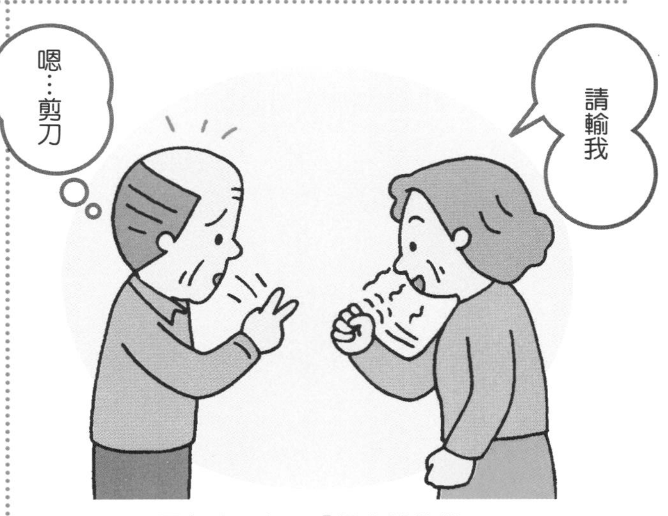

兩個人一起玩「慢半拍猜拳」

記憶力衰退是輕度認知障礙的開始

輕度認知障礙（MCI）不是失智症

近十年來，出現有許多關於失智症的資訊，其中，「輕度認知障礙」這個字眼出現得越來越多。

「輕度認知障礙」又稱MCI（Mild Cognitive Impairment），因為病名中有帶有輕度二字，可能會讓家屬以為這是「輕微的失智症」。事實上，它並非失智症，即使認知功能有障礙，在生活上並不會造成任何困擾。

一旦自覺記憶力衰退，就該懷疑是否是輕度認知障礙

輕度認知障礙是從記憶力衰退這個自覺症狀開始。

- ▼想不出東西的名字，說話時常常出現「那個」、「這個」等代名詞。
- ▼經常忘記最近才發生的事
- ▼和別人對話時，有時候會發生跟不上談話內容的狀況
- ▼欠缺積極性，對於和別人往來、興趣和學習也不甚熱衷，常常會找個什麼理由就缺席
- ▼弄錯集合時間，忘記已經約好的事
- ▼不知道怎麼做以前會做的工作、做菜或掃除等家事，需要花很多時間

雖然會出現幾種上述症狀，且只要和過去自己熟悉的不一樣，就會感到不安，但對日常生活並沒有太大影響，這種狀態就是輕度認知障礙。

會出現在日常生活中的輕度認知障礙訊號

請各位看一下左頁檢查清單上的項目，其中隱藏著輕度認知障礙的訊號。

例如，①弄錯丟垃圾的時間、②忘記把洗好的衣服曬起來、③同樣的東西，忘記以前買過，又買了一次等，忘記一次可能是一時大意，但如果不斷重複發生，就有可能是記憶力衰退。④覺得外出很麻煩，有可能是缺乏行為動機，或是人際溝通有困難的冷漠（apathy）或抑鬱症狀。⑤購物時，動不動就拿出大鈔，有可能是計算能力衰退。此外，⑥開始覺得像做菜這種必須按照一定順序的工作很麻煩，有可能是已經出現執行功能障礙。⑦料理的調味變得有點奇怪，有可能是在出現味覺障礙之前，就已經出現判斷力衰退。⑧車子發生擦撞，有可能是空間認知功能降低，掌握遠近感的能力變差所造成的。

在不同情境出現失誤的機率增加，自己也覺得很奇怪，有這種自覺非常重要。覺得不太對勁時，不要一味覺得是年紀的關係，這是發現輕度認知障礙的關鍵。

輕度認知障礙是正常狀態和失智症之間的灰色地帶，在上述的八個項目中，若有四個符合，就有可能是輕度認知障礙，建議諮詢記憶門診專家。

輕度認知障礙的訊號會表現在這些地方

就算生活上沒有太大困擾，只要發現最近「有點奇怪」，請檢查以下幾個項目。符合四個以上，就可能是輕度認知障礙。

- ①☐ 弄錯丟垃圾時間的次數增加了
- ②☐ 忘記曬已經洗好的衣服
- ③☐ 同樣的東西買很多次的次數增加了
- ④☐ 覺得外出很麻煩
- ⑤☐ 覺得用零錢付帳很麻煩，大部分時間都用大鈔來付
- ⑥☐ 沒有辦法煮步驟複雜的料理
- ⑦☐ 被人家說料理的調味有點怪
- ⑧☐ 車子擦撞的機率增加

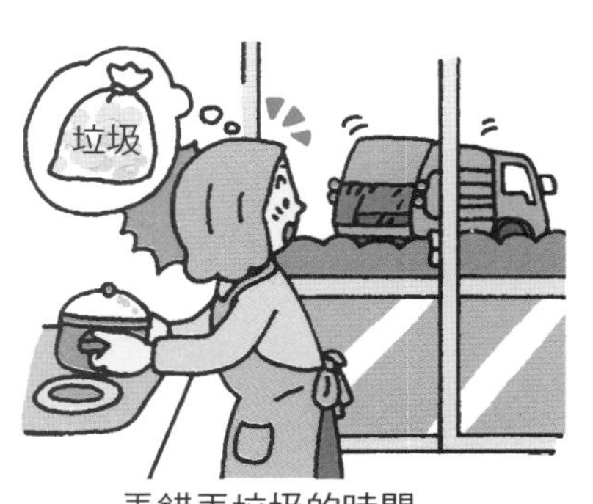

弄錯丟垃圾的時間
➡「記憶力衰退」的訊號

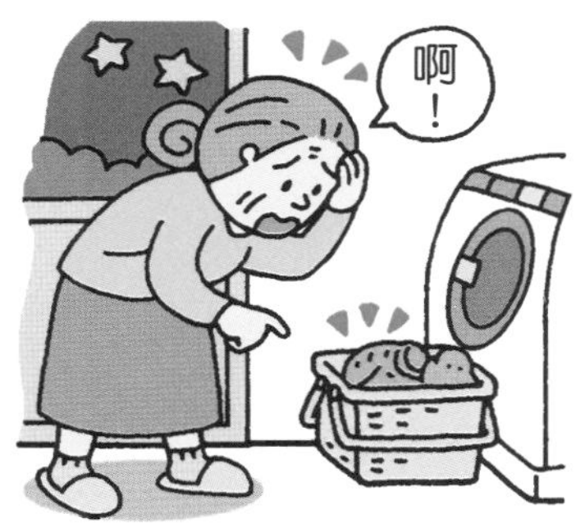

忘記曬已經洗好的衣服
➡「記憶力衰退」的訊號

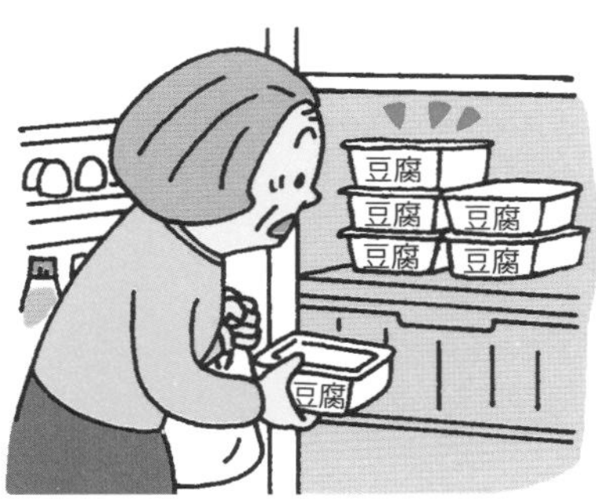

同樣的東西買了很多次
➡「記憶力衰退」的訊號

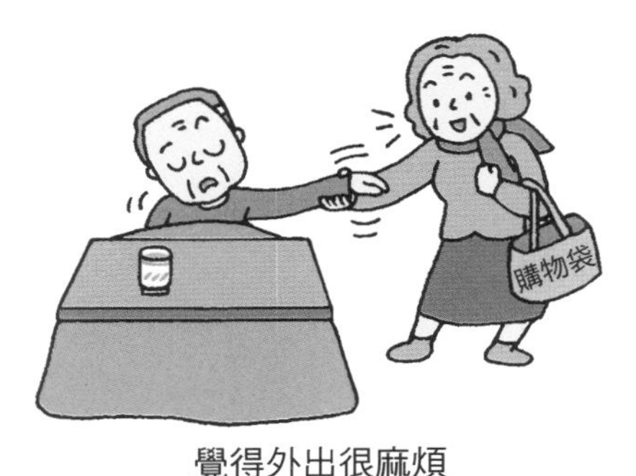

覺得外出很麻煩
➡「冷漠」或「抑鬱」症狀的訊號

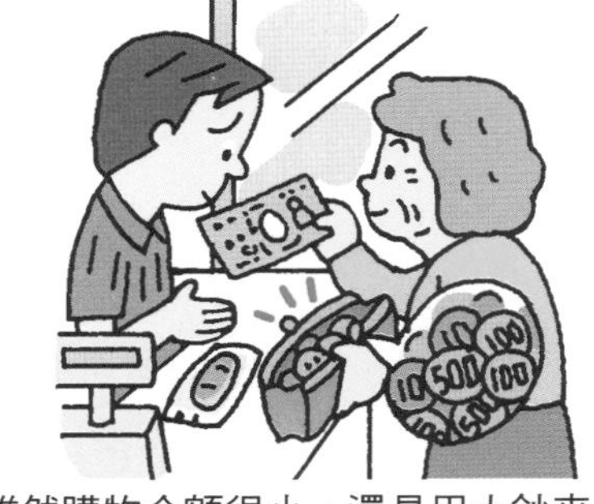

雖然購物金額很小，還是用大鈔來付帳
➡「計算能力衰退」的訊號

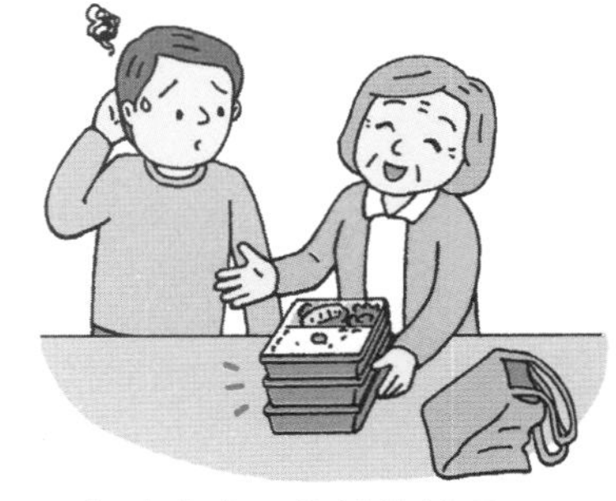

無法煮步驟複雜的料理
➡「執行功能障礙」的訊號

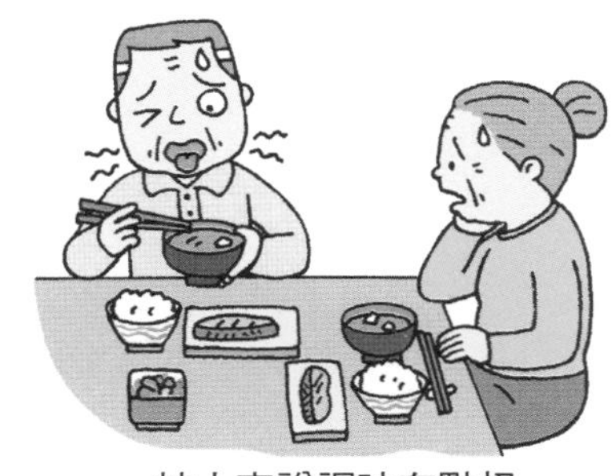

被人家說調味有點怪
➡「判斷力衰退」的訊號

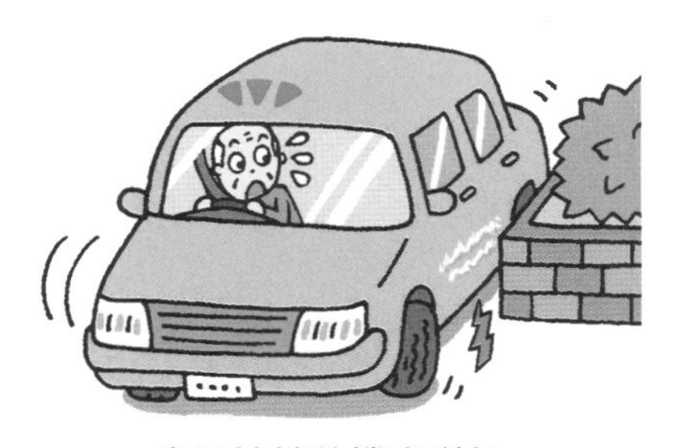

車子擦撞的機率增加
➡「空間認知能力衰退」的訊號

輕度認知障礙

如能早期應對，就可能回復

輕度認知障礙（MCI）有一半在四年內會發展成失智症

失智症並不是在某一天突然發生的，而是一點一點地持續進行。從健康的狀態開始慢慢移動，介於健康與失智兩者間的灰色地帶，就是「輕度認知障礙」。根據日本厚生勞働省二〇一二年的調查，在日本約有四百萬人處於輕度認知障礙。到了二〇一六年，MCI患者就已經成長到四百五十萬人了。

輕度認知障礙可說是失智症的前哨站，但因為不是失智症，對日常生活並不會造成妨礙。可是如果不加以處理、放置不管，認知功能就會持續衰退。研究報告指出，大約一年之內，有一〇%會罹患失智症，三至四年內，有一半會發展成失智症。

認知功能恢復正常的可能性並不低

若能及早處理，在被診斷為輕度認知障礙的前兩年可以阻止它發展成失智症。

所有被診斷為輕度認知障礙的人，並不會馬上變成失智症，也有人過了五年還沒有惡化（一〇%），甚至相反有症狀減輕、脫離輕度認知障礙的狀態（四〇%）。

即使被診斷為輕度認知障礙，認知功能還是可以回復原狀，這是因為大腦有「可塑性」，有能力恢復。

神經細胞網絡會持續變化，如果某部分無法使用時，可以連接到其它網絡。此外，由動物實驗可以得知，運動可以促使海馬迴的神經細胞再生。

被診斷為MCI之後絕對不能放著不管

當感覺「該不會是得了輕度認知障礙？」的時候，不要放置不管，請盡早到有記憶門診或失智症門診的醫療機關接受診療。如果不認識專科醫師，可以和家庭醫師商量，或是到日本失智症學會、日本老年精神醫學會的網站查詢。

就算被診斷為輕度認知障礙，也可以阻止或延緩它演變成失智症。重要的是在早期就要進行適當處理，並且重新檢視生活習慣，改善飲食生活與運動不足的狀況。

透過改善生活型態提升認知功能

有一份名為「手指研究」（Finger Study），針對懷疑有輕度認知障礙的人進行的研究，這個研究從二〇〇九年開始約兩年的時間，進行大規模調查。

根據芬蘭卡羅琳學院（Karolinska Institutet）研究團隊的調查，透過「介入」飲食、運動、認知訓練、血管病變風險的管理這四項，被懷疑有輕度認知障礙的人的認知功能，平均可以改善二五%。這個研究結果成了往後失智症預防的實際範例，相當受到大眾注目。

治療輕度認知障礙的關鍵就是早期處理

即使同樣被診斷為 MCI 的人，因為處理的方式不同，結果也會不一樣

放著不管
經過一年左右，有一〇%
會罹患失智症
經過三至四年，有一半的人
會發展成失智症

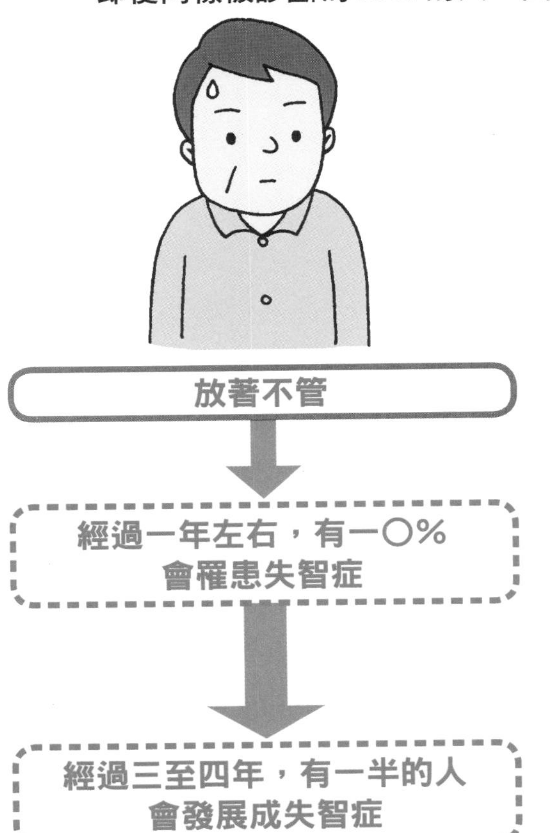

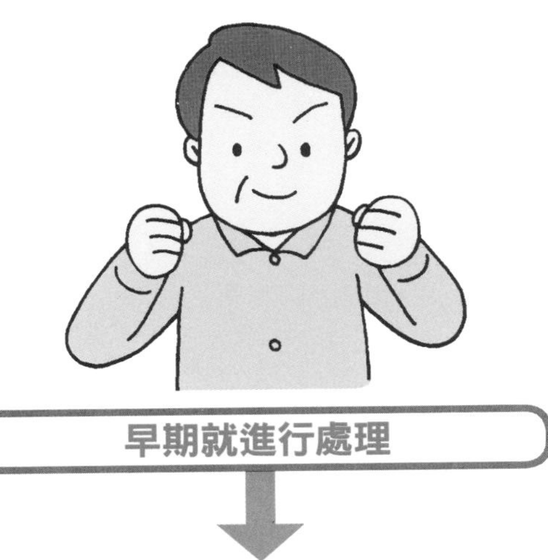

早期就進行處理

若能進行處理，可以在兩年內停止惡化

第二年之後的情況因人而異。不過，重要的是要持續預防失智症。一邊接受專科醫師的治療，一邊進行提升認知功能的訓練和生活改善。

一定要了解的輕度認知障礙五定義

1. 本人自覺或家人告知有記憶障礙
2. 日常生活操作皆正常
3. 所有認知功能皆正常
4. 有無法只用年齡或教育程度的影響來解釋的記憶障礙
5. 不是失智症

我在等你喔，發生了什麼事嗎？
啊，又來了！……我到底怎麼了……
「忘記約好了要開會」這樣的失誤不止一次，而是發生很多次，以至心情低落

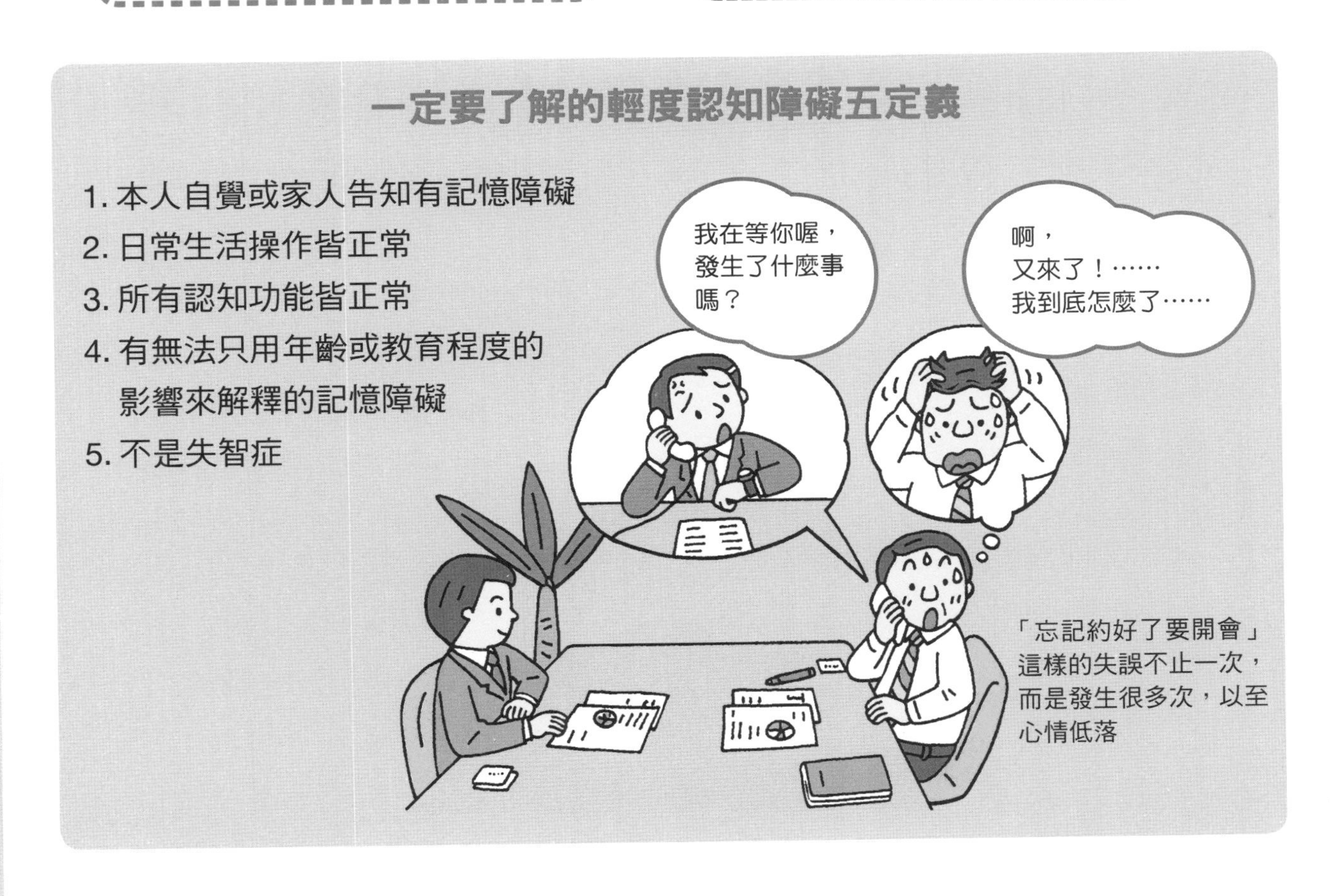

盡可能及早接受專科醫師診療

接受問診判斷是輕度認知障礙還是失智症

輕度認知障礙並沒有一定的診斷方法，主要是對提出有認知功能衰退的人進行問診，加以診斷。

最好可以把患者的狀態客觀而正確地告訴醫生，同時，為了討論往後的治療，診察時，原則上家人最好可以同行。

我們可以依據認知功能的程度和對日常生活造成障礙的程度，來鑑別到底是輕度認知障礙還失智症。即使確定是認知功能衰退，如果對生活沒有造成太大困擾，就是輕度認知障礙，如果生活有困難，那就有可能是失智症。

除了門診，如果想確認原因並詳知疾病狀況，可以進行腦部影像檢查。

失智症以外的疾病可以透過驗血來檢查

透過驗血，幾乎全身所有狀態都可以知道。營養不良或甲狀腺機能低下等疾病也可能出現認知功能衰退。

除了驗血，還可以靠量血壓等內科方法進行檢查，確認是否還有其他重大疾病。

要判斷是否是失智症，一般還會採用在失智症診斷中使用的認知功能測驗，特別是針對輕度認知障礙者容易衰退的記憶（情節記憶）、能同時進行多項事務的功能（分配性注意力）、帶有目的進行計畫的功能（執行功能）進行評估，進行綜合性判斷。

透過遺傳基因檢查確認罹患失智症的風險

可透過「APOE基因檢測」，檢查是否有容易罹患阿茲海默症的基因（ApoE4）。擁有兩條ApoE4型基因的人，患病機率是沒有這種基因者的一・五倍。可以和MCI篩檢一起進行。

僅靠驗血就可知道結果的輕度認知障礙檢查

即使在沒有輕度認知障礙自覺症狀的階段，在日本，一般醫療機構也可以在一般健檢或身體檢查時，順便接受輕度認知障礙的簡易檢查，這種檢查稱為「MCI篩檢」。

為什麼這樣的檢查可以有參考價值呢？

簡單來說，藉由檢測可分解阿茲海默症致病物質的β類澱粉蛋白（β-amyloid）的三種蛋白質含量，就可以判斷罹患輕度認知障礙的風險。也就是說，如果這三種蛋白質量很少，β類澱粉蛋白就會很多，有可能導致認知功能衰退。

進行MCI篩檢的目的是為了接受醫師診察，以及早發現輕度認知障礙。一旦判定有可能罹患輕度認知障礙，就要接受專科醫師的治療。

僅透過驗血就可以知道是否罹患輕度認知障礙（MCI）什麼是MCI篩檢

① 為什麼只靠驗血就能知道結果——檢驗的機制

導致阿茲海默症的原因是大腦中β類澱粉蛋白這種老廢物質的堆積。在健康狀態下，β類澱粉蛋白會從大腦內部，透過脊髓液排到血液中，這是不讓β類澱粉蛋白積存在大腦中的機制。

我們知道，在血液中，有與脂質代謝有關的載脂蛋白（Apolipoprotein）、與免疫功能有關的補體蛋白（Complement），以及與中樞神經系統疾病有關的甲狀腺素轉運蛋白（Transthyretin），這三種蛋白質與把β類澱粉蛋白（β-amyloid）排出腦內，減少其毒性的功能有關。基於這一點，檢驗血液中這三種蛋白質的濃度，就可以判定罹患阿茲海默症或MCI的危險。

一般認為，這些蛋白質的機能衰退，會造成認知功能障礙。

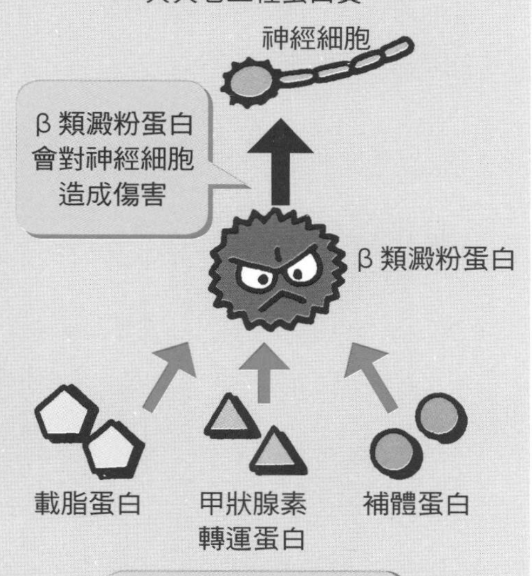

② 接受檢查

①尋找可以進行檢查的機構

可在網路上搜尋能進行MCI篩檢和APOE基因檢測的醫療機構，再進一步詢問。

②檢查事項

和一般的血液檢查一樣，從驗血前十小時開始禁食，只能喝水。在醫療機構進行抽血。

③檢查結果

各機構提供檢查報告所需的時間不同，得知檢查結果後，請根據檢查結果規劃今後的失智症對應計畫。

檢查結果

A判定：正常。每一至兩年做一次檢查。
B判定：風險性低。每年進行一次健康檢查。
C判定：風險性中等。每六個月至一年進行一次健康檢查。
D判定：風險性高。需要進行更精密的第二次檢查。

輕度認知障礙

對輕度認知障礙的支援計劃

當被告知是輕度認知障礙時

當被告知罹患輕度認知障礙時，大家會有什麼反應呢？覺得絕望：「輕度認知障礙雖然不是失智症，但應該很快就會成為失智症了吧（應該沒救了吧……）」

或是不想接受：「我怎麼可能罹患失智症呢？應該是診斷出錯了吧……」

還是在受到打擊之餘，也能正向思考，積極地接受治療或鍛鍊：「輕度認知障礙不是失智症，但也是失智症的前哨站吧，怎麼樣可以在罹患失智症之前停止惡化？」

被告知後的反應，並不會剛好分成以上三種類型，因為不管是誰，心情都會非常複雜。周圍的人必須理解這種狀況，冷靜地給予支持。

協助輕度認知障礙的各種支援計畫

我曾經聽人說過，雖然被告知有輕度認知障礙後會覺得沮喪，但在有相同境遇者的聚會上，看到積極面對失智症的人精神飽滿的模樣，就能重新振作。

除此之外，各地也有失智症咖啡館、失智症預防教室等各式各樣的援助規劃，積極參與這些活動應該就是一個開始。

此外，也有為提高認知能力提供各種活動的日間照顧中心，可以請居住地附近的「失智共照中心」幫忙介紹。

進行可以預防失智症的訓練

大家可以重新檢視目前的生活，進行預防失智症的計畫。如果能在輕度認知障礙階段就進行改善策略，也可能延緩發生失智症。

在這個階段，重點是訓練衰退的機能。

●情節記憶的訓練

這是記住經歷過的事情的訓練。可以寫不是今天，而是昨天和前天的日記，給自己增加一點難度，予以訓練。此外，也可以在隔天試著想想前一天買的東西，記在帳本上。

●分配性注意力功能的訓練

同時想一件以上的事並執行的功能，就是「分配性注意力」功能。如一邊散步，一邊寫俳句的大腦鍛鍊；或是同時做幾種不同的料理；或是一邊和別人說話，一邊思考對方的心情，這都是在使用分配性注意力功能，可以選擇適合自己的訓練方式。

●執行功能的訓練

「執行功能」是一種為進行某種有目的性的行為，思考進行方式的訓練。例如，為出外進行旅遊計畫，或是思考打麻將或下象棋時的戰術，都是很好的訓練。

早！發性失智症一定要知道的事

什麼是早發性失智症

在頻繁出現記憶喪失、導致工作錯誤等覺得「有點奇怪」的自覺症狀時，除了可能是輕度認知障礙，也有可能是罹患了早發性失智症。

所謂早發性失智症指的是，六十五歲以下發病的失智症。讓我們和輕度認知障礙一起來看看早發性失智症的實際狀態和問題。

根據研究，全日本的早發性失智症患者約有四萬人，男女比例大概是6：4，男性居多*。同一調查指出，推測發病的平均年齡為51.3±9.8歲（男性為51.1±9.8歲，女性為51.6±9.6歲）。與高齡導致的失智症不同，因疾病導致的分佈比例依序為腦血管性失智症（39.8%）、阿茲海默症（25.4%）、頭部外傷後遺症（7.7%）、額顳葉型失智症（3.7%）、酒精性失智症（3.5%）、路易氏體型失智症（3.0%）。這是因為早發性失智症的患者多為男性之故。

早發性失智症特有的問題

在針對家人進行的實際生活狀態調查中，家人最早發現的症狀是健忘（50.0%）、行為的變化（28.0%）、性格的變化（12.0%）、言語障礙（10.0%）。而約有六成的家庭照顧者被認定為「陷入憂鬱狀態」，早發性失智症發病後，約有七成照顧者回答「收入減少」。

在患者不到六十五歲的家庭中，還有發育期和青少年期的孩子，照顧時需要額外考量，心理層面的煩惱也會增加。此外，就算患者想去日間照顧中心，在以高齡者為對象的機構也會較難適應，居家照護負擔可能更大。但最大問題是，許多個案都是在工作黃金期發病，一旦失去工作，經濟就陷入困境。

能協助「想工作」的早發性失智症患者的協調專員

為了協助陷入經濟困難的早發性失智症患者，日本所有都道府縣都配置了支援早發性失智症患者的協調專員（coordinator）。設置諮詢窗口，讓患者可以繼續工作，或是協助他們使用社會保障制度等，進行各種支援。

2012年，東京都設置了早發性失智症綜合支援中心（委託IPO法人「元氣福祉網路中心」營運），協助他們申請健康保險的傷病補貼或殘障年金，幫助停止工作的人尋找針對早發性失智症患者的日間服務中心，輔導他們重建生活。針對在公司被告知要調降職務，或是調到分公司之後，就很難找工作而前來諮詢的人，協調專員會直接到公司去拜訪、了解職場狀況，代替患者本人和公司討論、尋找方法，研究如何才能實現患者本人「想要工作」的願望等，提供各種細膩的協助。

* 早發性失智症患者詳細資料（2009 年，日本厚生勞働省公布）

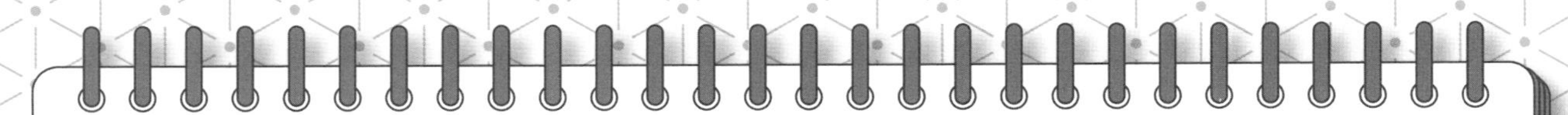

專業的照護技巧②
從發生在照護機構的故事開始

55％的力量

貴子奶奶（八十三歲）會跳民族舞蹈、做工藝品，她持續從事各種活動，積極與人接觸，享受在照護機構的生活。

但因為她得了青光眼，不久之後，兩眼失明。結果，貴子奶奶開始對工作人員抱怨：「我為什麼一定要被那個工作人員命令，叫我做事？」、「為什麼那個人要那樣說話？」負責照顧貴子奶奶的工作人員並沒有換過，工作人員對待她的方式也沒有改變。為什麼貴子奶奶會有這樣的感覺呢？

根據美國心理學家艾伯特．麥拉賓（Albert Mehrabian）的研究，對話者傳達訊息時，會以言語佔七％，聲調佔三八％，表情、姿勢、動作佔五五％的比例來傳遞。失明前的貴子奶奶和工作人員互動時，對方傳達的訊息有五五％是靠表情、姿勢、動作來溝通。就算工作人員的說話方式有問題，也可以透過笑容和動作來理解意思，進行溝通。但是，因為失明的關係，失去了這五五％，只能依賴言語和聲調。結果，靠著笑容和動作來掩飾的言語，聽起來就像是「命令」、「指揮」。在這個案例中，照護機構的工作人員應該也發現到，自己平常說話的時候就像是一個指揮者。

＊　＊　＊

這個案例其實可以運用在與失智症患者的溝通上。一般人在面對失智者時，很容易就會做出「反正說了你聽不懂」的結論。但是，言語能夠傳達的只有區區七％，剩下的九三％都要透過非語言的方式來傳達，溝通才能成立。這麼一想，與失智患者的溝通應該就沒有那麼難了。只要有意識地同時運用聲調、表情和動作來進行溝通就可以了。

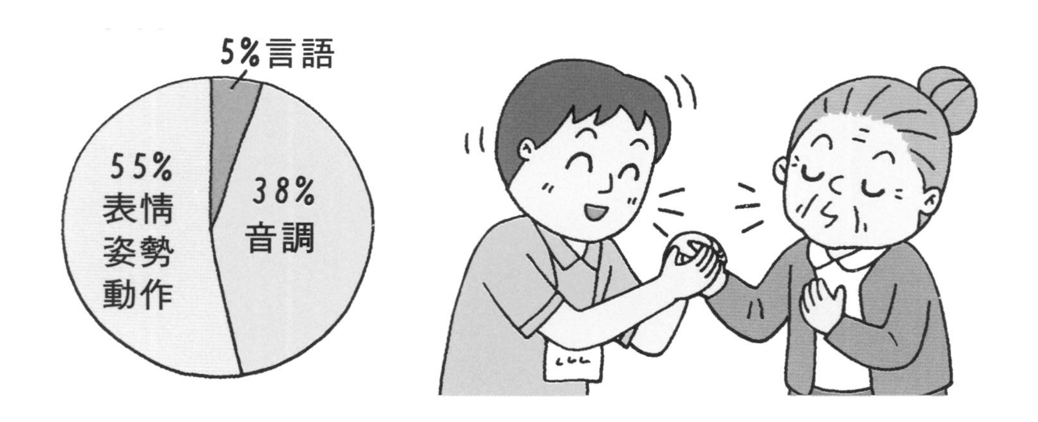

第3章
失智症照護的實務技巧

一旦家人罹患失智症，
首先該做些什麼，又該如何開始呢？
治療狀況會如何，
家人又該如何支持病人呢？
——這一章就來介紹
居家照護的實務和技巧。

首先要進行失智症檢測

不要錯過「失智症的初期症狀」

大家都知道，對失智症來說，早期發現、早期治療是很重要的。再者，有資料顯示，就算發現家人出現失智症的初期症狀，一直到找專科醫師就診，也是兩年之後的事。

這是因為，不僅是本人，連家人也會覺得：「失智症？怎麼可能！」結果就什麼都沒做。的確，上了年紀之後，各種機能都會衰退，但是，在第一章中也曾經說過，大家要理解，每個人都會經歷的單純老化和失智症是不同的狀態。

千萬不要輕忽「覺得父母或丈夫、妻子最近的樣子有點奇怪，難道是失智症？」這種突然出現的不安。如果認為是「年紀的關係」，就這麼放置不管，就會造成只憑家人的力量完全無法處理、面對的後果……。在那之前，請試著進行連家人也可以做的失智症檢測（參照左頁），然後再找家庭醫師討論。

也有些狀況會被誤認為失智症

但是，當「感覺樣子有點奇怪……」的時候，在決定是否為失智症之前，也要考慮一下其他的可能性。

步入高齡之後，很可能會因為各式各樣的疾病服用多種藥物。當藥物的種類和份量增加時，有時會出現意想不到的副作用。而且，憂鬱症和脫水等造成的症狀和失智症也有類似的情況，有時也會被誤認為是失智症。

●懷疑是否為老年憂鬱症

當發現有記憶力、判斷力衰退，發呆的時候變多，動作變遲鈍等症狀時，有些家人會懷疑是否是失智症，但這也可能是憂鬱症。

如果患者本人覺得「這種狀態太奇怪了，想把它治好」，或許就不是失智症。可以請家庭醫生診察，一起討論要如何處理，包括是否要開抗憂鬱症藥物。

●懷疑是否是老化造成的重聽

對話時會答非所問，同樣的事情問好幾次……這些症狀和失智症非常相似，但事實上，有時候也可能是因為「聽不清楚」。一旦聽力衰退，就不容易聽清楚別人說的話，如果不想重複詢問對方，最後就變成不再和人說話。

像這種導致溝通能力衰退的重聽，也是引發失智症的危險因子，相當受到重視。在發展成失智症之前，請在耳鼻喉科接受診察。必須開立藉由助聽器改善聽力的處方。

●懷疑是否為營養不良、脫水或貧血

當出現意識不清、因幻視或錯覺而大吵大鬧，說些莫名其妙的話的「譫妄」，突然失去意識，或是對來自外部的刺激完全沒有反應的「昏睡」時，家人可能會開始慌張，以為是得了什麼重大疾病。此類的意識障礙有可能是因為營養不良、脫水或是貧血狀態。步入高齡之後，因為吃得少且運動量減少，代謝有可能變得很差。建議去家醫科就診，加強健康管理。

家人也可以自己進行的失智症檢測

以下項目稱為「失智症的初期症狀」或「前失智症階段」。若符合的項目超過五個，就有可能是罹患「失智症」

- ☐ 想不起東西或人的名字
- ☐ 忘了東西固定的收放處，忘了自己把東西收在哪裡
- ☐ 忘記漢字怎麼寫
- ☐ 同一件事說或問了好幾遍
- ☐ 剛剛還想著要做的事，馬上就忘記了
- ☐ 不知道今天幾月幾號禮拜幾
- ☐ 不認得經常在走的道路
- ☐ 不知道如何使用過去常用的工具
- ☐ 無法進行判斷或做決定
- ☐ 無法管理藥物
- ☐ 不知道如何使用金錢，如購物或提款
- ☐ 常常發生誤會或誤解，說話牛頭不對馬嘴
- ☐ 很簡單的計算也要花很多時間，而且還會算錯
- ☐ 常常發生失誤，並為其找藉口
- ☐ 將自己的失敗怪罪他人
- ☐ 出現東西被偷的妄想，有被害妄想症狀
- ☐ 不問別人的意見
- ☐ 嚴重多疑
- ☐ 因為一點小事就大發雷霆、精神不穩定
- ☐ 常常發呆、忘記關瓦斯或水龍頭
- ☐ 衣著變得邋遢、骯髒
- ☐ 不再進行生活中固定的活動
- ☐ 不再化妝
- ☐ 常常沒來由的心情低落、沮喪

爺爺，覺得不舒服嗎

●懷疑是否為藥物影響

出現幻覺或譫妄時，也必須思考是否是所服用藥物的副作用。

很可能引起認知功能衰退的藥物包括：「神經系統用藥」帕金森藥物、抗膽鹼用藥物（Anticholinergic Agent）、抗焦慮藥（鎮定劑或助眠藥等）、抗憂鬱藥。

此外，還有「循環器官用藥」乙型阻斷劑（β-blocker）、利尿劑等，再加上「消化器官用藥」的組織胺阻斷劑（H2-block）、抗癌藥和副腎皮質荷爾蒙。

在開立這些藥物時，醫師應該會進行說明，但家人也應該詳細傳達患者的狀況，和醫師討論是否要減少藥量。

就診與診斷

尋找失智症專科醫師

首先，諮詢家庭醫師

如果認為家中可能有人罹患失智症，應該在哪裡尋求諮詢呢？與其立刻去大型醫院，不如先諮詢自己的家庭醫師。

所謂家庭醫師是指平時負責病人健康狀況的主治醫師，擁有一位家庭醫師非常重要。之後在申請長照時，會需要醫師提供證明。此外，即使你的家庭醫師不是失智症專科醫師，也可以請他們推薦相關醫師。

在哪裡尋求諮詢？尋找失智症專科醫生的方法

如果你沒有家庭醫師，可以向所屬區域的區域整合照護中心[1]諮詢。在那裡，你可以獲得到哪所醫院找失智症專科醫師就診的資訊。此外，社區的衛生所、保健中心、失智症醫療中心也可以作為諮詢窗口。

在日本，失智症醫療中心是指符合厚生勞動省規定的兩項要求①具備失智症治療功能和②地區協調功能的醫療機構。

截至二〇一五年十二月，日本全國共設有三三六家失智症醫療中心。是經過嚴格的標準篩選，被認定為從院內治療到居家照顧都能提供協助的全方位高水準的失智醫療機構。具體來說，這些中心可以提供是否罹患失智症的診斷，和專科醫師的醫療諮詢。

一定要瞭解的「區域整合照護中心」

區域整合照護中心是失智症諮詢的窗口，不僅提供相關服務，還提供與預防失智症有關的眾多訊息。對擔任照顧角色的家庭成員來說，是很有幫助的訊息平台，知道這點可以有許多方便。

區域整合照護中心的目標是在一般日常活動可到範圍內（例如在三十分鐘可到的活動範圍內提供服務），為「照護地區高齡者的心身健康和生活穩定提供必要的支援」而設立。

二〇〇五年日本通過修改《介護保險法》，將提供「區域整合照護」的地區核心機構「區域整合照護中心」制度化。在各地區衛生單位或受委託的醫療法人、社會福祉法人等建置設立，配置了保健師、社工師及提供照護的專門人員。

「區域整合照護」是指不僅只是為需要照護的高齡者提供居家照護，而且讓他們能在熟悉的社區中盡可能持續生活的支援系統。具體而言，它提供包括預防性照護、全面的諮詢服務以及提供協助的窗口。除了維護被照護者的權利，還要協調整合各種照護支援，為照護管理持續提供全面支持。

台灣情況註解

1 台灣類似的機構稱為失智共同照護中心，目前有一一五家。

可支援高齡失智者的醫療體系

以區域整合照護中心為核心的各種支援體系
家庭醫師可以為高齡失智症者直接提供照護

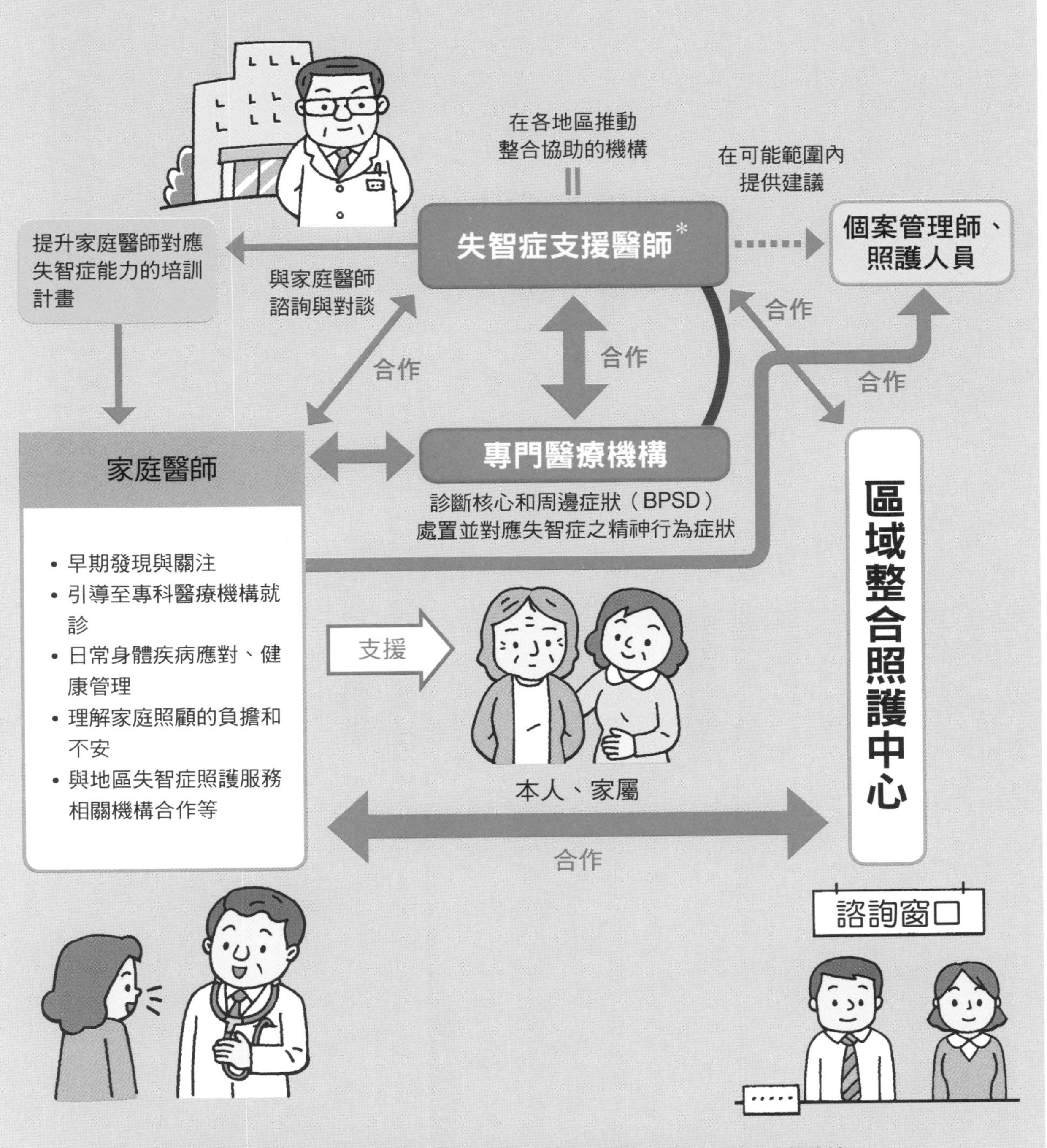

資料來源：日本厚生勞働省「家庭醫師及失智症協助醫師的失智症高齡者支援體制」

＊失智症支援醫師是指接受培訓，有適當的失智症診斷知識、技術，並具備聆聽家屬煩惱等態度的醫師，他們通常是在診所等醫療機構看診的家庭醫師（主治醫師）。這些醫師接受了由日本厚生勞働省主導的失智症地區醫療支援計畫執行機構——即國立高齡醫學中心所委託進行的培訓。

勸說患者就診的五個要點

盡量早期就診以便早期發現

如果有罹患失智症的疑慮，要盡早接受診斷；一定要接受診斷才能早期發現、早期治療。但似乎有許多高齡者都會說：「為什麼要去醫院？」而拒絕就診。很多家屬都想盡早帶他們去醫院，卻又因為本人不想去而猶豫不決。

為了突破困境，進一步做到早期發現，以下列舉出五個技巧，希望能幫助家屬順利帶本人前往就診。

技巧1 威脅、責罵反而會有反效果

首先，如果告訴他：「但你最近老是做些奇怪的事……」以他的失誤作為理由，這和強迫沒什麼兩樣。他一定不會想去。如果用「你一定要去就診」等高壓式的說法，就算他也感到不安，還是會固執地說：「沒有必要」。

「我們去做健康檢查吧」、「現在流行感冒，在感冒之前，要不要先去看一下醫師」建議可以用這樣的說法，傳達自己的擔憂，輕鬆地誘導他們。

技巧2 不要用強迫的方式

不要用強迫的方式。

默默讓他搭車、抵達醫院這種做法是最糟糕的。一旦覺得自己被騙，開始不信任家人之後，往後的照護也絕對不會順利。

比較好的方法是以健康檢查為由，說服他前往醫院，再告訴醫師這個狀況，請他配合。

如果本人堅持拒絕，可以等到他下一次心情好的時候，心情輕鬆的情況下會比較容易進行。

技巧3 一定要事先預約

一定要事先跟醫院預約。到了醫院之後，若等待的時間太長，說不定會吵著要回去。為了盡可能減少等待時間，一定要事先預約。

技巧4 即將前往接受診察之前再告知即可

如果很早就告訴他要去看診的日期，隨著時間接近，他們會越來越緊張，很多人到了當天會突然說：「不去了」。所以只要在當天早上再跟他們說：「我們今天去醫院吧」就可以了。如果可以加上「從醫院回來的路上，我們可以去哪裡吃個飯」，也可以讓他們有所期待，增加前往醫院的動機。

技巧5 請他信任的人陪同

很重要的一點是，請他最信賴的人一起陪同前往，讓他感到安心。可以跟他說：「我也要做健康檢查，一起去吧。」

勸說就診的五個要點

盡早接受檢查才能早期發現。
以下幾個技巧可以讓不想去醫院的人變得想去

技巧1 威脅、責罵反而會有反效果

不要因為無法說服，就用嚴厲的話語來強迫。可以試著表現自己的擔憂。

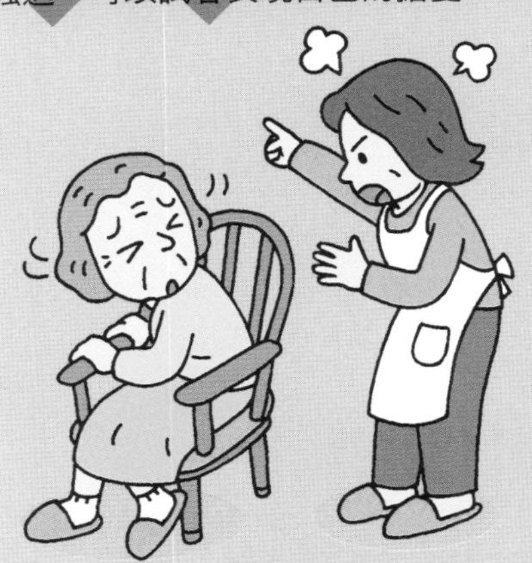

技巧2 不要用強迫的方式

不要硬拉他到醫院，可以想一些他可以接受的理由。

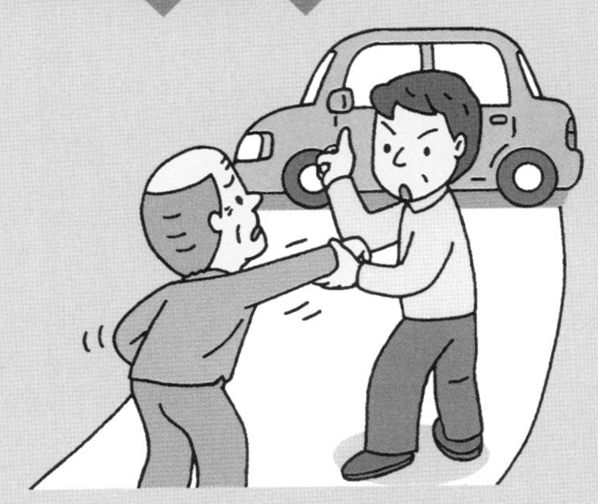

技巧3 一定要事先預約

一定要盡量縮短抵達醫院之後的等待時間。

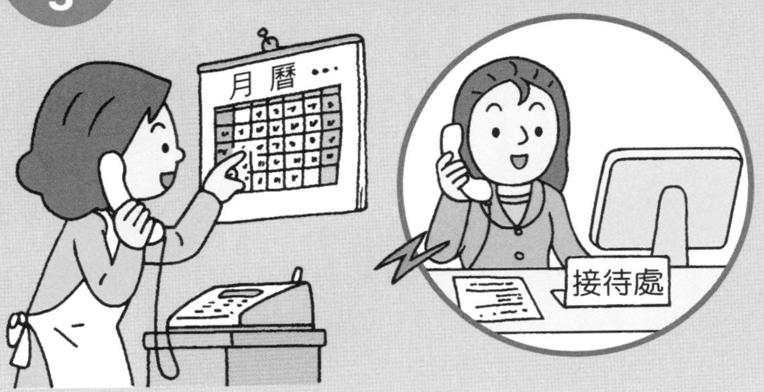

技巧4 即將前往接受診察之前再告知即可

與其提早告訴他，不如即將出發之前再輕鬆地邀請他一起去。

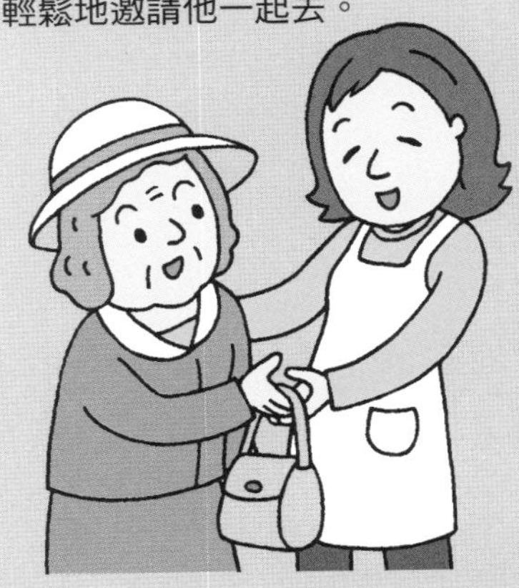

技巧5 請他信任的人陪同

照顧病人不安的情緒，讓他可以安心就診。

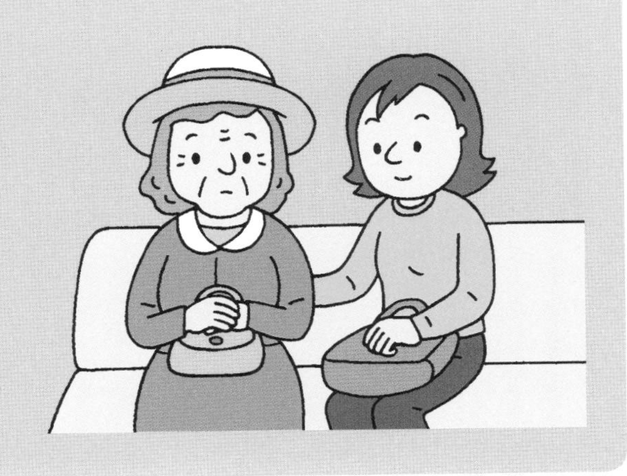

就診與診斷

接受診斷

失智症檢查與診斷的流程

接受失智症專科醫師的問診後，經過檢查，一直到確定結果為止，需要花上一至兩個月的時間，之後才會開始進行治療。就因為如此，最好是可以盡早就診。讓我們來看一下從初診到確診的流程。

從對本人與家屬的問診開始

失智症專科醫師的診察，從進入診察室的那一瞬間就開始了。醫師會針對患者的動作和步伐，打招呼的方式仔細觀察。

診察時，除了從就診時感覺緊張的患者所表現出的狀態，也會從他平常的狀況收集重要情報。如果家屬能夠盡可能事先準備好什麼時候、在什麼狀況下發現什麼樣的症狀等具體的記錄，問診就可以進行得更加順利。

透過內科與神經學的檢查觀察整體狀態

透過測量體溫、脈搏、血壓、呼吸等的內科檢查，可以確認健康狀態。必要時，也會進行心電圖與胸部X光攝影。

所謂神經學的檢查，指的是在安靜的房間裡，和臨床心理師一起針對認知進行詳細檢查，目的是要從各種角度檢查認知功能衰退的程度，並掌握病患的獨特症狀。此外，也會檢查是否有運動麻痺，是否有反射、知覺障礙等，並以分數來記錄檢查結果。這是一種客觀的評價，在往後觀察變化時，可以做為症狀改善或惡化的指標，是非常重要的檢查。

此時，暫時的判斷結果已經出來，如果懷疑有失智症，就要進行詳細的影像檢查，檢查大腦的功能。

透過影像檢查觀察大腦萎縮的程度以及大腦的活動

影像檢查有兩個種類。首先是「解剖影像檢查」，透過CT影像或MRI影像，照出大腦的樣子，檢查是否有大腦萎縮、腦梗塞或腦出血。比方說，如果是阿茲海默型失智症，就會出現大腦萎縮，血管性失智症就會有腦梗塞或腦出血。不過，即使是健康的人，也會因為年齡的增長，大腦開始慢慢萎縮，所以，不能光是因為大腦萎縮，就診斷為阿茲海默型失智症。

罹患失智症後，大腦中神經和細胞受到傷害的部分活動力會出現衰退，流動的血液量也會變少。藉由檢查哪一個部分的血液減少到什麼程度，診斷出是哪一種類型的失智症，這是藉由SPECT（單光子電腦斷層掃描）進行的「功能影像檢查」。

如果是阿茲海默型失智症，從初期開始，從頂葉（Parietal Lobe）後部和後扣帶迴（Posterior Cingulate Cortex）的部分就可看出血流減少。

此外，若是阿茲海默型失智症和路易氏體型失智症，因為大腦特定部分的糖質代謝減退，也可透過正子斷層造影來檢查糖質代謝的狀況，以進行診斷。

與大腦有關的影像診斷

失智症的大腦影像檢查有幾種，以下簡單說明檢查內容。目前，失智症診斷主要是透過MRI檢查的解剖影像檢查，以及透過SPECT所做的功能影像檢查進行更精密的診斷。然後，將兩種影像檢查互相對照，進行診斷。

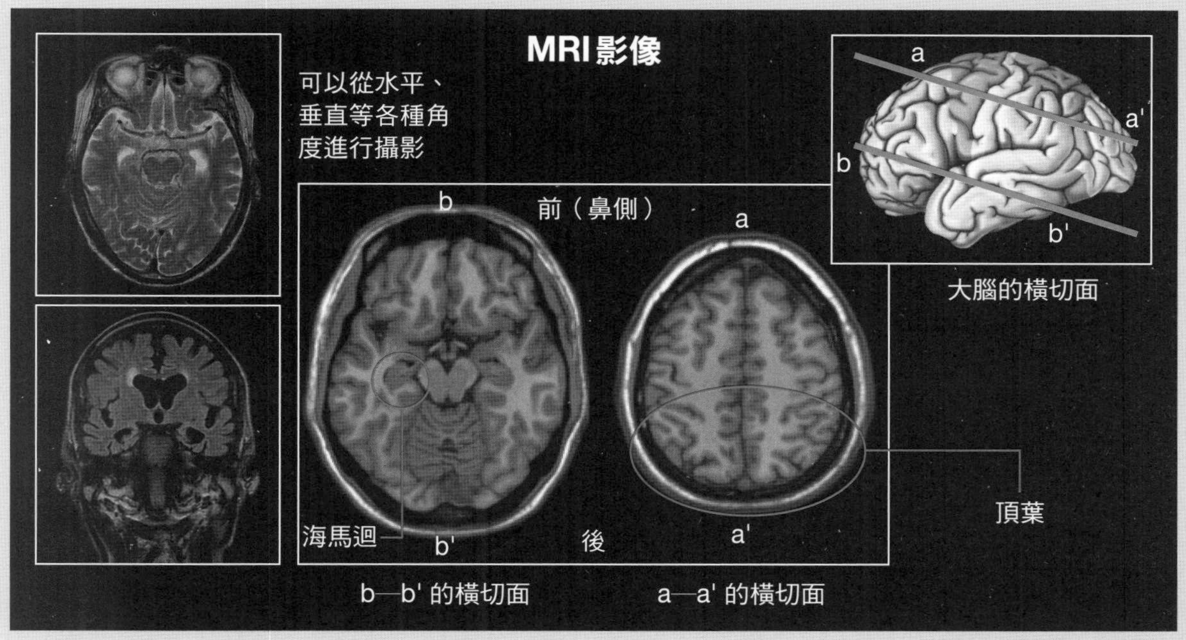

（影像由朝田隆醫師提供）

CT（X光電腦斷層掃描）

使用X光的電腦斷層掃描。和MRI一樣，是一種藉由觀察大腦形狀來進行判斷的解剖影像檢查。可以發現腦出血、蜘蛛膜下腔出血和腦梗塞。

MRI（磁振造影）

MRI是利用人體的磁振作用所進行的檢查。檢查失智症時會用電磁波照射在頭部四周，除了圓形切面影像，也可以得到各種不同角度的橫切面圖。上圖是透過MRI所得的影像樣本。透過檢查切面，可以有效判斷海馬迴和頂葉呈現萎縮的阿茲海默型失智症或血管性失智症。相較於藉由吸收X光原理的CT檢查，MRI檢查可以得到更詳細的資訊。不過，因為它是透過強烈電磁波進行檢查，裝設心律調節器（Artificial Cardiac Pacemaker）或舊型人工關節的人可能並不適用。此外，因為拍攝時間較長（30分鐘以上），檢查過程中，機器會發出巨大聲響，可能會對患者造成較大負擔。

SPECT（單光子電腦斷層掃描）大腦血液流動影像

在靜脈中注射微量的放射性藥物，從分布狀態，觀察大腦血液流動的模樣。如果是阿茲海默症，可以觀察到後扣帶迴和海馬迴、頂葉、枕葉聯合區（Occipital Association Areas）的血液流動不良。如果是血管性疾病，可以看到血液流動並不均勻，呈現局部緩慢的狀態。

PET（正子斷層造影）

PET是在靜脈注射少量的正子，然後從體內放射出的伽馬射線（Gamma Ray）生成斷層畫面。
大腦細胞死亡後，葡萄糖的利用狀態（代謝）就會變差，通過注射一種類似葡萄糖的物質FDG（氟脫氧葡萄糖）到靜脈中，可以顯示其代謝狀態，根據其分布，可以判斷是否罹患阿茲海默症。無論是PET還是SPECT，患者都必須進入一個巨大的機器中，維持30～40分鐘不動，對失智症已經開始惡化的人來說，接受檢查的困難度較高。

診斷確定是罹患失智症後

冷靜地接受為往後做準備

當知道家人罹患失智症，就算之前已有某種程度的猜測，任誰都還是會大受打擊。

從「說不定……」這種擔心、緊張的心情，轉變成要面對一個既成的事實，無論是誰都可能無法馬上平靜接受。在這裡，我們就來想想未來該怎麼做才好，同時整理該討論的事。

家人一起商量要如何支援患者

雖然已經覺悟高齡者的照護是一場長期抗戰，但失智症患者的一大特徵就是退化速度非常快。以另一層意義來說，對負責照顧的家人而言，是與疾病對抗的生活即將來臨，心理負擔極大。

就因為如此，家人不能從一開始就太沈重。重要的是，要做好協助患者的準備，要能應付各種狀況或變化。如果總是由同一個人來照顧，最後照顧者一定會垮掉。

首先，家人要一起討論，決定誰是患者的主要照顧者，擔任醫師和使用照護服務時的窗口。同住的家人，同時又是最了解患者的那一位，應該是最適合的人選，但重點是要「討論後一起決定」，更重要的是大家要一起分擔工作。

家人不同的對應方式對症狀發展會有不同的影響

周圍環境和家人的應對方式會嚴重影響失智症症狀的進程。因為一時的情緒感嘆、加以斥責，或是窮追猛打想用道理加以說服，只會讓症狀更加惡化。

重點是，要理解失智症的各種症狀是因為疾病造成的，對病患的不安、憤怒和心情的混亂，要努力給予陪伴。

另一方面，即使長照申請尚未完成，也要配合個案管理師，一邊和主治醫師討論，一邊進行。

長期來看，僅由一名照顧者獨立負擔是遠遠不夠的，所以要善加利用照護服務，創造一個不管是患者本人或是家人都能平靜生活的環境。

配合患者的狀態預先擬定失智症的照護計畫

雖然失智症的病程發展會因為不同的類型和個人狀況而有所差別，但大致可分為初期（輕度）、中期（中等程度）、晚期（重度）。在不同階段，出現的症狀各有其特徵，照護的方法也不一樣，建議可以粗略預立一個照護計畫。

●初期　二到三年

雖然已被診斷為失智症，但生活方式不見得要全盤改變。在這段時期，患者生活中的各種失誤或許會不斷增加，但如果家人可以善加應對、協助，還是可以過著和平常一樣的生活。必須善用照護服務，盡量維持和過去一樣的生活。

●中期　四到五年

在這段時期，記憶障礙不斷惡化，各種生活情境都需要支援。混亂的狀況愈來愈嚴重，徘徊等難以處理的周邊症狀

配合失智症進程的照護重點

失智症的症狀有其特徵，可以配合不同的階段改變對應方式

初期（輕度） 生活可以自立，針對必要狀況提供支援

○可以在一旁守護、提醒或幫助，讓患者可以自己做事
○小心不要讓患者發生意外，時時提醒
○注意用字遣詞，不要增加患者的不安
比方說，「這麼簡單的事也不會嗎？」、「咦，你忘了嗎？」都是不好的表達方式
○不管面對什麼樣的情境都不要慌張，要用平穩的語氣，冷靜處理
○不要用責罵、斥責的語氣窮追猛打

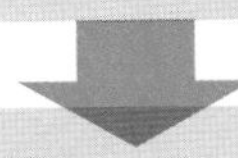

中期（中等程度） 各種情況都需要協助

○相處時，要盡量減少患者不安的情緒，避免讓他們出現周邊症狀（BPSD）
○小心不要發生跌倒等室內意外
○預防徘徊，除照顧患者的精神層面，也可以運用 GPS 等工具
○小心不要吃錯藥或誤嚥異物
○要接受失智症造成的患者性格或人格上的變化

晚期（重度） 幾乎所有日常生活都需要協助

○不要疏於日常觀察
○進行體溫、血壓、脈搏等生命徵象檢查
○要小心預防藥物意外
○要特別注意傳染病
○小心不要出現便秘、脫水症狀
○小心預防褥瘡

（BPSD）也愈來愈多。家人要記得，不要被這些事弄得團團轉，可以和個案管理師討論，必須想辦法冷靜對應，保持心情上的平靜。

●晚期 二到三年

運動機能和身體機能衰退，缺乏行為動機，接近長期臥床的狀態。生活中的一切都需要照顧。

就診與診斷

從六個特點了解失智症

要注意「不安的是患者本身」

擔任照顧者的家屬，可能會覺得被照顧者「完全變了一個人」，因此而感嘆，但大家很容易就忘記，事實上，被照顧者更是活在「自己已經不是過去的自己」這種恐懼中。不過，有時他們會因為強烈的不安或焦急，硬是「假裝平靜」，讓家人不容易發現。

失智症不只是一種病症，但症狀有些共同的特點。這些特點提供了我們重要的線索，能幫助我們冷靜地理解患者。

特點1 「嚴重健忘」也有其專有的慣性

所謂專有的慣性包括：「很難記住新的事」、「經歷過的事忘得一乾二淨」、「殘留有過去的記憶」這三種。

他們並不是「不管說幾次都聽不懂的頑固的人」，只是「不記得了」而已。

特點2 對越親近的人越容易明顯出現症狀

對很少碰面的親戚，看起來像沒有什麼問題，但對在身邊照顧的人，卻變得非常固執，無法控制自己的情緒。就因為依賴，所以會因為不安，對身邊的照顧者產生被害妄想。

特點3 不承認對自己不利的事

絕對不會承認對自己不利的事也是其特點之一。這是由於保護自己的本能在運作。因為記憶力和判斷力衰退，被照顧者會怪罪他人，而沒有自覺。

特點4 也有意識清楚的時候

也不是只要罹患失智症，就會一直出現異常行為。與患者交談時，有時可能會覺得對方仍然和以前一樣，但又可能會突然發現對方做不到某些事情，這會讓人感覺驚訝和困惑。這也是失智症的特點之一，需要理解和接受。

特點5 對某件事非常執著，無法自拔

執著於在家人眼中看來完全沒麼大不了的事或東西，且無法自拔。比方說，從附近撿回像垃圾般的東西之類收集癖便是其中之一。

即使說服或勉強他放棄也沒有什麼效果，必須讓他把興趣轉移到不同的東西，或是採用改變情境等間接的處理方式。

特點6 對於發生的事，雖然內容會忘記，但情緒依然存在

如果因為惹了麻煩或犯錯而被嚴厲責備，讓患者心裡感到不舒服，即使已經忘記那件事的內容，但當時那種不愉快的心情並不會消失。失智症患者的另一個特徵是，他們並不是住在理性的世界，而是住在一個由情感支配的世界。

處理失智症的「惱人」的症狀時，不適當的回應方式實例

最容易犯的錯就是，因為一時激動而口不擇言。請試著想想聽到這些話時，被照顧者會有什麼感受

外出之後，又再次迷路

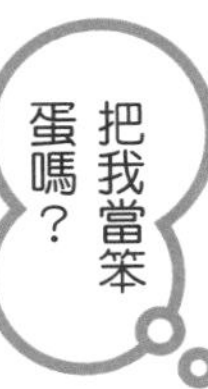

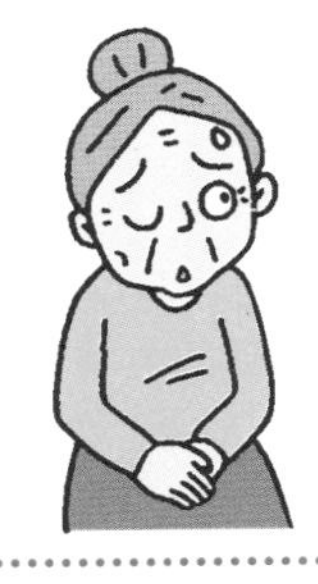
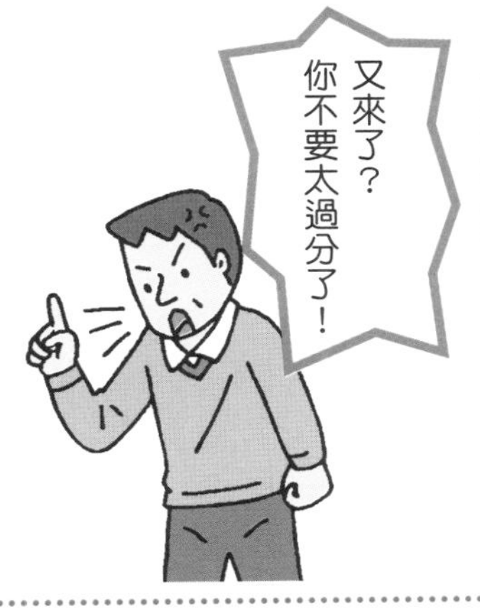

以前會做的事現在都不會了

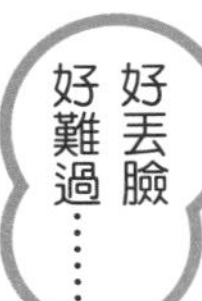

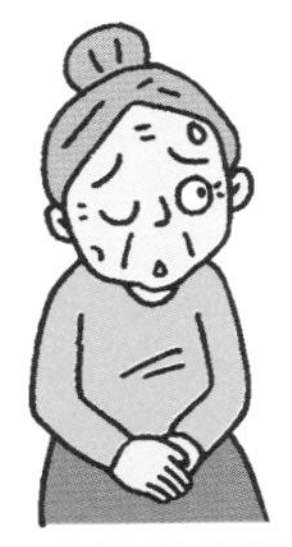
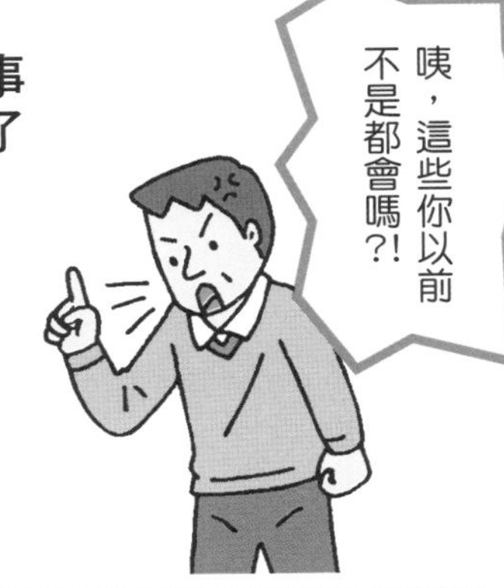

案例3 連大家都覺得很簡單的事也不會做

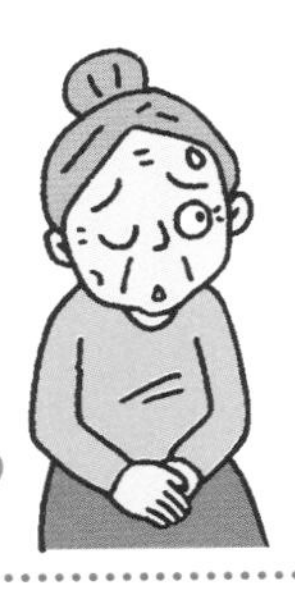

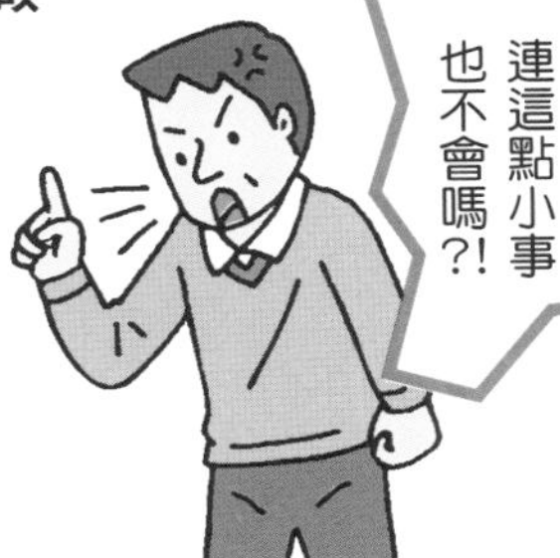

換衣服花很多時間

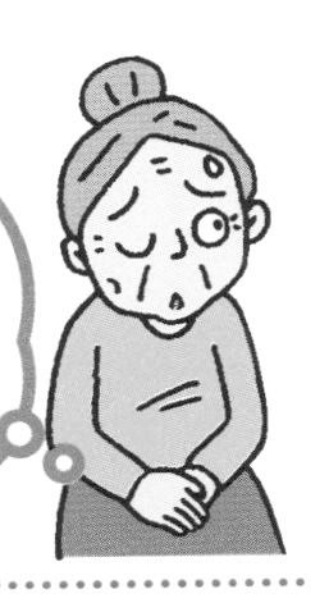

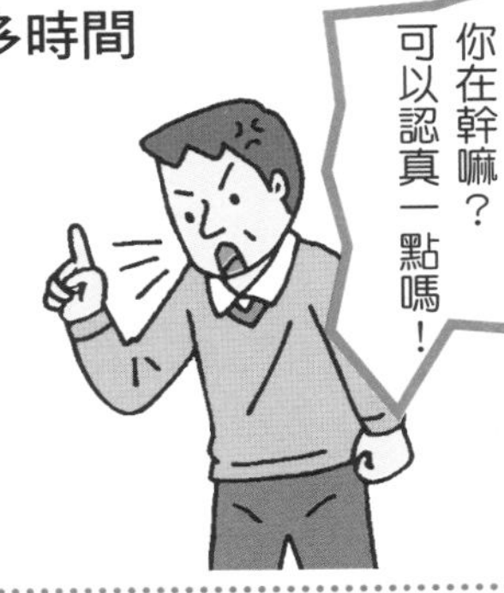

案例5 忘記關掉爐火

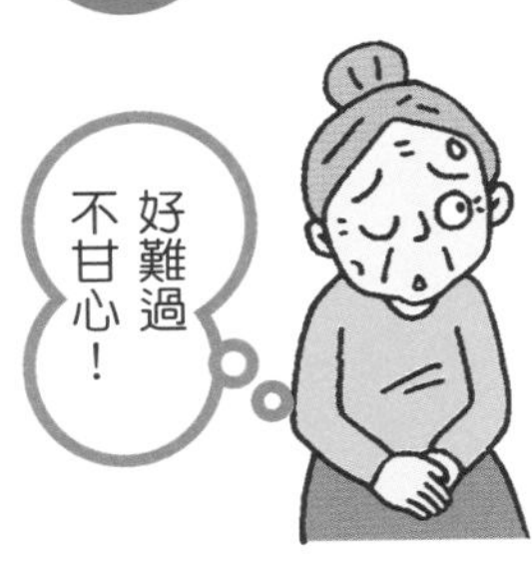

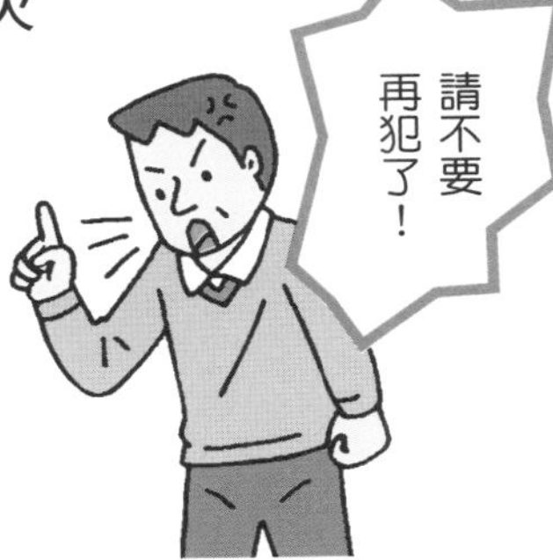

案例6 衣服燙到一半，睡著了

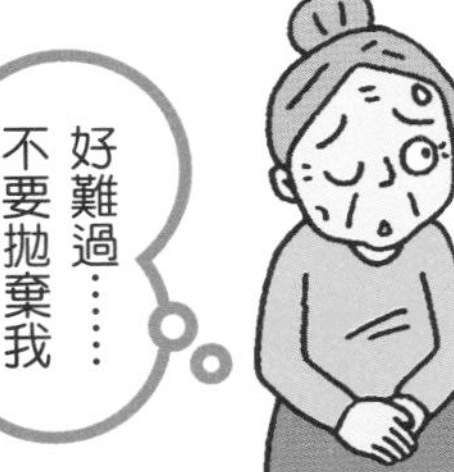

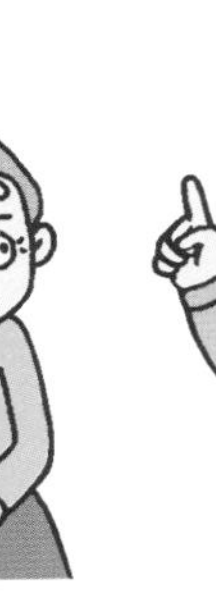
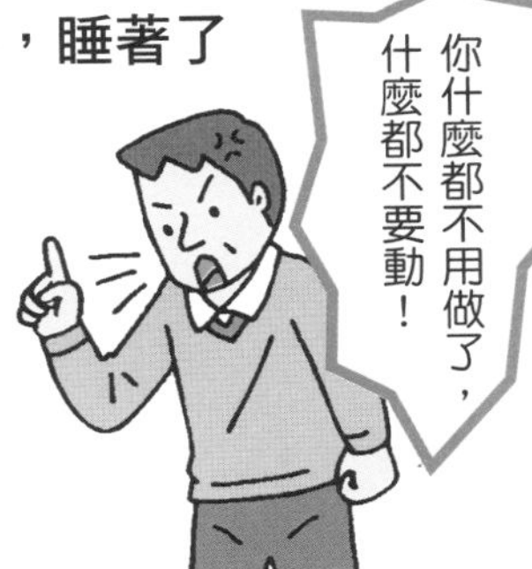

回應前先吸一口氣

雖然有上述這些共通點，但每一位失智症患者都必須用不同的態度來面對，不能只靠同一種方法。或許他們意想不到的行動，會讓每天負責照顧的家人不知該如何是好，但是，不管是哪一種情境，都要試著想想為什麼事情會變成這樣，患者本人的心情又如何。在說話之前，先吸一口氣。

＊＊＊

接下來的76頁到121頁，會介紹失智症容易引發的惱人症狀和情境。出現狀況的時候，負責照顧的家人該如何應對，該對患者說什麼話？請試著尋找減少患者和家人壓力的方法，以及適合用來處理各種不同症狀的方法。

明明才剛剛吃過，卻說「飯還沒做好嗎？」

可以這樣說

「現在馬上準備喔」

胃口很好的裕二爺爺（男性八十五歲）最近在吃過飯後，不到幾分鐘，又開口說：「飯還沒做好嗎？」、「好想早點吃飯」

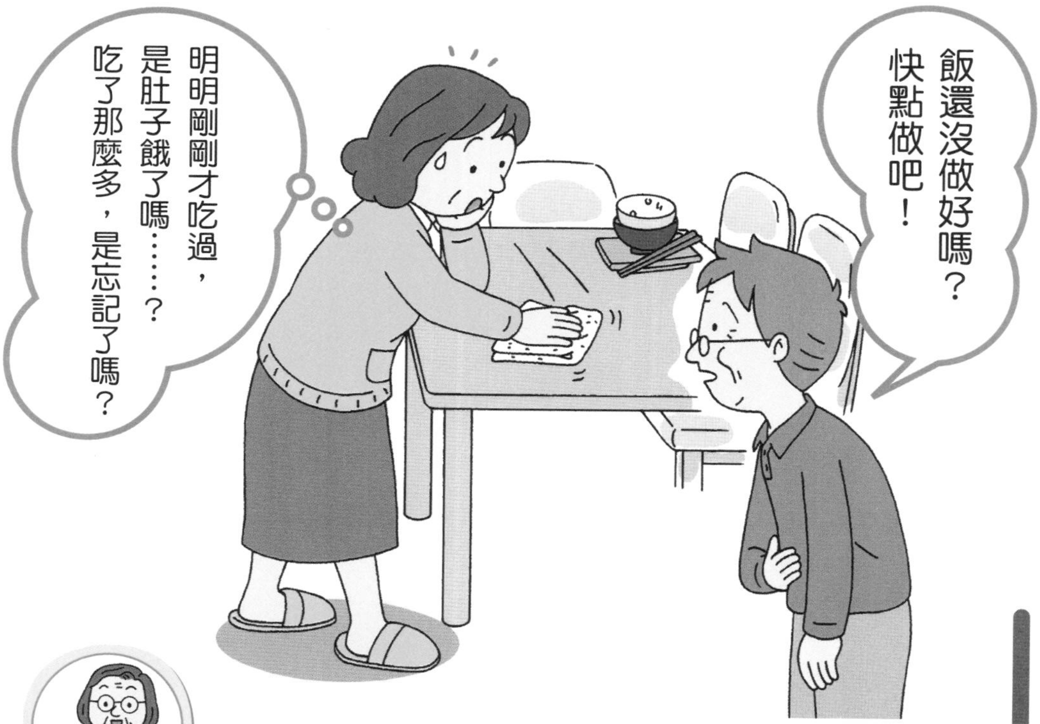

明明剛剛才吃過，是肚子餓了嗎……？吃了那麼多，是忘記了嗎？

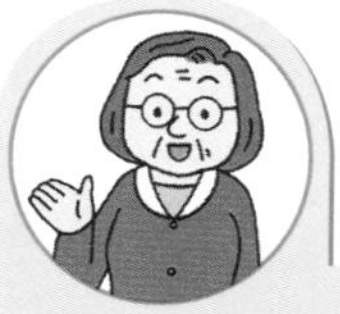

飯還沒做好嗎？快點做吧！

首先觀察 因為無法記得剛剛發生過的事，所以忘記已經吃過飯了。也有可能是出現無法感覺飽足的障礙。

患者的心情 竟然不讓我吃飯，只有我被遺忘了，感覺好寂寞。

疾病進程 **中度**

不要用嚴厲的話語責備

每次吃完飯後，一定會出現這樣的狀況，所以家人很容易就會覺得「反正吃過了也不會記得」，所以就草率應付。

但這個時候絕對不能用：

「不是剛剛才吃過嗎？」
「還不到吃飯時間吧」
「不可以吃太多！」

等嚴厲的話語予以斥責。

最重要的是，必須盡可能尊重被照顧者覺得「還沒吃飯」、「想吃飯」的心情，予以應對。

這時可以說：

「現在正在準備喔」
「要不要喝點茶」，

不要明顯拒絕被照顧者的要求，可以先安撫他一下。

「無法維持短期記憶」是原因之一

明明剛剛才吃過飯，吃飯時用的飯碗都還在洗，又催著要吃飯。

這種行為的原因有可能是「忘記已經吃過了」的記憶障礙，無法維持不久前的記憶（短期記憶）。

其他可能的原因還包括「定向力障礙」，這是一種搞不清楚時間、日期和場所的障礙，他們不知道早餐、午餐和晚餐等有固定享用的時間。

除此之外，也可能是因為大腦的飽食中樞（食欲中樞）受到損傷，不容易有飽足感。

患者堅持相信「還沒有吃！」

站在被照顧者的角度，因為不記得已經吃過了，所以只能提出抗議：「我絕對還沒吃！為什麼不給我吃飯呢？」而且，他們也會覺得「感覺好像很忙，應該是忘了讓我吃飯吧，但至少要讓我吃個飯吧！」、「故意要作弄我，不讓我吃飯！」

看著因家事而忙碌的家人，好像只有自己被遺忘了，因而感到寂寞。或者，覺得別人不懂自己的想法「我明明就說我還沒吃，為什麼不相信我呢」，因此而感到生氣。

面對被照顧者的心情要讓他理解

不要因為被照顧者說他「還沒有吃」，就強烈否認他說的話。可以說：「我知道了，馬上就做喔」，先安撫他的情緒。

等過了一段時間，被照顧者可能就會忘記自己的抗議或肚子空空的感覺。如果告訴他：「剛剛不是吃過了嗎！」強迫他回憶起剛剛已經吃過飯這件事，反而會得到反效果。

用餐後，不要馬上整理碗盤，可以在餐桌上悠閒聊天，讓被照顧者加強已經吃過飯的印象，也是一個不錯的方法。如果被照顧者還沒吃完，就開始收拾碗筷，或是有家人起身，他們會無法理解當時正在吃飯，造成認知上的混亂。

吃完飯後，雖然碗盤還放在桌上，但如果被照顧者還無法理解自己已經吃過飯了，可以嘗試對他說：「對了，我忘記煮飯，可以等我一下嗎？」然後，在讓他等待的這段時間，提供一些茶或熱水等，或是提供低熱量的點心。

有時，只要滿足被照顧者想吃的欲望，就可以解決。

說話的技巧

- ☑ 不要否認被照顧者「還沒有吃」的說法
- ☑ 配合被照顧者的心情，在當下用茶來加以安撫

還沒吃對吧，我現在馬上準備喔

請再稍微等一下

可以這樣說

就是不吃飯「我們一起吃吧」

葉子奶奶（七十七歲），有時候會光只看著餐桌上的料理，但不動手吃。照這樣下去，很讓人擔心會營養不良。

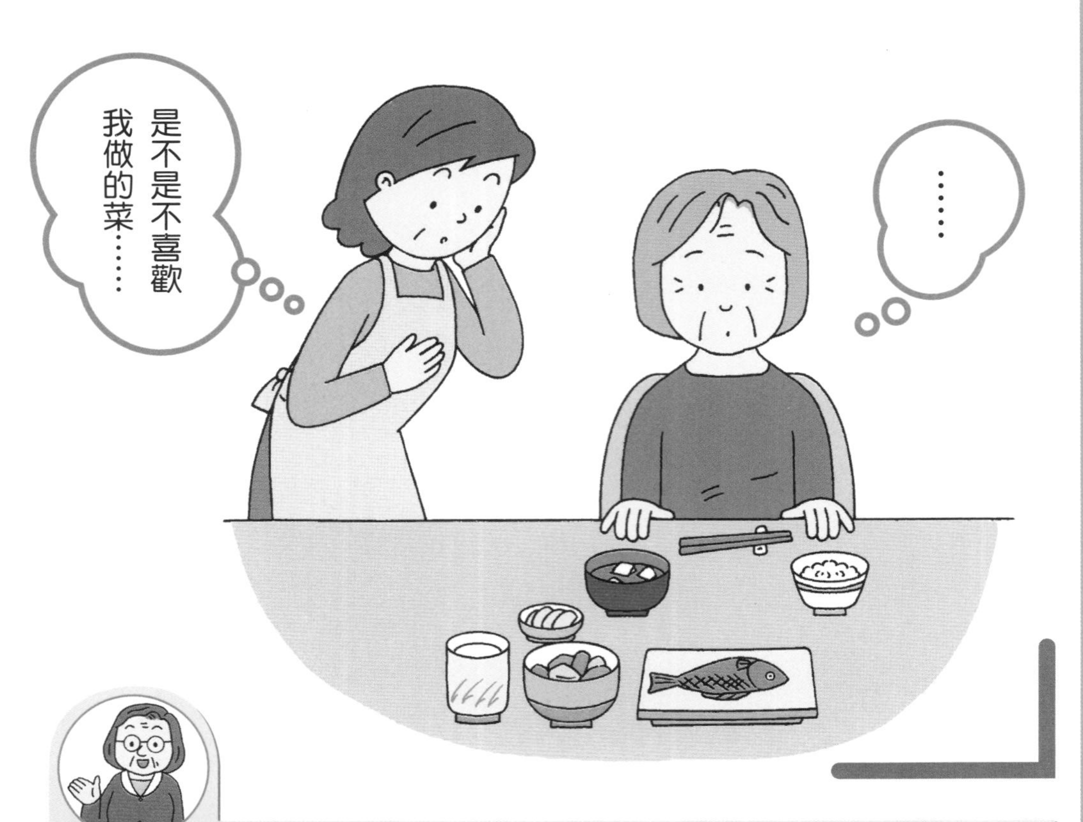

首先觀察 他們覺得端上桌的料理是沒看過的東西。因為不知道是「可以吃的東西」，正猶豫著不知該如何是好。

患者的心情 這是什麼？沒看過。該怎麼辦呢？「吃掉這個吧！」是什麼意思呢？

疾病進程 **中度**

千萬不可以因為一時的情緒而加以斥責

特地做好的菜卻不吃，照顧者應該會感到很難過。但是我們要知道，他們並不是像孩子一樣在撒嬌，也不是在耍脾氣。所以，就算他們不吃，也不可以像這樣嚴厲地斥責：「我特地做的……為什麼不吃呢！」、「快吃！」、「你要是等一下肚子餓了我可不管！」、「不吃的話我就收掉了！」

患者不吃東西應該是有理由的。保持沉默可能只是不知道該怎麼表達。

必須先徹底了解不吃的原因

不吃應該是有原因的，必須徹底了解。

有可能只是因為上了年紀，食欲減退，或是假牙不合適、蛀牙會痛等原因。如果他什麼也沒說，也可以先確認是否是這些原因。

若經過確認，但還是找不到理由，也有可能是因為不知道端上桌的料理是可以吃的東西，或者不知道該怎麼吃。這是因為失智症核心症狀的「記憶障礙」，和有飲食行為的「執行功能障礙」造成的。

認為「那是沒看過的東西」

對擺在桌上的東西，被照顧者心裡想的是「這是什麼，沒看過」，但照顧者卻問他「為什麼不吃？」所以心裡會感到很困惑「我不知道這是什麼東西，但卻有人叫我吃，該怎麼辦呢？」心裡非常不安。

要以體貼的心情引誘他吃

試著在餐桌上面對面坐著，跟他說：「我們一起吃吧！」一邊讓他看自己吃那些食物，一邊鼓勵對方：「哇，這煮得真好，好好吃喔！」記得措詞要帶著體貼對方的心情。

也可以設計一些患者可以接受的飲食方式

如果願意吃飯糰，那就在飯糰中多放一點餡料，避免營養不良。可以盡量多嘗試不同的食物型態，找出被照顧者可以接受的那一種。

如果被照顧者不吃菜，把菜放到飯上，他們可能就會吃了。但是，不要在吃的過程中在一旁把菜挾到飯上，而是要趁著他沒看到的時候，一點一點放上去。也可以一開始就像丼飯一樣，把料理放在飯上面。

確認是否是因為「沒有看到料理」

如果手完全沒有去碰盛菜的盤子，有時也可能是因為「視野狹窄」，也就是說視野變得很窄。請確認他看得到料理，如果他只吃看得到的部分，那就在看得到的範圍內更換料理的擺法。此外，也可以將多種菜色均衡地裝在一個有分格的大盤子上。

再者，如果吃到一半就放下筷子，可以用比較淺白的話語招呼他繼續吃，例如：「你看，這邊有醬菜喔」。

說話的技巧
徹底了解被照顧者不吃的原因
如果被照顧者不知道那是「可以吃的東西」，就吃給他們看
用溫柔的話語鼓勵他們
我們一起吃吧
哇，這好好吃喔！

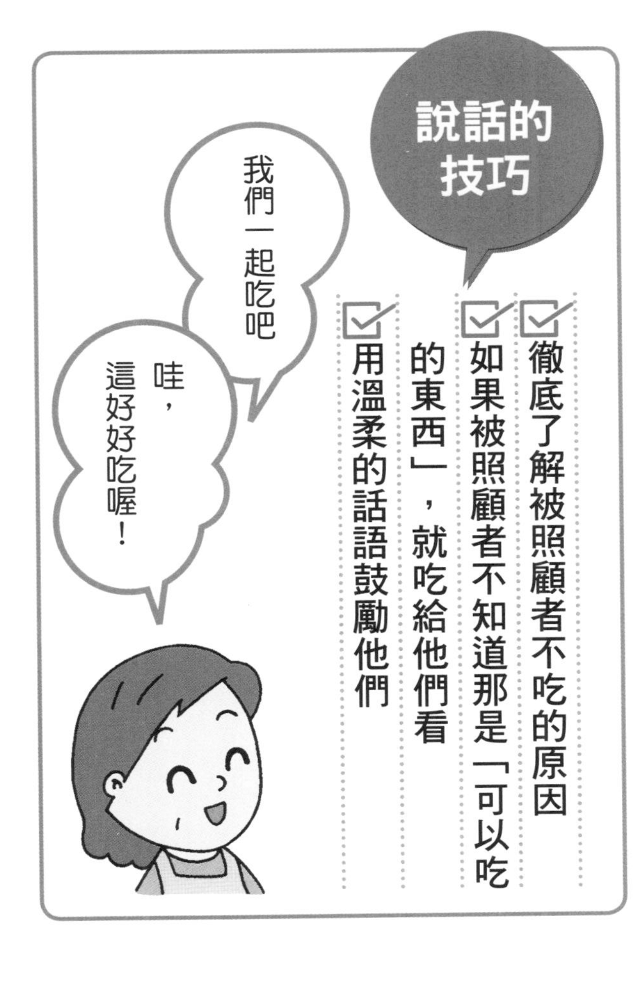

想吃不是食物的東西

可以這樣說

「這個比較好吃喔」

罹患失智症已經第五年的美和子奶奶（八十一歲），記憶障礙的情況非常嚴重。有一次，她伸手拿了插在眼前花瓶中的花放入口中，想吃了它。

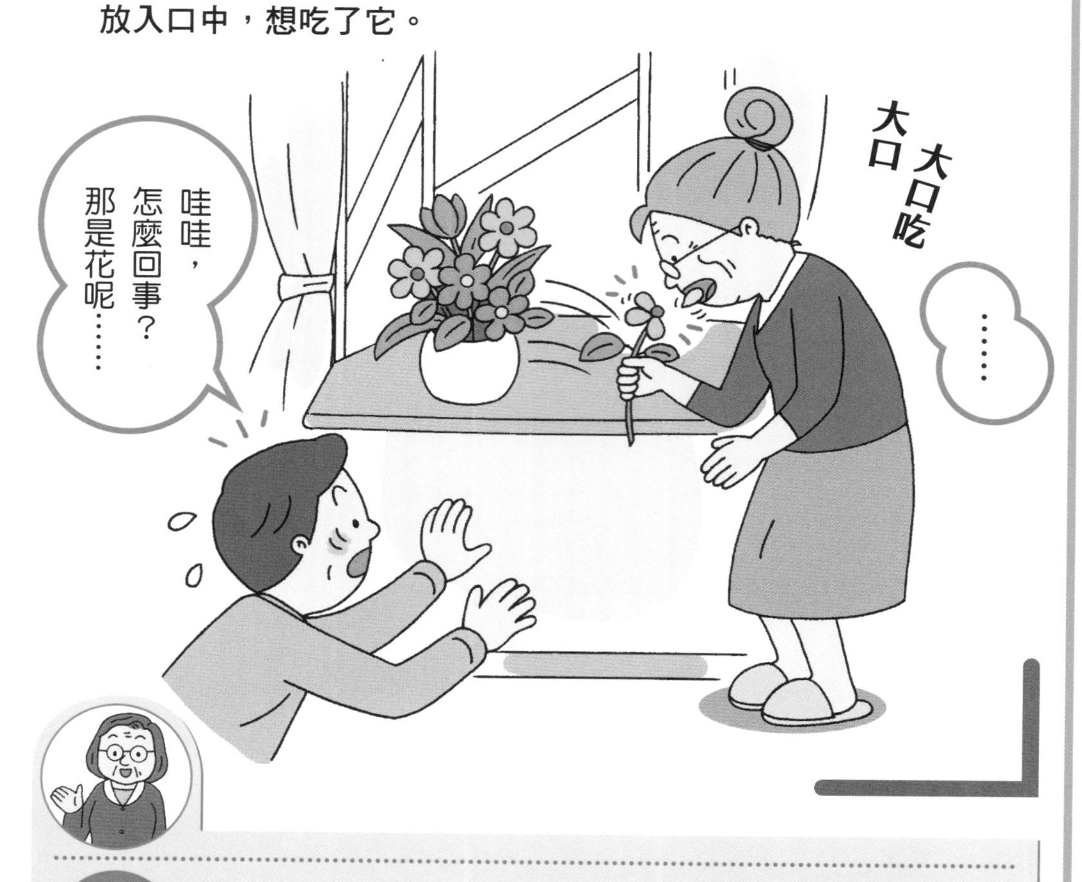

首先觀察 病患無法判斷眼前的東西是可以吃的，還是吃了之後有危險的。

患者的心情 我只是不小心把它放進嘴裡而已。因為沒事做，無聊得發慌。這東西不能吃嗎？

疾病進程 **重度**

如果大聲喝阻他們可能發生危險

吃不是食物的東西，就是「異食症」。發現這種情況的家屬，應該會非常驚嚇，所以，一不小心就會斥責出聲：「你怎麼會吃那個東西呢！」、「那很髒呢！」、「會死喔！」

千萬不要這樣做，因為被照顧者會因為太過驚嚇而把它吞下去，或是梗在喉嚨裡。雖然必須讓他們把嘴裡的東西吐出來，但這個時候，千萬不要勉強，可以說：「我們來刷牙吧」或是「我們來把假牙拿掉吧」，讓他們打開嘴巴。

身邊的東西都是誤食的對象

「異食」是失智症惡化之後會

明顯出現的行為。最大原因是「判斷力衰退」和「記憶障礙」。他們無法判斷「把這個吃下去會發生危險」或「這不是吃的東西」。

除了美和子奶奶吃下去的花，面紙、肥皂和垃圾等身邊的東西，都會成為誤食的對象。雖然家人會覺得驚訝，但一定要記得，可能誤食的還包括洗潔劑和藥品等對身體明顯有害的東西。

千萬不要緊張 或勉強要求他們吐出來

若家屬想勉強被照顧者把放進口中的東西吐出來，反而會讓他們嘴巴緊閉，或是為了抵抗而把它吞下去。因此，可以拿另一樣東西給他，跟他說：「這比較好吃喔，把嘴巴裡的『呸』地吐出來。」

如果他不想把東西吐出來，有時可能需要工具將異物取出。取的時候可能會被咬，要小心防範。

如果是對身體無害的東西，不要勉強去搶它，可以把點心拿給他們看，若無其事地跟他們交換。

有時會因為太過無聊 而把東西放進嘴巴

有時也會因為沒事做、太無聊，所以把東西放進嘴裡。這個時候，可以試著跟她說：「媽媽，隔壁的林太太……」或是鼓勵她外出：「媽，我要去買做晚飯的材料，要不要一起去？」努力把注意力從吃東西這件事上轉移。

不要把危險的東西擺在附近

在有飼養寵物的家庭中，也曾經發生過把小狗的狗糧吃掉的案例。狗糧雖然沒有毒，但吃狗糧絕對是「異食」。

此外，也要把洗潔劑和藥品等危險的東西，移到眼睛看不到的地方，並在那裡貼上「不要摸！危險」的紙條。萬一吃下對身體有害的東西，可以進行適當處理，並馬上呼叫救護車。

為了預防「異食」，被照顧者身邊什麼都不可以放，同時也要把不能吃的東西放在遠離視線範圍之處，以防被吃進嘴裡。如果很難二十四小時看著他，或許也可以討論是不是要在某些時段，把患者送到日間照顧中心，或是讓他去特定的機構接受照顧。

說話的技巧
不要勉強把東西搶過來
把注意力轉移到其他東西上
要讓他把東西吐出來時，可以叫他去刷牙
這個比較好吃喔
來刷牙吧！

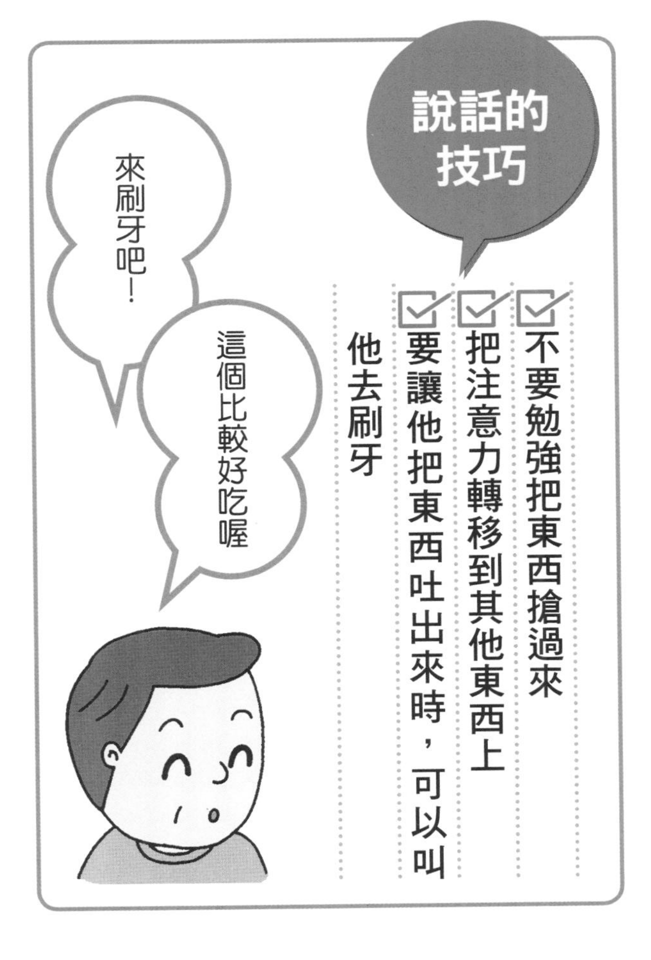

可以這樣說

用手抓東西吃

「筷子這樣會比較好拿喔」

文雄爺爺（七十二歲）總是和兒子夫婦一起用餐的。某天早上，他突然用手抓沙拉吃。被兒子斥責的文雄爺爺非常受傷，他說以後要一個人吃飯。

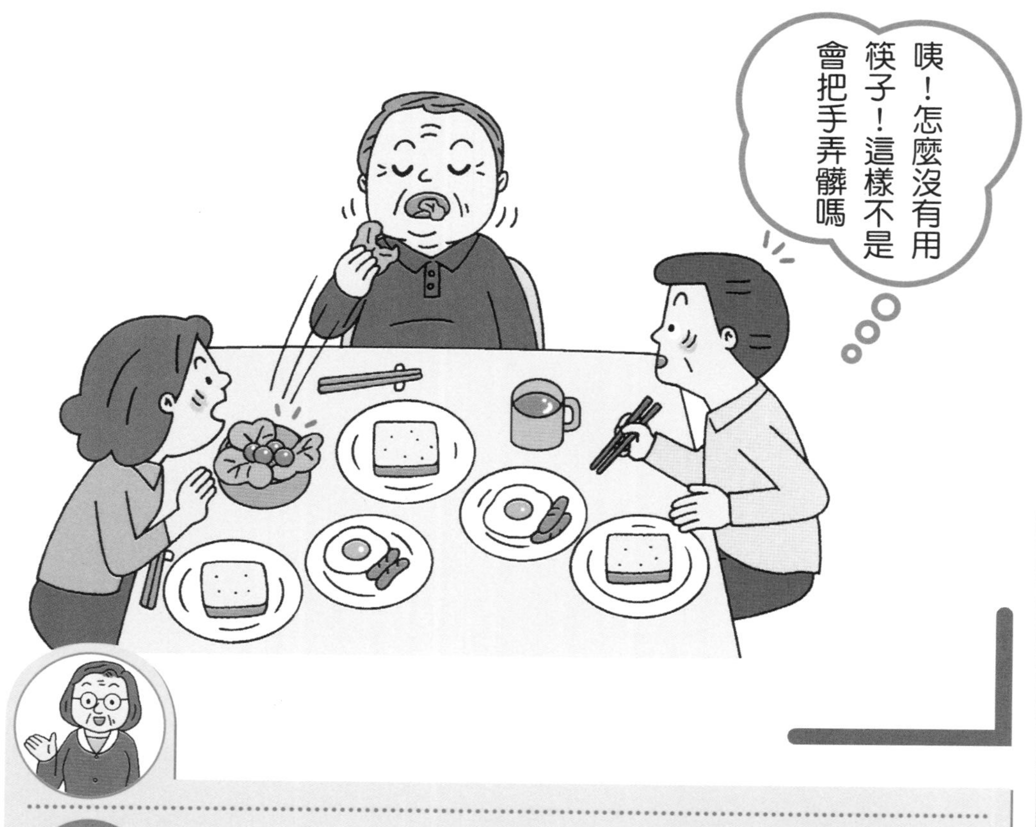

首先觀察 可以讓手腕活動的肌肉沒有出現障礙，但無法好好地使用筷子。

患者的心情 忘記如何使用筷子了。怎麼樣都拿不好，嗯，那就用手抓著吃吧……

疾病進程 **中度**

患者受到的驚嚇更大

看到家人用手抓東西吃，可能會覺得很震驚：「我實在不想看到父母出現這種動作」。但因沒想過被照顧者可能是「無法使用筷子」，所以予以斥責：「你又不拿筷子了！」、「有筷子啊，用筷子吃！」、「用手抓不是很髒嗎？」、「不要這樣！」被照顧者因為被指責而受到驚嚇，自尊也受到極大傷害。這個時候，其實可以很自然地跟他說：「筷子這樣比較好用喔」、「如果不好挾的話，我來幫你挾」。

以前會做的事現在都不會了

隨著失智症的病程發展，被照顧者也會開始變得無法好好使用筷子，可能會出現筷子拿顛倒、只拿著一根筷子就要吃東西等情形。當症狀更加惡化時，甚至會想要用手抓東西吃。

這並不是手腳出現行動障礙，而是「失用」的失智症症狀，也就是說，過去會做的簡單動作，現在都不會了。不知道該以什麼樣的方法和順序來使用筷子、湯匙這些平常很習慣的工具，這稱之為「觀念型失用」，這是大腦的頂葉部位發生障礙所引起的。

請避免會傷害被照顧者自尊的說話方式

被照顧者因為無法說出「自己無法使用筷子」而感到非常煩惱。但是，當他在無計可施只好用手抓食物吃時，卻又被兒子嚴厲斥責。很多時候他們會因為太過沮喪，連飯也因此不想吃了。說話的時候，務必要避免會傷害到患者自尊的說法。

可以一邊做給他看 一邊溫柔地誘導他

很多人會因為家人無法使用筷子，而讓他使用更好拿的湯匙。但是對大部分高齡者來說，拿筷子反而比較容易，所以，不要輕易決定他們無法使用筷子。

弄錯拿筷子的方法時，可以一邊說：「筷子這樣拿會比較好挾喔」，一邊示範給他們看，一定要很自然，很有耐心地做給他們看。

可以花點心思 讓食物方便食用

此外，也可以把食物切成容易拿取的大小，或是把主食換成飯糰、三明治、吐司這些可以用手拿著吃的東西。

如果認為筷子不好拿，用手拿著吃也無妨的話，就必須在用餐前徹底把手洗乾淨，避免污染。

盡量協助他做他「做不到的事」

除了上述的「失用」症狀，還會發生無法自己穿脫衣服（更衣失用）、手指無法做細微的動作（肢體失用）等各種無法按照自己的想法執行日常生活中各種活動的狀態。

最重要的是，要考慮陷入這種狀態的被照顧者的心情。請試著想想看，如何協助他進行他不會的事，又要如何和他溝通。

說話的技巧

- ☑ 說話的時候要小心，不要傷害到他的自尊
- ☑ 盡量協助他做他做不到的事

筷子這樣會比較好拿喔

我幫你挾吧

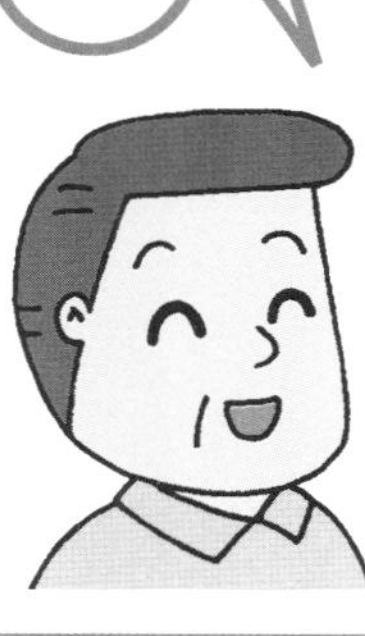

討厭洗澡

「好久沒有一起洗了，我們來洗澡吧」

可以這樣說

信吾爺爺（七十七歲）以前非常喜歡洗澡，但最近會用「沒有流汗」等各種理由來逃避洗澡。如果跟他說「今天一定要洗」，他就會變得又激動又憤怒。

你這麼多天沒洗，對身體不好喔！洗澡吧！
我已經說過我不要洗澡了！

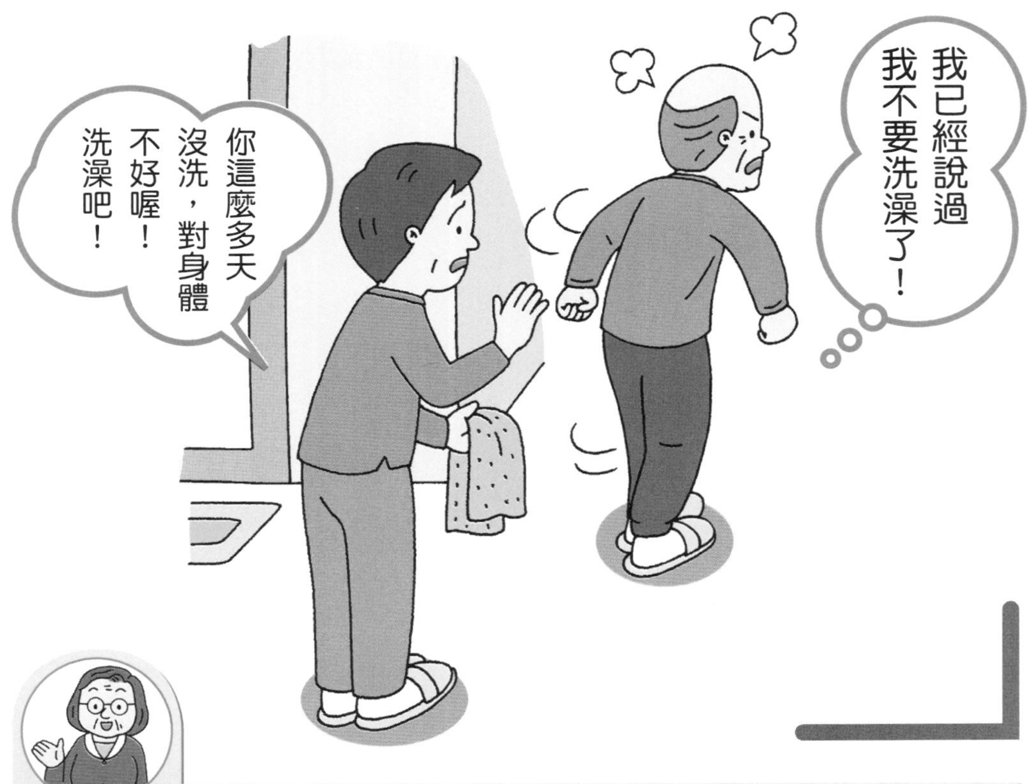

首先觀察 因為對把衣服脫掉、在浴室清洗身體，再把身體擦乾、穿上衣服這一連串的「洗澡」步驟感到困難，也不想花時間在上面。

患者的心情 不知道要怎麼洗澡。不知道一開始要做什麼，很害怕會弄錯，而且也很花時間。覺得這樣很累所以不想洗澡。

疾病進程 **中度**

如果勉強把人帶進浴室只會得到反效果

雖說不想洗澡，但如果一邊說「你好久沒洗澡了吧，太髒了，請去洗澡！」、「爺爺，好臭喔，去洗乾淨吧！」一邊勉強把人帶到浴室，只會得到反效果。

「洗澡流汗之後，身體會變得很清爽喔」、「慢慢泡在熱水裡，身體會很暖和喔」、「好久沒有一起洗了，我們來洗澡吧，我可以幫你擦背」請試著這樣溫柔地引誘。

如果被照顧者喜歡喝酒，「洗好澡後，要不要喝杯啤酒」，可以像這樣為他找個洗澡的理由，也是不錯的方法。

一連串的動作感覺「好難」

不想洗澡的理由之一，就是覺得脫衣服、洗身體、洗頭髮、進浴缸、出浴缸、擦身體、穿衣服等一連串為了「洗澡」所進行的動作「很難、搞不懂」的症狀所造成的，這種症狀稱為「執行功能障礙」。

過去毫不費力就可以做好的事情，現在覺得「很難」，要花很多時間，但又不想讓家人知道這件事，所以才不想洗澡。

此外，也可能是因為對儀表和清潔的感覺愈來愈遲鈍所造成的。

不知道在浴室裡該怎麼做因而感到不安

雖然有人要他去洗澡，但他並不知道實際上該做些什麼、從開始洗到走出浴室要花很多時間，因為很累，再也不想洗了等，種種不安的心情，讓他討厭洗澡。叫他洗澡時，他會用「今天腳痛，不用洗了」等理由來逃避，也是這種不安的表現。這個時候，可以試著跟他說：「到浴室讓我看看你的腳」來誘導他走到浴室。

誘導他到浴室之後可以很自然地開始幫忙

即使如此還是不想洗的話，可以跟他說：「我們偶爾也一起洗澡吧！」從脫衣服開始一直到洗澡，一邊若無其事地告訴他順序，同時一起洗澡。

製造洗澡的誘因也是一個好方法

想建議他去洗澡，不要老是用「請去洗澡」這種說法。可以對他說：「前幾天，你不是說背很癢嗎，我們去浴室，讓我看看你的背。」把他的注意力轉移到洗澡以外的地方，一邊把他誘導到浴室去。如果他很自然地脫了衣服，就可以對他說：「（浴室）很舒服吧，我們慢慢泡一泡吧」鼓勵他洗澡。

可以讓家屬以外的人鼓勵他洗澡

讓家庭醫師或是前來拜訪的護理師等照護人員，這些家人以外的第三者鼓勵他洗澡，也是一種方法。

如果怎麼樣都無法勸誘成功，可以讓他先泡腳，或是用熱水洗洗手腳，讓他感受到泡在熱水裡的舒適感，再鼓勵他洗澡。

有些人在照護中心也會討厭洗澡，如果可以勸誘他到脫衣間，看看其他人洗澡的樣子，讓他安心，或許就會很自然地開始洗澡。

說話的技巧

- ☑ 邀他一起洗澡
- 按照步驟，若無其事地幫忙他
- ☑ 製造去浴室的機會，試著勸誘他

好久沒有一起洗了，我們來洗澡吧

泡在水裡很舒服吧

可以這樣說

換衣服好麻煩，所以變得邋遢

「慢慢來沒關係喔」

被診斷為失智症已經六年的安子奶奶（八十歲），要去日間照顧中心時，總是要花很長的時間換衣服。在夏季的某一個炎熱的日子裡，她穿著很厚的毛衣外加襯衫，讓他兒子嚇一大跳。

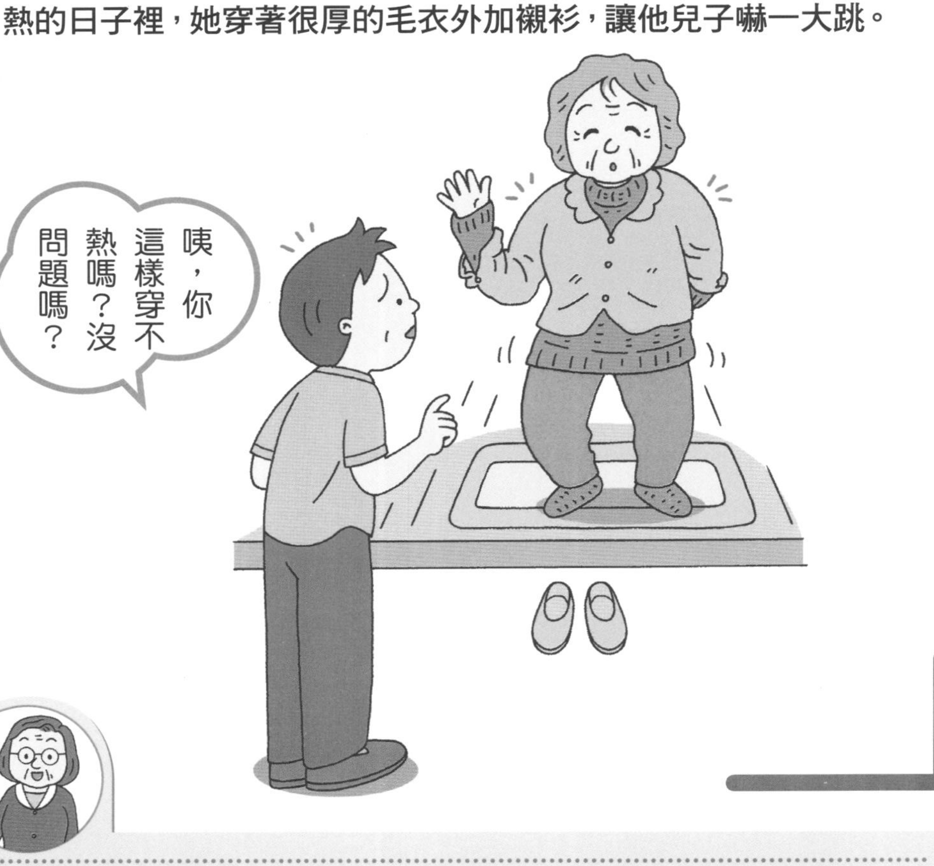

首先觀察　「換衣服」這個動作變得很難。無法按照順序做好解開鈕扣、穿過手腕等動作。配合天氣和季節來選衣服也變得很困難。

患者的心情　換衣服好辛苦。因為不知道接下來要做什麼，非常花時間。選衣服的時候也完全沒自信。

疾病進程　**中度**

患者自己也感覺到換衣服變得非常麻煩

當失智症惡化之後，日常生活中的各種動作會變得很花時間。換衣服也是，即使花很長的時間結果還是弄不好。

雖然患者自己也非常清楚這件事，但依舊無法順利完成。結果讓等候許久的家人也忍不住要催促：「（來接我們的車子到囉。）趕快換衣服吧！」、「只是穿件毛衣，為什麼要這麼久呢！」

看到他穿的衣服時，也會表現出驚訝或斥責：「咦，這樣穿不是很怪嗎？」

不管哪一種反應，都會傷害到患者的自尊，只留下不舒服的感覺，所以乾脆放棄。

無法一邊思考 一邊按順序做事

無法做好換衣服之類過去很輕鬆就可以完成的動作，是「失用」的失智症症狀之一。

「換衣服」這個動作，必須按照一定的步驟，依序完成。此外，因為配合天氣或季節選衣服這件事也變得困難，被照顧者會覺得不安，因此花了很長的時間，結果就做出了「奇怪的打扮」。再加上當自己選的衣服被嫌棄，或因此受到責罵，就會覺得自己被作弄，產生不舒服的感覺。

有耐心地陪伴、跟隨

就算是要花很長的時間，也要耐心等待，不要催促，要了解被照顧者可以做多少事，好好地陪伴。

「首先，從罩衫開始」

「然後，我們來穿鞋子」

「慢慢來沒關係」

一邊說，同時一個個按照順序，陪著他做感覺困惑的動作。

「手腕先穿過去……」協助換衣服時，要把動作一個個分解，帶著他做。

在衣櫥貼上寫著「內衣褲」「長褲」的貼紙會很有效果

「嗯……這件衣服該怎麼穿呢？」

「啊……被催促之後，我更迷糊了！」

因為自己也發現自己變得不知道怎麼穿衣服，所以感到不安。此時最重要的，就是要讓他們感到安心。

為了讓他們知道換衣服的順序，可以把衣服依序疊好，放在他們眼睛看得到的地方。此外，在衣櫥貼上寫著或畫著「內衣褲」、「長褲」等字樣或圖案的貼紙，也會比較容易尋找，也可以視情況標上1、2等順序。

鈕扣和拉鍊比較不容易處理，必要時可換上魔鬼氈。此外，能夠脫下，卻無法順利穿上時，記得只要幫助被照顧者做他無法完成的事就好。

千萬不能說「為什麼不會呢？」

千萬不能對因為對換衣服沒有自信，而感到不安的人說：「你又弄錯了，為什麼沒辦法做好呢？」因為他們也正在為無法把事情做好而煩惱。

忙著做家事時，很容易脫口說出：「不要拖拖拉拉的，趕快把事情做好。」這種語帶斥責的話。我再提醒一次，首先，要有耐心地安靜觀察。了解患者做得到的事，在一旁陪伴，然後，只協助他們處理會感到困擾的部分。

說話的技巧

- ☑ **耐心陪伴，幫他做不會的事**
- ☑ **可以用點小技巧，讓他很容易就明白順序**

慢慢來沒關係

先從襯衫開始

可以這樣說

來不及上廁所，結果拉在褲子裡

「上完廁所後，我們去散步吧！」

原本上廁所次數就很頻繁的正夫爺爺（七十三歲），從幾個月前開始，來不及上廁所的次數開始增加，他會背著家人偷偷換掉內褲和長褲。

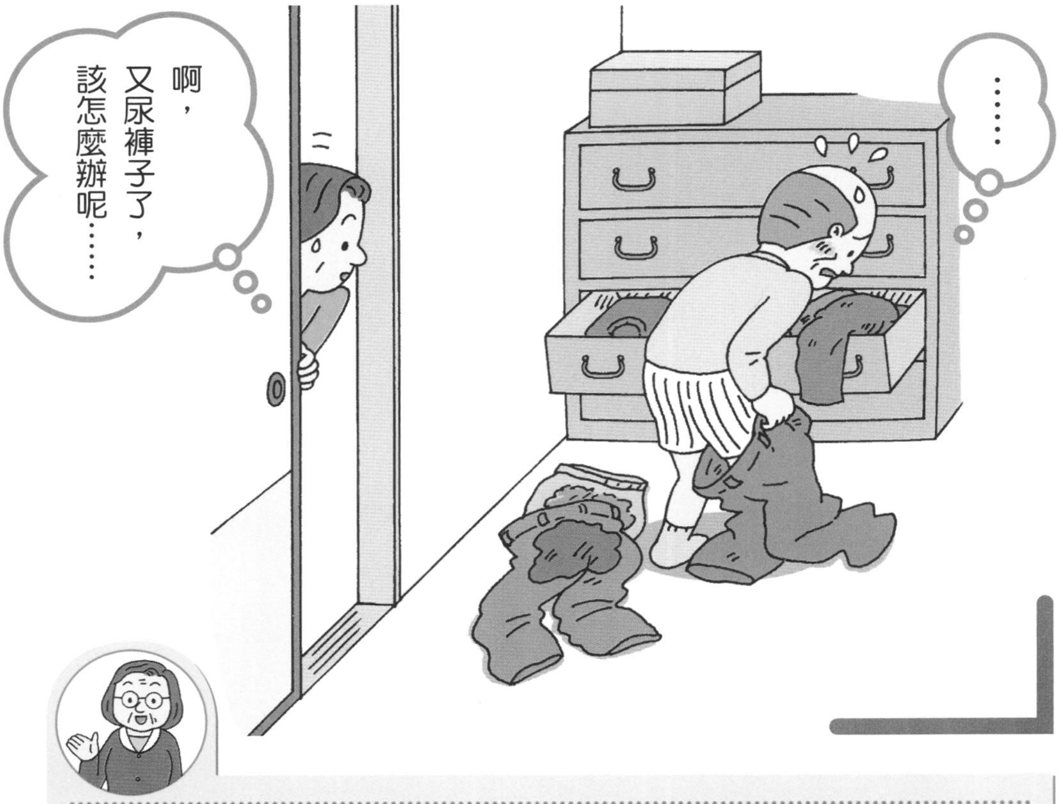

首先觀察 因為肌肉無力，就算想移動身體也沒辦法，結果來不及上廁所，頻尿和失禁造成的麻煩也增加了。

患者的心情 覺得想上廁所時已經來不及了。因為覺得丟臉而心情不好……。

疾病進程 **中度**

避免傷到患者的自尊

本人已經覺得很丟臉或難為情了，絕對不要再說出：「咦，你又尿褲子了嗎？」、「你到底是怎麼了，拜託你別這樣！」這類會讓他更難受的話。

因為這樣會讓他的自尊受傷，失去生活的意願，和家人的溝通也會出現問題。

最好是可以在不傷害本人自尊的情況下，若無其事地把它處理掉。不要一直把注意力放在那次事件上，要讓事情趕快過去。

之後，可以跟他說：「上完廁所後，我們去散步吧！」轉移他的心情。

為什麼會來不及 為什麼會尿褲子

步入高齡期之後，因為肌力衰退，很容易就會出現頻尿、漏尿（尿失禁）的情形。當失智症愈來愈嚴重之後，對尿意和便意也會變得更無感，導致怎麼樣都來不及上廁所。

有的時候，就算有感受到尿意，因為走路沒力氣，所以來不及走到廁所，還在慢慢步行時就失禁了。

也可能是因為疾病和藥物的影響

有時候，平常吃的藥裡面，也有會導致失禁的成分，當發生次數突然增加時，就要去找家庭醫師討論。

失禁也有可能是因為膀胱炎、急迫性尿失禁，或是男性攝護腺肥大等原因，可以考慮前往泌尿科檢查。

本人也會因為失禁而難為情 想要隱藏

即使罹患失智症，也會覺得失禁很丟臉、很難為情。常常可以聽到被照顧者說：「想上廁所的時候，就已經失禁了」、「怎麼樣都來不及」、「太丟臉了，真難過……」、「我自己也很想避免……」

因為會想至少是不要讓人發現這件事，所以會把弄髒的內褲丟到垃圾桶，或是塞到衣櫥角落。但被家人發現時，反而變得更難處理。

在變成這樣之前 養成上廁所的習慣

可以在平常針對患者上廁所的時段或一天的次數等排泄的行為，予以觀察、掌握，然後自然地誘導他去上廁所。

如果有不斷扭動身體，或是心神不寧等這些徵兆，不要錯過這些訊號，可以試著幫他找幾個去廁所的藉口，如：「可以幫我換一下廁所的毛巾嗎？」、「可以幫我看看廁所的衛生紙是不是已經用完了嗎？」等。

無論是否有尿意或便意，養成按照時間上廁所的習慣也是一個很好的方法。

如果被照顧者不想去那個廁所，就必須重新檢視廁所的環境。

如果症狀愈來愈嚴重，就必須考慮使用尿布，但很多時候，患者都會抗拒。

重點是要能理解本人「不想拉在褲子裡」的心情，藉此把使用尿布當作解決問題的方法，來說服患者。本人接受之後，如果可以從復健褲開始學著穿，不僅尿褲子後沒有壓力，照顧的家人也會比較輕鬆。

說話的技巧

- ☑ 不要責備失敗，趕快開始處理就好
- ☑ 製造去廁所的理由，很自然地誘導他去上廁所

可以幫我換一下廁所的毛巾嗎？

上完廁所後，我們去散步吧

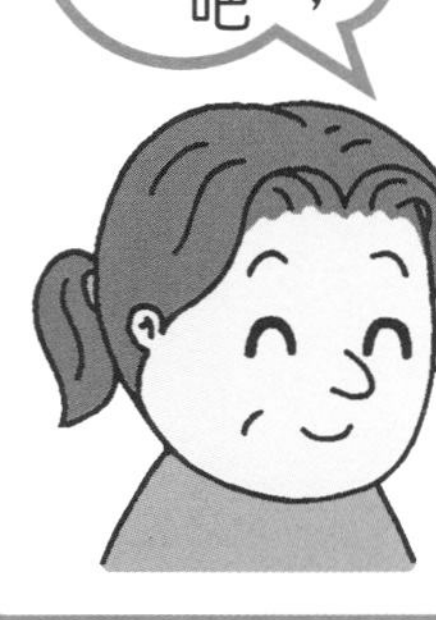

可以這樣說

在廁所以外的地方大小便

「廁所在這裡喔」

彌生奶奶（八十八歲）得了失智症，但還是能做到某種程度的自理。前幾天，家人突然發現彌生奶奶在走廊盡頭上廁所，全家人都大受打擊。

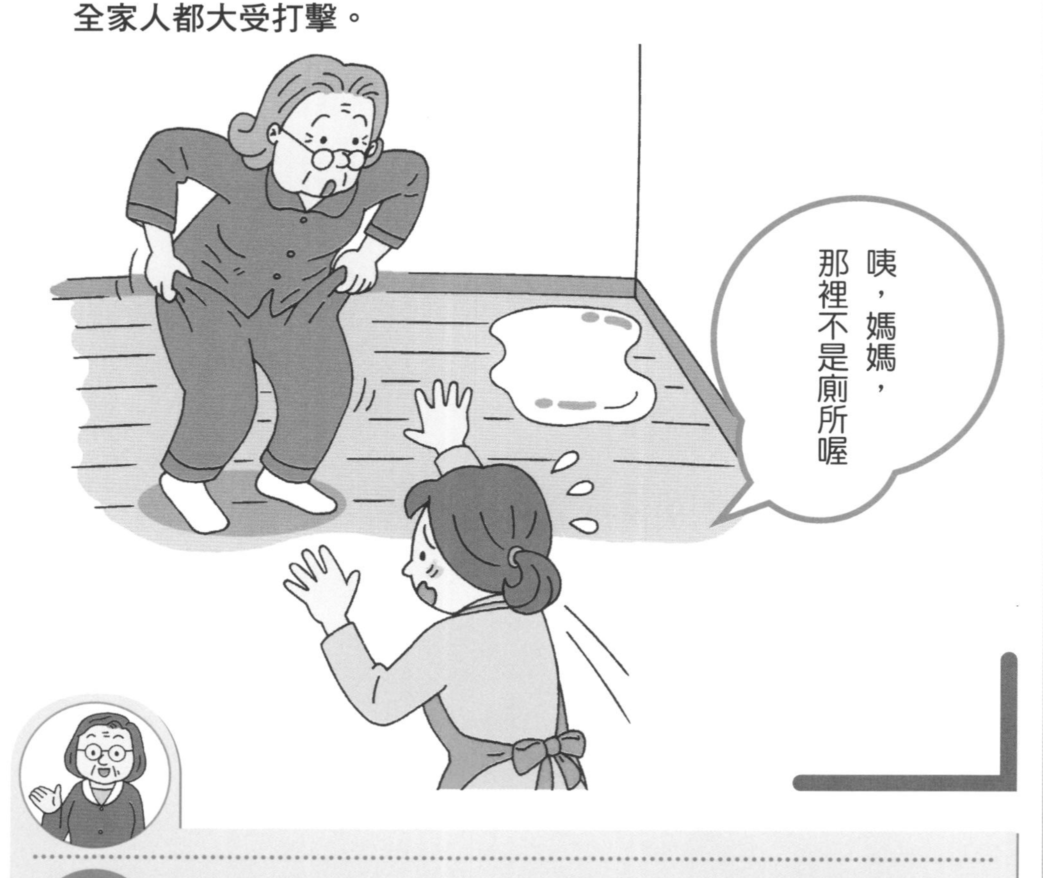

首先觀察 走出房間要去廁所，卻不知道方向和位置。可能是因為忘記廁所或馬桶的「長相」，把它們和水桶及垃圾桶弄錯了。

患者的心情 廁所明明就在走廊角落，那是什麼？太令人緊張了，咦，沒看過那種馬桶！

疾病進程 **中度**

被照顧者誤以為那裡就是廁所

當看到患者在不是廁所的地方上廁所時，家人的確會非常驚訝，然後忍不住大聲斥責：「哇，你在幹嘛！」、「你怎麼在那邊上廁所！」

患者誤以為那裡就是廁所，所以在那裡大小便，然而，不管再怎麼驚訝，也要避免這種會傷害患者自尊的說話方式。

必須考慮到患者的心情。「等一下，那裡不是廁所喔，廁所不太好找吧，我和你一起去，等我一下喔」可以用這樣的說法，溫柔地誘導他到廁所去。被弄髒的地方，則要若無其事地趕快處理掉。

不知道目的地在哪裡的「定向力障礙」

會在不是廁所的地方大小便，是因為不知道目的地在哪裡的「定向力障礙」造成的。容易被誤以為是廁所的地方包括房間、走廊角落、浴室、更衣室等，而水桶和垃圾桶則常常會被誤以為是馬桶。

就算不是失智症，年輕人喝醉酒陷入昏睡後，半夜爬起來上廁所時，常常會在不是廁所的地方解決，這也是暫時性的定向力障礙，這是大腦一時發生障礙所造成的。

所謂定向力障礙，指的是出了門之後，不認得自家四周那些以前很熟悉的建築物和風景，因此迷路；或是知道自己的所在位置和地標建築，卻不知道它們和目的地的關係，因此進退兩難，不知該往哪裡去。彌生奶奶就是在家裡發生這樣的症狀。

也會發生忘記廁所的「記憶障礙」

當失智症惡化之後，就會發生「記憶障礙」，記憶從現在到過去，慢慢消失。當家裡和之前變得不一樣時，因為記憶中廁所是在走廊的角落，所以會認為那裡就是廁所。

此外，就算去了廁所，也可能感覺「咦？沒看過這樣的馬桶，廁所不見了！」，因而感到驚慌。年輕時沒用過坐式馬桶的人，也會用印象中上蹲式馬桶的方式上廁所。

花點功夫讓被照顧者容易知道廁所在哪裡

可以在廁所門上，貼上大大地寫著「這裡是廁所」的字條。如果廁所很遠，可以貼上說明路徑的紙條，讓廁所的位置更加容易明白。

對某些人來說，與其寫上「廁所」二字，使用人物插圖可能更好懂。請試著想想被照顧者習慣的方式。

此外，如果廁所附近走廊或廁所內的電燈可以一直開著，很容易就可以看到，即使在半夜，也很方便前往。關於廁所的各項細節，請參照第三章的「解決排泄困擾的照護技巧」（142至143頁）。

如果已經完全將某處認定為廁所

「這裡不是廁所嗎？但也沒有其他廁所啊！」如果被照顧者已經徹底將某處認定為廁所，可以在那裡放一個行動式便盆。

說話的技巧
不要嚴厲斥責、傷害他的自尊
可以溫柔地誘導他到廁所
廁所在這裡喔
廁所不好找嗎？

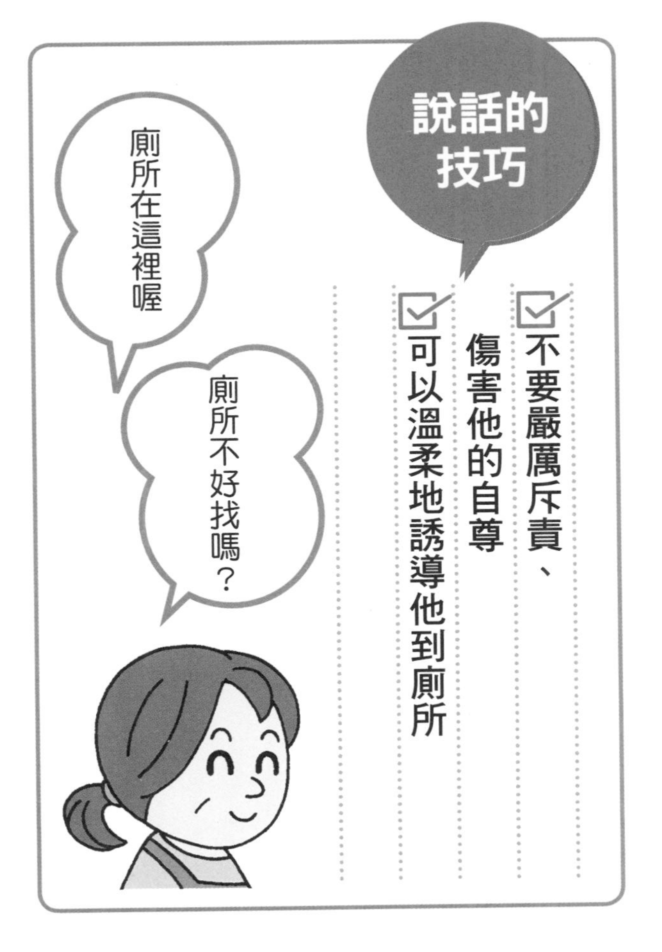

可以這樣說

在家完全靜不下來
「要不要休息一下呢？」

八年前罹患失智症的弘志爺爺（七十九歲），家裡最近剛剛裝修。一到下午兩點，他就會在家裡不停徘徊，無法安靜下來。

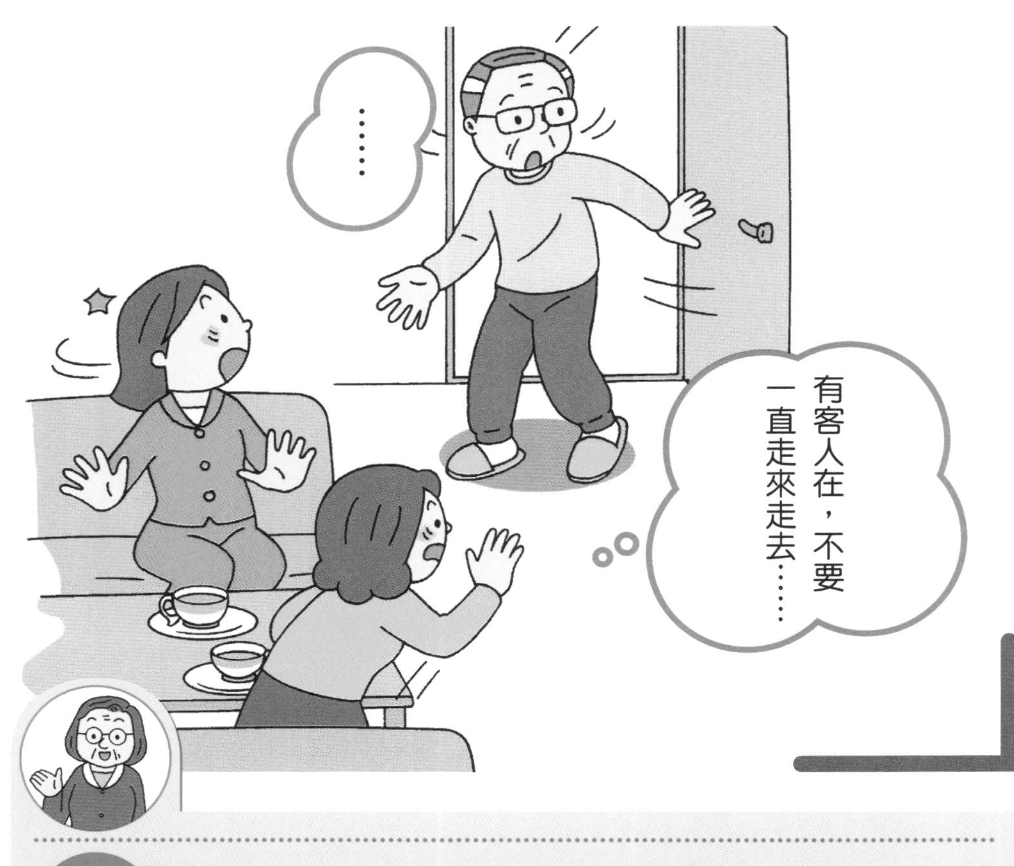

首先觀察 這是因為感覺某種不安，因而到處來回走動的「徘徊」症狀。有可能是對家裡剛剛裝修等的環境突然改變，心情上還無法適應。

患者的心情 家裡和平常不一樣。覺得有點慌張，無法放鬆。無法靜下來不動。

疾病進程 **中度**

安靜不下來是失智症的症狀

無論如何就是無法安靜下來，這種失智症症狀稱為「徘徊」。就算有客人在，患者依舊無法安靜下來。因此，即使被說也無法解決。

「不要再走來走去了！」

「你現在可以安靜地待在房間裡嗎！」

但也不要把他關在房裡，因為有可能是他的需求無法達到，所以轉而採取其他讓人困擾的行為。

這個時候，不要去禁止這些行為，必須想一些把他的心思轉移到其他事物，誘導他將注意力集中在其他事情上的方法。

把注意力轉到其他事情上，讓心情平靜下來

「靜不下來是嗎？是不是要找什麼東西？」

「你喜歡的女明星參加演出的節目要開始囉！」

「我買了一本有很多漂亮山景的書喔」

「要不要喝杯茶，聊一聊」，

可以嘗試這樣跟他說，將注意力轉移到其他事情上，讓被照顧者他的心情恢復平靜。

各種常見的「徘徊」症狀

「徘徊」這種會四處走來走去的失智症症狀，根據被照顧者是否有某項理由或目的，分成兩大類型。

如果是額顳葉型失智症，會出現每天快速地重複走同樣路線的「周遊」。在這種狀況下，因為他們會走在同樣的路線上，所以不太容易迷路。也有一種是一到傍晚就會說：「我要回家了」，然後不停遊走的「黃昏症候群」（參照94頁的個案分享）。

弘志爺爺的狀況屬於沒有明顯理由的類型。因為家裡裝修或搬到照護機構等環境上的突然轉變，身心無法適應，就可能出現這種症狀。可以試著若無其事地問他，是不是對家裡或照護機構有什麼不滿或不安。

對於在外徘徊必須小心做好事前處理

如果是在家中，在家人看得到的地方到處走動，那還算安全，一旦離開家裡，就有可能因為不認得路，而回不了家。家屬和照護人員都要清楚了解被照顧者的行為模式，一旦被照顧者出現「慣性行為」，可以讓他看他有興趣的東西，轉移他的注意力，幫助他恢復平靜。

外出時，也可以把內建GPS個人衛星定位器裝在帽子或手提包上，或是讓他拿有GPS功能的行動電話。

其他案例：入住養護中心者的徘徊

住在養護中心的人當中，也有一到傍晚就無法鎮靜，嚷著「我要回家」、到處走動的人。這是因為他們不知道「這裡是哪裡」、「為什麼我一個人在這裡」，因此感到不安、焦慮，所以到處走動。

這個時候，工作人員常常會跟他們說：「累了吧，要不要休息一下」、「要外出嗎？路上小心喔」，無論如何都不會向他們說「不可以走來走去」，或禁止他們到處走動。

重點是，在安全的地方走動時沒有必要阻止，反而可以跟他們說聲「要小心喔」。

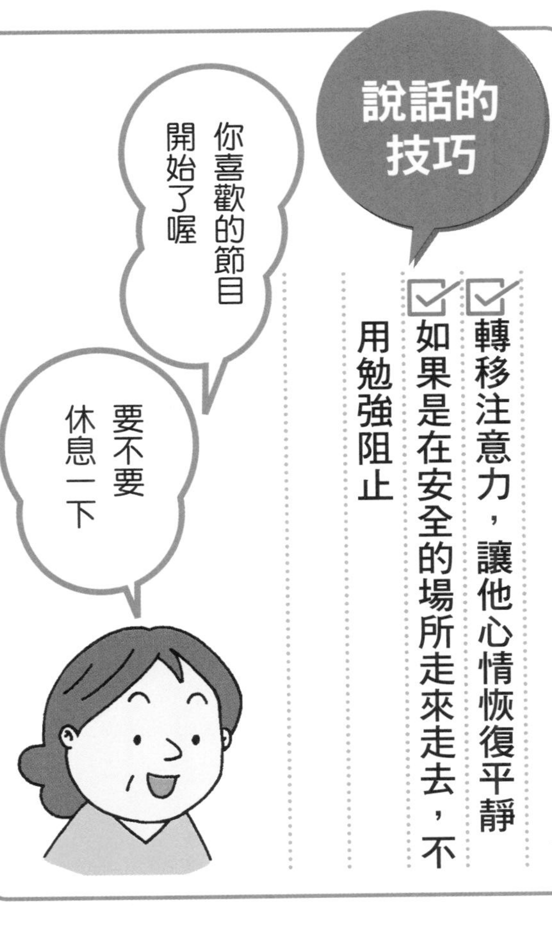

可以這樣說

一到傍晚就想外出

「出門前，要不要先喝杯茶？」

身體非常健康的年男爺爺（八十三歲），常常一到傍晚，只要家人的視線稍微移開，就一溜煙地跑出去。但他時常迷路，讓家人經常接到警察的聯絡。

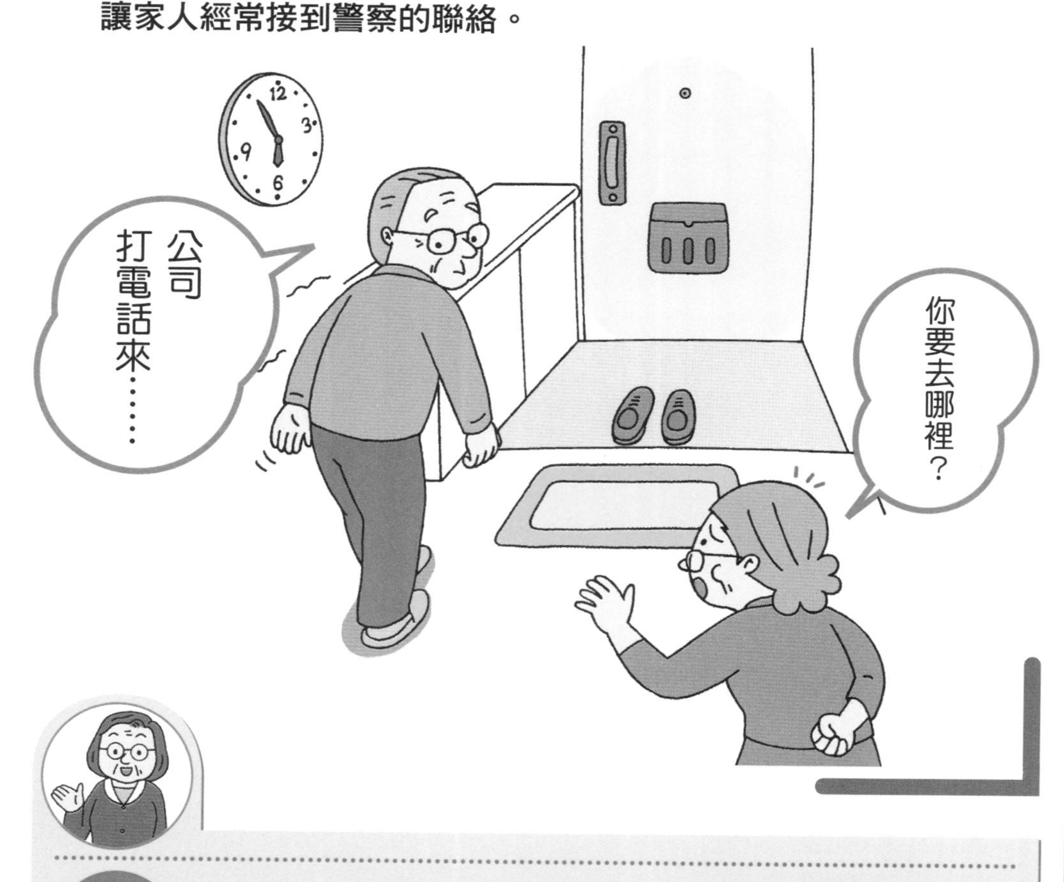

首先觀察 一到傍晚，記憶就會回到以前還在工作的時候，和現在的自己變得沒有關聯。以為是要從外出的地方回到公司。

患者的心情 哇，已經這麼晚了，該回公司去了。

疾病進程 **中度**

勉強阻止只會得到反效果

雖然家人不知道，但患者應該是有個清楚的目的或理由，所以才採取行動。

以年男爺爺的案例來說，可能那個時段是之前工作的時代，要結束外勤行程、回到公司的時刻。

當認為「哇，該回去了」，身體就會開始移動，準備外出。

「都已經傍晚了，你要去哪裡！」、「應該什麼事都沒有吧！」如果只是用這樣的話語加以阻止，只會得到反效果。

還不如配合他的行動，對他說：「這樣啊，出去之前，要不要喝杯茶」讓他的心情恢復平靜。

「徘徊」症狀之一 黃昏症候群

年男爺爺的案例是「有理由或目的」的徘徊，並且他可能正經歷「逆行性記憶喪失」，這是一種記憶障礙，表現為從現在往過去逐漸喪失記憶。

即使已經年屆八十，年男爺爺卻又回到了當年還在工作時年輕的自己，會因為「結束外勤工作，回公司吧」或「該是結束工作、去喝一杯的時間了」的念頭而行動。因為無法和現今自己的狀態加以連結，所以走到一半會突然不認得路，陷入迷路狀態。這是一到傍晚就會出現的症狀，因此也稱為「黃昏症候群」。

配合患者的狀況來跟他說話

基本策略是要配合患者所說的話，讓他心情恢復平靜。不要說：「不可以外出」，而要改說：「來來來，外出前，要不要先喝杯茶？」重點是要先讓他留在家裡。如果可以一邊喝茶，一邊悠閒聊天，就會忘記「我原本想要出去」這件事。

而對於嘴上說「因為有工作」而打算出門的人，可以試著用「電車今天停駛、不會開了，要不要明天再去？」等他容易接受的理由。

如果無論如何都要外出，可以陪他一起出去，在家裡附近散步。

不習慣新環境 常是導火線

有一個案例是從兩個月前開始和兒子夫妻同住的啓子奶奶（八十歲）。

啓子奶奶一到傍晚，就會說：「我要回家」，想要到外面去。雖然從以前開始就很想和兒子夫妻同住，但不知為何，即使兒子一郎跟她說：「這裡就是媽媽的家喔」，她還是無法接受。

啓子奶奶不習慣新家的不安，讓她出現了「黃昏症候群」。在這種情況下，跟她說：「家在這裡啊」來阻止她出門、把她關在家裡，只會得到反效果。因為她會在家人沒看到的時候溜出去，反而更危險。

這個時候，可以對她說：「這樣啊，你想回家了對吧。可是今天天氣不好，要不要明天再回去？」讓她打消出門的念頭。

即使如此還是一定要外出的話，可以跟她說：「那我們一起去吧」，然後，一邊聊天一邊在附近繞一圈。回到家門口後，可以說：「我們回來囉」，讓她接受這裡就是家。

說話的技巧
不要勉強阻止，要配合他的情況、聽他說話
讓他的心情恢復平靜，把他留在家裡
出去之前，要不要先喝杯茶
要不要休息一下

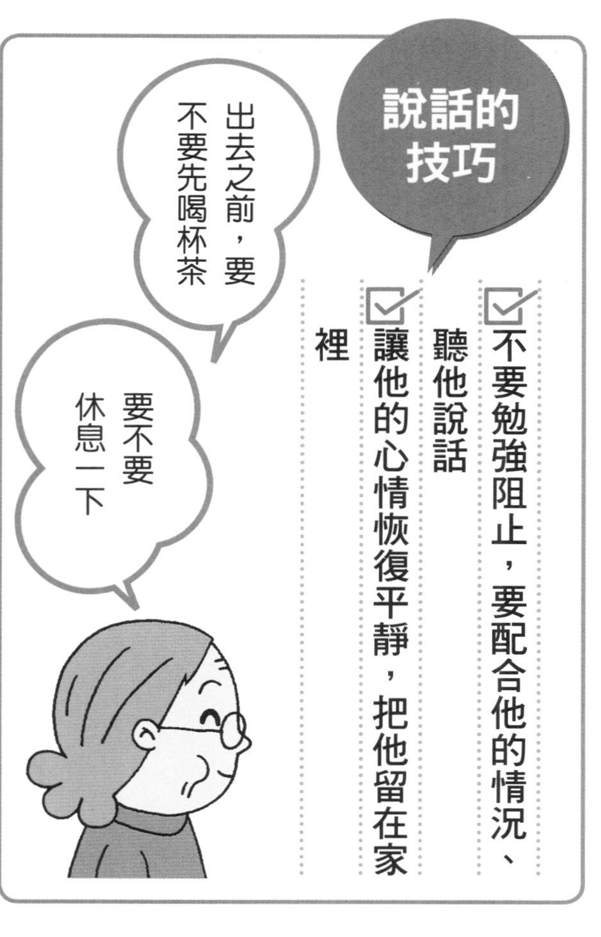

出去散步後迷了路，回不了家

可以這樣說

「我們可以一起去喔」

和子奶奶（七十二歲）每天都要去散步。家人也認為這樣有益健康，所以一直不覺得有什麼問題。但是最近，和子奶奶在外面迷路的機會變多了，每一次都要麻煩警察送回家。

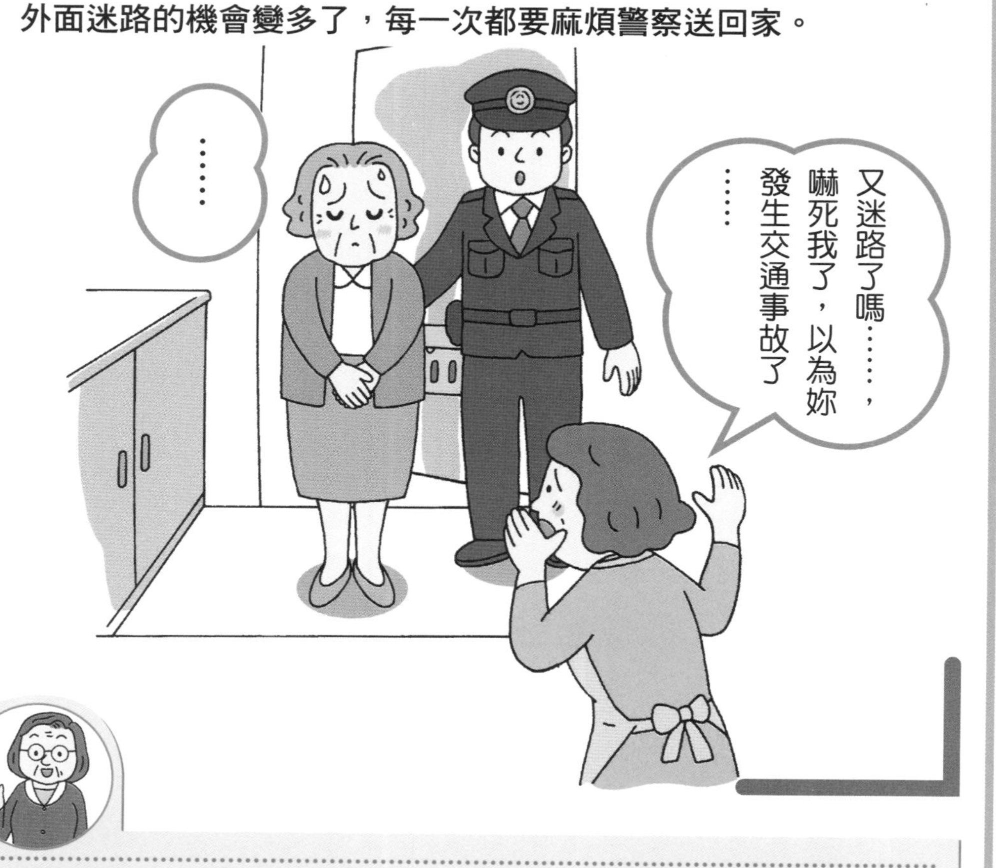

首先觀察 四周的建築和風景好像都沒看過，不知道自己身在何處。忘了自己正在外頭散步，不知該往哪裡去的機率增加了。

患者的心情 我到底要去哪裡呢？不知不覺來到了不認識的城鎮，完全不認得路。回不了家。

疾病進程 **中度**

不要嚴格禁止他外出

千萬不要因為出門之後會迷路，就禁止他散步、把大門鎖起來，或是把鞋子藏起來。這種只以家人的方便為優先的策略並不是一個好方法。

「你看，又迷路了吧，不要再出去了！」、「不可以一個人出去喔！」嚴禁用這種強烈的表達方式，因為這樣有可能會讓他感到沮喪、關在家裡不出門，或是引發其他周邊症狀（BPSD）。

如果他想出去，可以跟他說：「要散步嗎，可以跟你一起去喔」，然後陪他一起出去。要很自然地看著他，不要讓他感到沮喪、失落。

解開迷路的原因……

之所以會迷路，是因為定向力障礙中的地理定向力出了問題。換句話說，被照顧者會覺得四周的建築物和風景「完全沒看過」，所以迷失在不認識的路上；或者是，明明知道自己身處的場所或建築物，卻不知道他們與目的地的位置關係為何，不知道該往哪條路走，進退兩難。

以和子奶奶的例子來說，她雖然不是沒有目的的徘徊，而是為了要散步才外出，但走到一半，卻失去了方向感、迷了路。這種狀況有可能是她忘了外出的目的是為了散步，不知道自己要去哪裡，自己又在哪裡？進退兩難、無法回家。此外，也有可能是其他原因，需要注意「不安、焦燥」的情緒。

像這種很容易迷路的人，除了定向力障礙，有時候也會有判斷力障礙或譫妄這種意識突然模糊不清，引發幻覺或錯覺的症狀。

在這種狀態下，如果在散步途中，突然不知道自己身在何處，應該會感到極度不安或焦躁。

絕對不可以像和子奶奶一樣，認為「警察會保護我」或是「遲早都可以回家」而放著不管。

把他關在家裡不是解決問題的方法

家人當然會擔心「萬一因為迷路而發生交通事故……」但是，不要為了防範未然，而把他關起來，或者把門鎖上。因為，他們大多精力過剩，如果行動受到束縛，就會覺得要求沒有達到，甚至可能造成失智症惡化。

與附近鄰居聯手做好平日的預防措施

這樣情況與附近鄰居和警察局合作非常有效。請事先與對方溝通，請他們看到人的時候與自己聯絡，從平常開始就請求協助，對防範事故發生非常重要。

日本地方政府有許多已建立發現徘徊的人馬上保護，同時與他們的家庭連絡的「徘徊SOS網絡」。也可以將印上了事前登錄的號碼貼的反光貼紙，貼在鞋子後腳跟，不僅眼睛很容易看到，從登錄號碼也馬上可以查出身分。當因徘徊而失蹤時，警察、自治隊或注意到貼紙的地方人士，就能幫忙提供訊息。[2]

說話的技巧
不要禁止他外出
理解患者不安的心情
一起外出，讓他情緒恢復穩定
要去散步是嗎？我們一起去吧

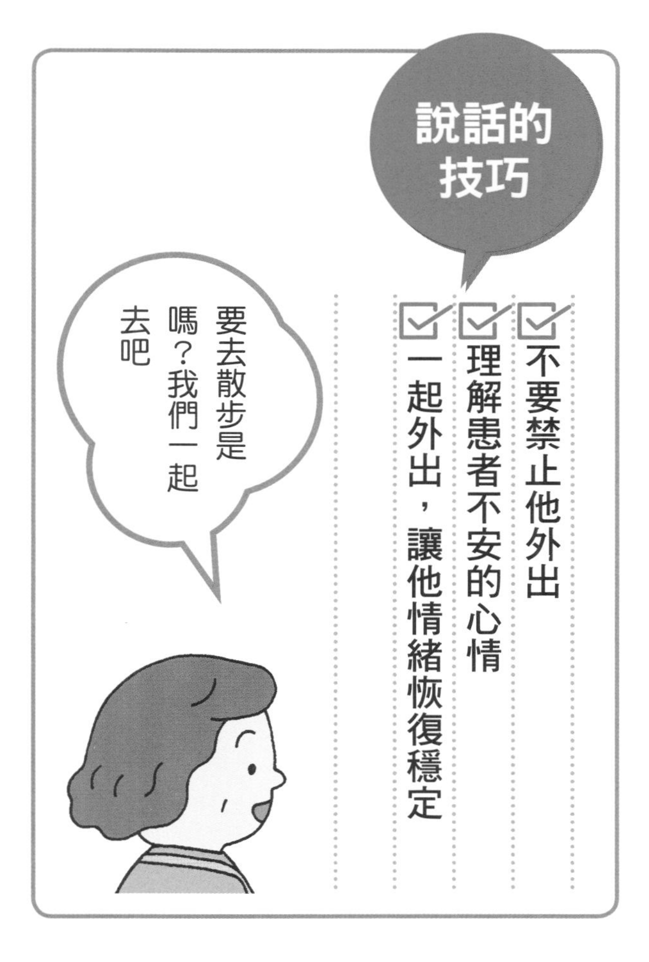

台灣情況：

2 台灣針對預防失智症患者走失也已有多項方案。例如許多地方政府或社福單位會提供刻有患者基本資訊的愛心手鍊，並協助提供定位設備。警政機關並與各地衛生局合作，家屬可以事先登記失智症患者的照片和個人資料，一旦走失，家屬可以迅速報警。並且也有「失智友善社區」計畫，由超商、計程車公司、志工等和警政系統合作，一旦發現走失的失智症患者，可以迅速通知相關部門或家屬。

可以這樣說

同一件事問了好幾遍

「我寫在這裡喔」

多惠奶奶（八十歲）同樣的問題總是會問很多次「今天禮拜幾？」、「下次什麼時候要去醫院？」。雖然家人每次都會回答她，但長期下來卻也備感壓力。

下次什麼時候要去醫院？
下個月五號
又來了——明明剛剛才說過！

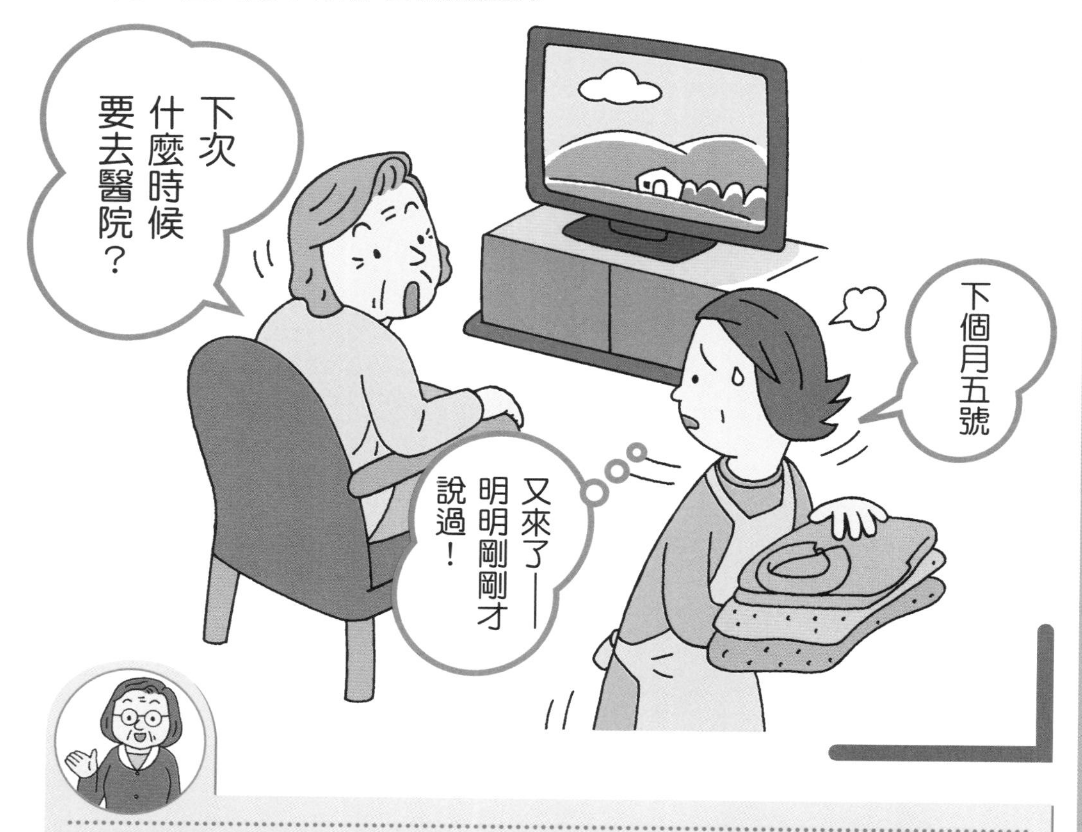

首先觀察 因為不記得幾分鐘前才說過的事，所以才會一直問同樣的問題。對於重複問問題這件事沒有自覺。

患者的心情 我不過就是問個問題，為什麼要這麼生氣？該不會是不想讓我知道吧？

疾病進程 **輕度**

照顧者覺得壓力很大 患者也會覺得有壓力

每次都問同樣的事，所以要一直回答同樣的問題，在壓力之下，有時會忍不住嚴厲斥責：「不是剛剛才說過嗎！」、「同樣的事不要讓我講那麼多遍！」、「我已經講過很多次了，你忘了嗎？」

因為患者忘記自己已經問過了，所以會覺得「我不過就是問個問題，為什麼要這麼生氣？」有時候，他們甚至誤會、懷疑家人是不想讓他知道，有可能會破壞家人的信賴關係。

原因是記憶障礙中的「記憶力退化」

失智症類型中的阿茲海默型失智症最初的症狀就是記憶障礙。

這種幾分鐘前自己說過的話或聽到的事都記不得的症狀，就是「記憶力退化」，是初期的代表性症狀，這也是為什麼他們同樣的事會問好幾遍。

此外，因為不知道今天幾月幾號的「時間定向力障礙」的影響，被照顧者有時也會詢問今天禮拜幾，或是確認今天的日期，不斷地持續問個五次、十次，讓人很容易就會覺得不耐煩。

對患者來說，因為沒有記憶，所以並不覺得自己一直在做同樣的事。

要很有耐心 每次都像「第一次」般的對待

面對「記憶力退化」或「定向力障礙」，必須很有耐心地應對。就算每次都被問到相同的事，也要像第一次回答一樣，耐心回覆：「啊，那是○○喔」、「我寫在這裡喔，你看一下」。

就算覺得對方同樣的事已經說了很多次，也要像第一次聽到一樣向他說：「我知道了，謝謝你告訴我。」

比方說，如果被問的是行程計畫，可以把要上醫院那天的日期，大大地寫在紙上貼起來，如果問的是今天的日期或時間，就可以把日曆或字很大的月曆、時鐘掛在牆壁上，讓他一看就知道。

絕不能說 「那個我剛剛已經說過了」

再舉一個例子。代替夫妻倆都在工作的女兒照顧孫子的美知子奶奶（八十三歲），發現自己最近變得非常健忘。

某一天，她跟剛剛下班回家的女兒說：「下禮拜二早上我要去看牙醫，你要開車送我去喔！」但女兒卻說：「媽，你剛剛已經說過了。」讓她備感震驚，擔心自己的健忘又更嚴重了。

「剛剛已經說過了喔」這種指稱對方健忘的說法，對已經對日常生活感到不安的高齡者來說，會讓他們覺得自己真的得了失智症，造成打擊。

在這個例子中，即使是平常就有信賴關係且已有情感維繫的女兒，也會忍不住說出這樣的話。當信賴關係不是那麼強的時候，在措辭上必須更加小心考慮他的心情。

說話的技巧

- ☑ **對應時不要帶有情緒**
- ☑ **要很有耐心地當作是第一次聽到來與之應對**

我寫在這裡喔，你看一下

我知道了，謝謝你告訴我

可以這樣說

把各種東西都撿回家

「你很喜歡這個對吧！」

習慣每天走路的阿進爺爺（八十歲），最近突然開始把壞掉的電風扇、雨傘、玩具等破銅爛鐵帶回家，收在自己的房間裡。

你看，今天收穫很多喔
又來了，這種東西你也撿回來……

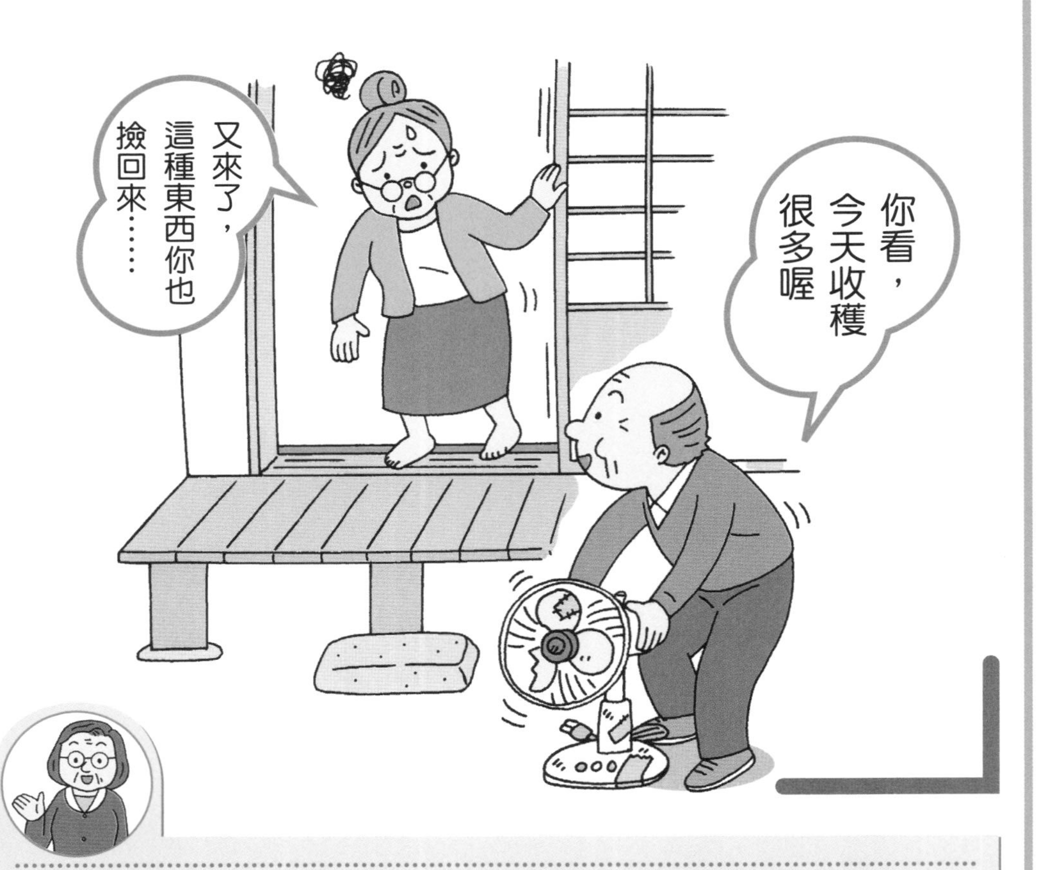

首先觀察 不會做的事和失誤不斷增加，為了掩飾自己失去自信的沮喪，開始收集別人覺得不需要的東西。

患者的心情 因為失誤變多、成為家人的包袱，感覺很難為情，該怎麼辦呢。已經無法回到過去的自己了……。把各種東西都撿回家後，心情就能得到平靜。

疾病進程 中度

試著想想把別人不要的東西帶回家的心情

這種把各種東西撿回家收藏起來的「收集癖」是從什麼時候開始的？為什麼要故意把沒有用的廢棄物撿回家？

在皺起眉頭之前，必須先想一想。「哇，這不是很髒嗎？」、「我特地丟掉的東西，你怎麼還撿回來！」、「不要把這種垃圾帶回家！」請不要用「骯髒」或「垃圾」這種字眼予以否定。雖然很難鼓勵他這麼做，但也請盡量以不予否定的態度來看待。比方說：「哇，你找到這種東西耶！」「你很喜歡這個對吧！」

原因不只是「判斷力衰退」

把丟掉的垃圾帶回家、收藏起

來的收集癖，有時候也會演變成從垃圾收集場把大型垃圾帶回家，甚至把放在別人家或店門口的東西偷走。

這種行為起因於「判斷力衰退」這種失智症症狀，原因之一很可能是本人的「不安」。雖說是不安，但和我們平常感覺到的不安又不太一樣。

從「物品」尋求心靈的安頓

因為失智症的「記憶障礙」和「定向力障礙」，過去會做的事變得不會做了、做什麼都搞得一團亂、可能會再度犯錯、可能會被家人罵、無法回到過去的自己等等心理狀態的表現就是不安。為了尋求心靈安頓之所，所以從其他地方撿回各種東西，希望讓心情恢復平靜。當失智症惡化之後，可能會把自己投射在收集來的東西上，認為「這不能丟掉」。

與「節儉」精神也有關係

此外，若被照顧者在年輕時經歷過物質貧乏的時代，就可能是因為他將珍惜使用物品、不輕易丟棄的做法當作成美德，堅持抱著「節儉」的精神，才會出現這種行為。

在散步途中撿回來的東西，很多時候都包含大型垃圾，即使在家中，也會把食品從冰箱或廚房的架子上拿走，集中在自己的房間。因為有時會吃到已經過了保存期限的東西，當食品經常不見的時候，請多加注意、觀察。有時候，家人丟掉的包裝紙或塑膠袋，也可能成為覺得這樣很「浪費」的患者，最想要的收集品。

不要在被照顧者面前把東西丟掉

對身邊的人來說是垃圾，但對被照顧者來說卻是寶物，所以要避免使用在本人面前把他收集來的東西丟掉這種強硬的手段。勉強把東西搶過來或丟棄，可能會讓被照顧者情緒激動，出現攻擊性行為。

如果沒地方放，或是有衛生問題時，可以在他看不到的地方，一點一點慢慢丟掉。

如果收集物沒有衛生或安全問題，先不要去碰它，可以觀察一下之後的狀況。此外，也可以先和附近鄰居或商店等說明情況，當被照顧者出現收集行為時，請他們和自己聯絡。

說話的技巧

- ☑ 不要說他們為求心靈安頓而撿回來的東西是垃圾，也不要在他們面前把東西丟掉
- ☑ 請體諒他們不安的心情

可以這樣說

忘記關掉爐子上的火

「要做菜時，我可以跟你一起做喔」

夫婦兩人一起經營快餐店的和子奶奶（七十七歲），退休後，一天一定會在家裡煮一次飯。但是，前幾天，她忘記鍋裡還在燉食物，火還開著就睡了，差點就引發火災……

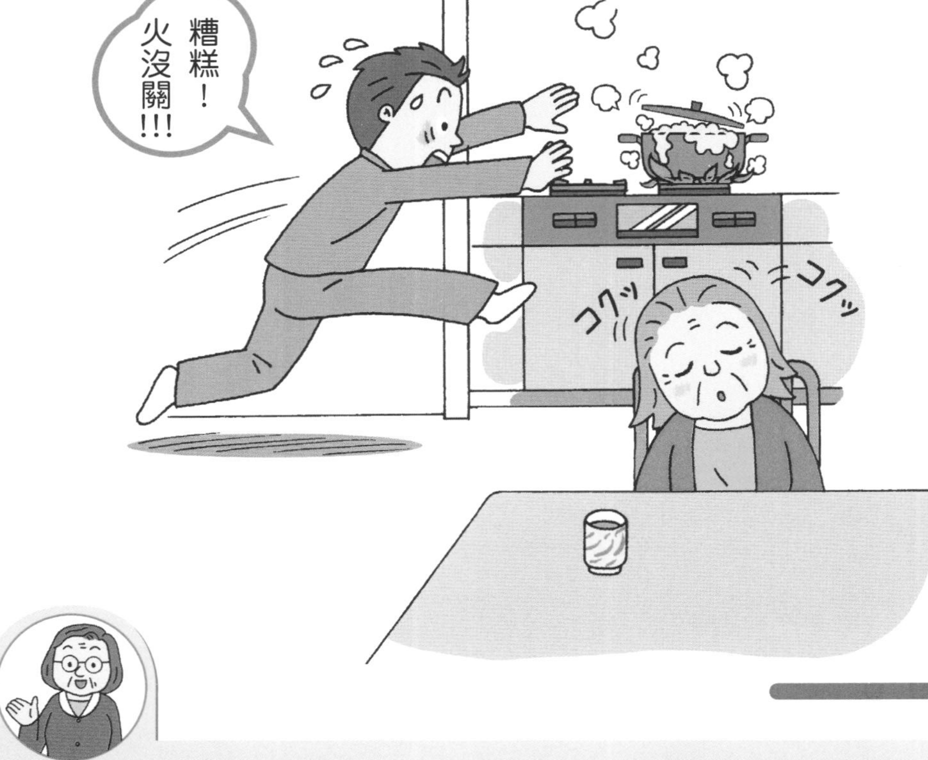

首先觀察 幾分鐘前發生的事也會忘記。並不是他故意忘記關火，周圍的人也必須一起注意。

患者的心情 我把鍋子放在瓦斯爐上了嗎？我不記得這件事，不要把責任推到我身上啊。

疾病進程 **中度**

不可以對他說「以後不用再做菜了！」

因為差一點就引發火災，我想大家應該很容易就會嚴厲斥責：「太危險了吧！不要再用火了。」或「等發生火災就太遲了，你不用再做飯了！」但是，嚴厲責罵，阻止對方做菜並不是一個好方法。

因為和「我不小心忘記了」這種用火不慎的意外事故不同，他會想「我有把鍋子放在瓦斯爐上嗎？我才不會這樣，不要把責任推到我身上啊。」

如果突然被禁止用火，不只是做菜，對生活的熱情也會減退。一旦心情沮喪，失智症的病情恐怕會更加惡化。

主要是因為忘記剛剛發生的事

為什麼會發生這種事呢？和子奶奶在做菜，把鍋子放上瓦斯爐，在等待燉熟的期間，因為想休息一下而離開瓦斯爐，然後就忘了爐上還有東西在煮，也忘記自己正在做菜，所以就躺下睡著了，這就是「記憶障礙」。

「記憶力衰退」會忘記幾分鐘前剛剛發生的事，這有時會釀成極大危險。除了忘記關火，忘了關掉熨斗或讓浴缸加熱器在浴缸沒有水的狀態下持續加熱，也非常危險。但是，這並不是他自己故意要這樣做，所以叫他「小心一點」並沒有什麼效果。

一起在廚房陪伴他

除了記憶障礙，也可能是不知道把鍋子放上瓦斯爐上後該做什麼、該按照什麼順序來做菜這類的「執行功能障礙」。

要使用瓦斯爐來做菜之前，家人一定要一起陪同進入廚房，跟她說：「下次，請媽媽告訴我怎麼做燉菜」或是「要做菜時，我跟你一起做喔」，讓她們安心。

需要用火的步驟由家人進行，只要讓他幫忙準備食材和調味，並把料理端上桌就可以了。

最重要的是要徹底執行安全策略

如果過去都是由患者自己做菜或燙衣服，突然有人說：「請不要再做了」，他應該會很沮喪。請不要禁止，而是徹底執行安全策略。

如果家人都出去了，只剩被照顧者獨自在家，可以把瓦斯的總開關關起來，並且把易燃物收起來。取而代之的，可以在之前準備電茶壺、水瓶或微波爐，以供使用。

至於瓦斯的總開關，有時並不是把總開關關了就可以放心，因為如果患者知道總開關在哪裡，當他一個人在家時，一旦瓦斯無法點燃，他就會自己去把總開關打開。這個時候，就必須拜託瓦斯公司，把總開關藏在看不見的地方。

除此之外，還有許多事情可以做。比方說，裝設火災警報器、瓦斯偵測器和防止浴缸空燒的裝置，把窗簾和地毯換成不易燃燒的材質，把瓦斯爐換成ＩＨ爐等，請收集相關資訊來商討對應方法。

說話的技巧
不要禁止他們做菜，而是要一邊陪著他們，一邊跟他們說「我們一起做吧」，讓他們安心
要做菜時，我可以跟你一起做喔
請教我怎麼做燉菜

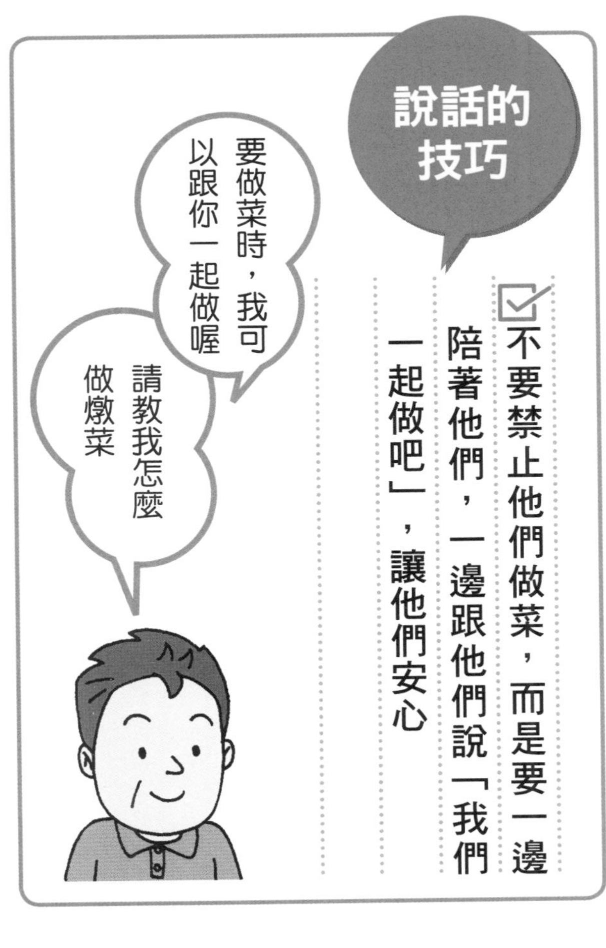

可以這樣說

擺明了在說謊「哇，那真是糟糕啊」

經常來不及上廁所的正子奶奶（七十五歲）。被家人指出尿褲子時，這樣說：「我只是沾到小貓的尿而已。」家裡並沒有養貓，這分明是在說謊……

你那邊不是濕了嗎
那是因為小貓來了，我沾到牠的尿！

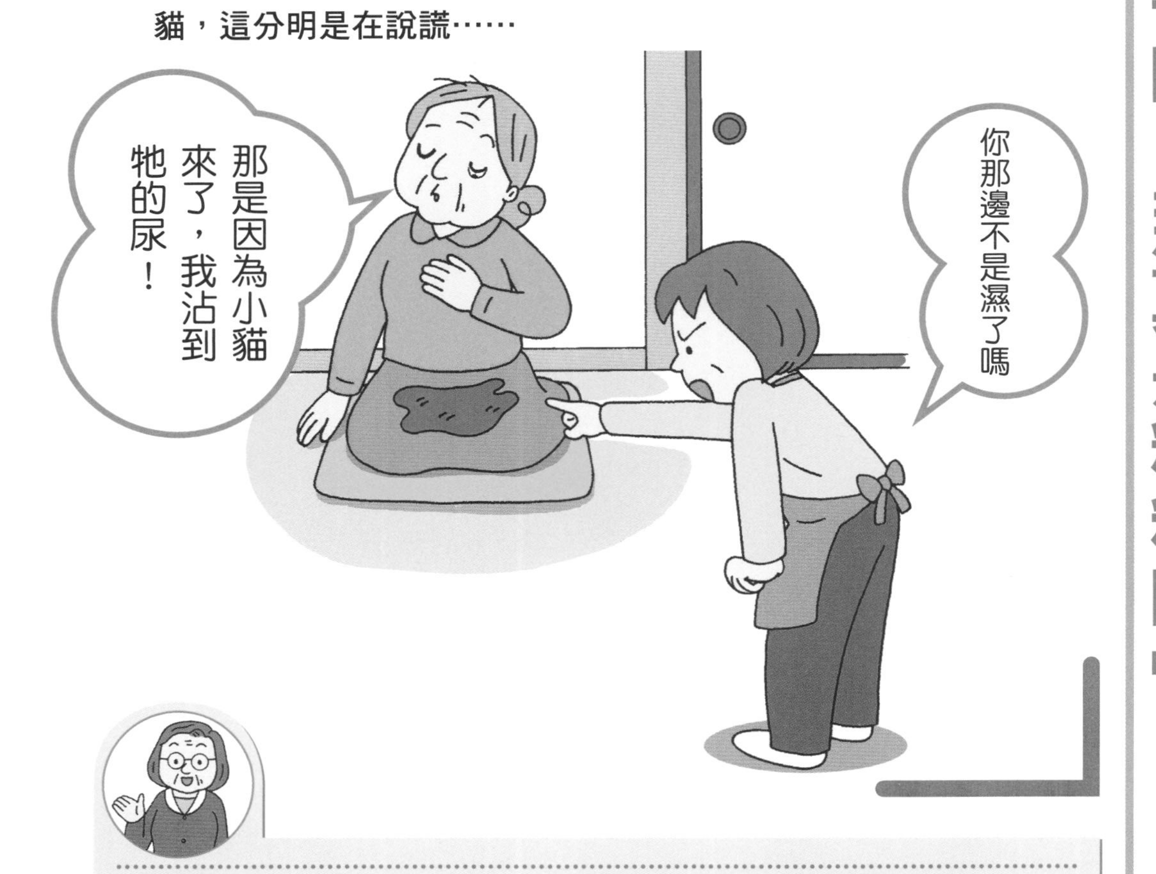

首先觀察 記不起自己做過的事，無法理解發生在自己身上的事，只能試圖去合理化已發生的事，沒有發現自己在說謊。

患者的心情 （自己的身體弄濕了）為什麼會濕掉呢？不知道原因。啊，應該是小貓尿尿的關係吧，一定是這樣。

疾病進程 **中度**

接受患者的說法不要否定

明明一看就知道發生了什麼，卻還找藉口，因此很容易忍不住大聲斥責：「你在說什麼！不要模糊焦點」、「哪裡有什麼貓？」請避免以這種強烈的字眼徹底否定他們說的話。

反射性地生氣，認真地根據邏輯來質問，只會得到反效果。因為這只會讓被照顧者覺得沒有人相信自己說的話，認為別人都把他當笨蛋。

「啊，這樣啊」、「哇，太糟糕了，小貓在哪裡呢？」建議大家可以順著他們說的話予以回應。

因為記憶障礙而有「掩飾性反應」的症狀

他們可能只是想隱瞞失禁這個

事實，所以用「謊言」來掩飾，但患者並沒有覺得「自己在說謊」。這種不是存心說謊的「捏造事實」，雖然無法讓周圍人的相信，但對被照顧者來說，他們卻是做得非常認真。

以正子奶奶的例子來說，因為有「記憶障礙」，所以忘記自己失禁，但又發現自己的身體濕掉了，她感到相當混亂：「這到底是怎麼弄濕的呢？」而這個時候又有人問她「這是什麼？」她心想，一定要回答，於是想到一些可以符合現實狀況的話。這個時候，可以把它當作是不想承認對自己不利的事的自我防衛本能，這種症狀稱為「掩飾性反應」，主要是想掩飾記憶的喪失。此外，「明明就沒有養貓」卻把過錯推到貓的身上，則可以視為是「判斷力衰退」。

必須假裝沒有發現

掩飾性反應大多出現在發生失禁等搞砸了的場合。因為這是被照顧者失去記憶造成的結果，跟他說：「你在說謊吧」予以追究，並沒有什麼意義。如果放著不管也不會發生什麼嚴重的問題，就必須假裝沒有看到。

如果跟他說這樣不合邏輯，並予以否定，只會讓患者的情緒變得更加激動，持續不斷地說謊。對患者來說，只會留下「自己沒做卻被指責」這種不舒服的感覺。

當聽到「不是我，是貓的錯」、「是孫子幹的」等明顯藉口，或是「下雨了」（明明天氣很好）之類的話，可以不用太在意，聽過就算了。

就算覺得奇怪 也不要阻止他們說

再舉一個例子，善三爺爺（六十九歲）明明已經退休，卻想前往之前工作的公司，當家人問他：「要去哪裡？」時，他回答：「我同事原田剛剛打電話給我，要我兩點時過去。」因為原田先生已經去世了，家人當然知道這只是虛構出來的話。此時，可以先聽完善三爺爺所說的話。然後向他說：「剛剛公司打電話來，說那件事明天再做就可以」，如此，善三爺爺也可以接受，不再外出。

就算明顯是虛構出來的話，也不要敷衍以對，而是好好地聽他把話說完。

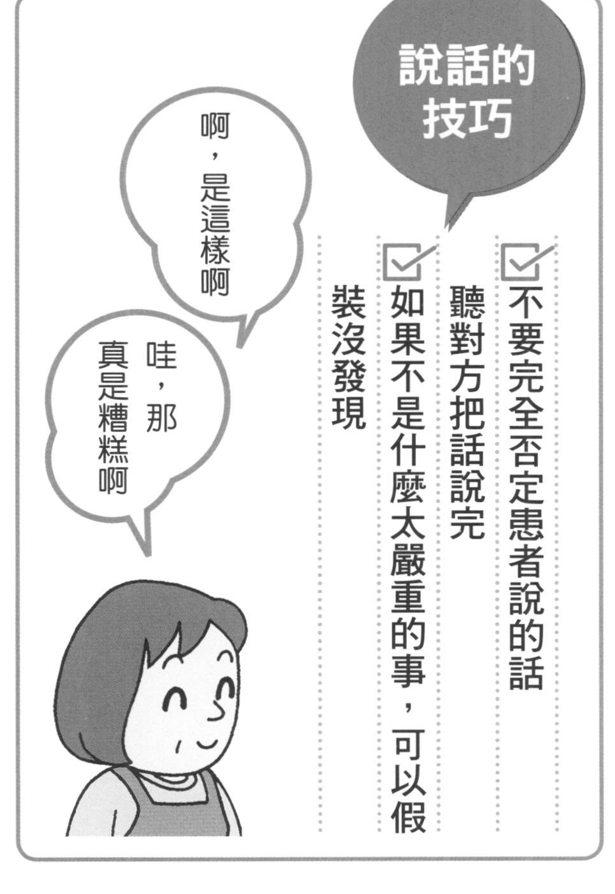

可以這樣說

甩開照顧者的手「是不是哪裡會痛？」

芳江奶奶（七十三歲）在日間照顧中心進行走路復健。最近，她總是很用力地甩開照顧人員的手。到底是怎麼回事呢？

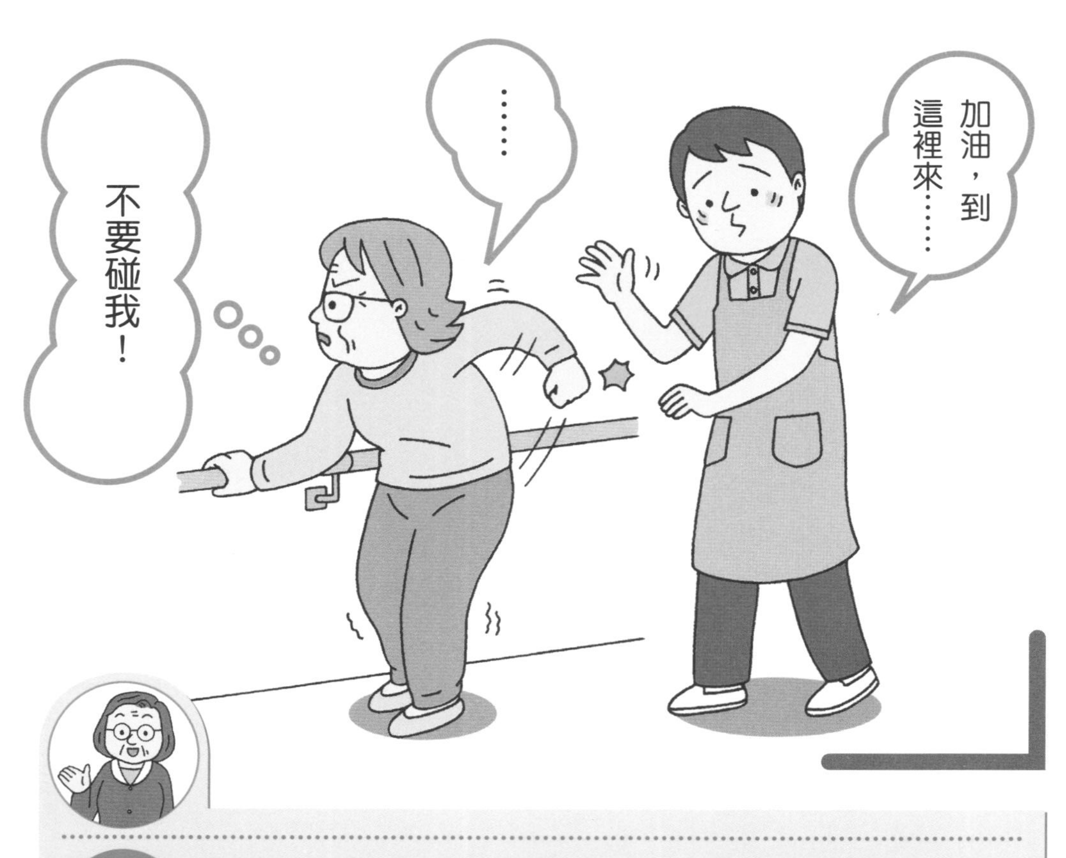

首先觀察 失智症患者經常會出現這種拒絕照護者的行為。這可能是他們忘記照顧者了。

患者的心情 不習慣讓不認識的人照顧。不知道這個人要幹嘛，好可怕！討厭！

疾病進程 **中度**

必須先確認患者的狀態

因為患者並不是在開玩笑，所以不能輕忽他把手甩開並拒絕協助這件事，不要讓事情（復健等）就這樣持續被拒絕。而且，也不可以用「不要任性！」、「怎麼了，你在開玩笑嗎!!」之類的話來斥責。

有時，前幾天和照顧人員還保持著很好的關係，完全不知道為什麼會這樣。這時可以先確認一下被照顧者的狀態，看是不是有什麼問題，或是詢問他的身體狀況：「有什麼地方不對勁嗎？」、「是不是哪裡會痛？」

應該是有什麼理由才會拒絕接受照顧

甩開照顧者的手這種「拒絕接

受照顧」的行為，是失智症的周邊症狀之一。會出現這種情形，應該是有什麼原因，但原因因人而異。

有可能是討厭別人碰觸他的身體，或者身體的某個部位會痛。

也可能被照顧者有自己也不知道的疼痛，所以會甩開摸到那個部位的手。

這個時候，可以換由其他工作人員來照顧，看看是否會出現同樣反應。

有可能是忘記照顧機構的工作人員了

此外，也有可能是因為「記憶障礙」，忘記過去一直維持良好關係的照顧機構工作人員，覺得「不習慣讓不認識的人照顧！」或是「不知道這個人要幹嘛，好可怕！討厭！」

或者是有什麼原因讓他想起了不愉快的事。

研究問題在哪裡 要針對患者的狀況來處理

可以研究看看是否有讓他不喜歡的地方、和特定照護人員的關係，以及患者的生活狀況和性格，並與個案管理師討論，思考對策。

不想去日間照顧中心時

也有不少人不是像芳江奶奶一樣，甩開照護人員的手，拒絕接受照護，而是在那之前就不想去日間照顧中心。

他可能覺得「自己不用接受照護服務」或「一堆人聚在一起做什麼，根本跟幼稚園小孩一樣，不要把我當成笨蛋」。

也可能是因為不想承認自己已經「老了」，或是對新環境、新團體覺得不安等各式各樣的理由。這個時候，最不該做的就是開口跟他說：「拜託你去吧！」違背本人的意志，勉強他去照顧機構。因為這樣一來，他會有壓力，很快就會覺得去照顧服務中心這件事本身非常「痛苦」。

首先，很重要的一點是要遵照本人的意志。清楚問出不去日間照顧中心的理由，然後和個案管理師或日間照顧中心的工作人員討論，找出讓他可以開心前往的方法。當真正開始去照顧機構時，家人也可以陪同前往，一開始只要去幾小時或半天就可以，之後，再慢慢延長時間。

說話的技巧
不要忽略被照顧者厭惡的心情，要好好觀察他的狀態
思考並確認原因是什麼
有什麼地方不對勁嗎？
是不是哪裡會痛？

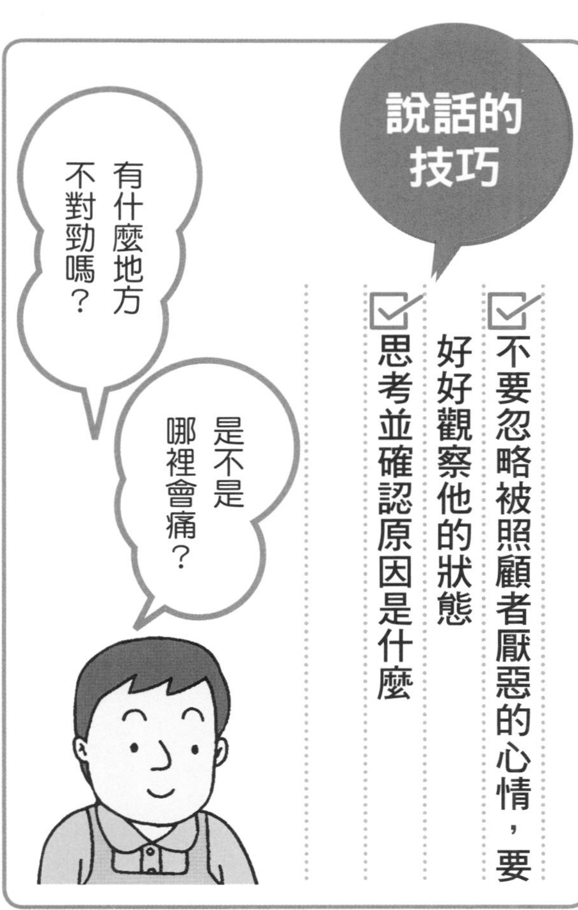

可以這樣說

不認得家人是誰

「你看，是由美子的兒子賢治啊！」

之前信夫爺爺（八十四歲）很疼愛的孫子賢治，隔了好長一段時間之後來看望他，但信夫爺爺卻對他說：「你是誰？」似乎忘了賢治，讓賢治感到非常傷心。

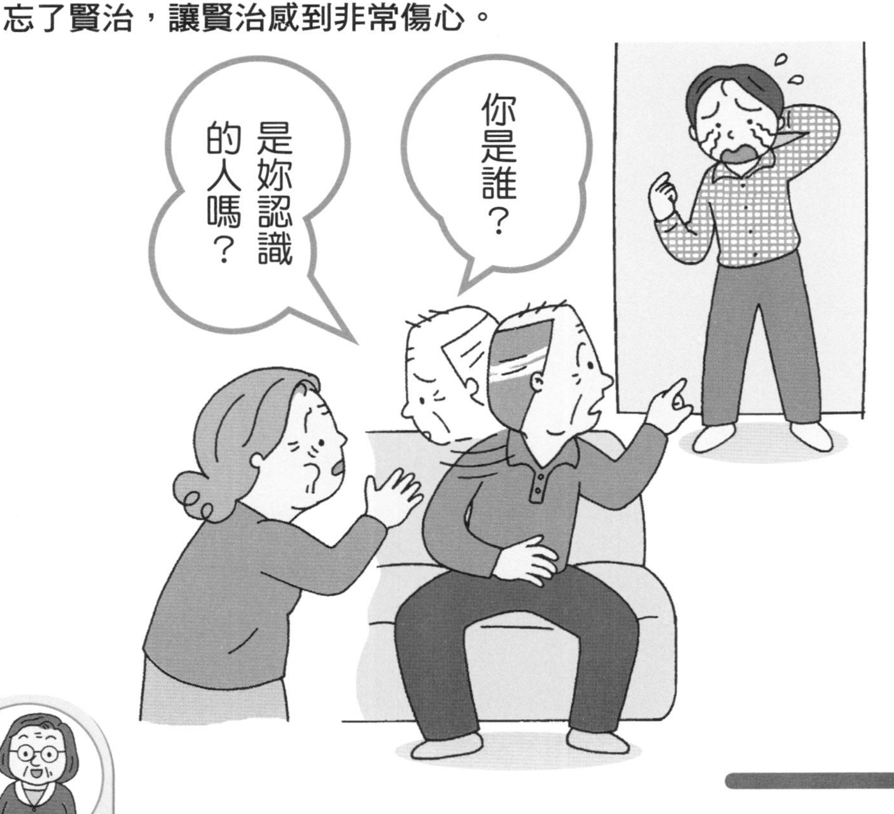

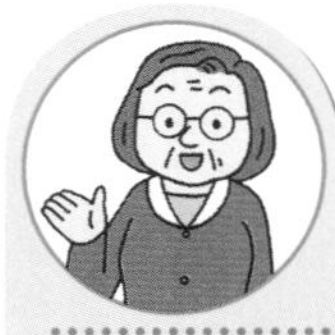

首先觀察 忘記對方是誰，不知道他和自己是什麼樣的關係。

患者的心情 感覺好像非常熟悉，但究竟是誰呢？應該是沒看過的人吧。

疾病進程 **中度**

不要大驚小怪，好好向他說

明明自己這麼疼愛的孫子，現在竟然忘記他是誰，一開始，不管是賢治還是家人，應該大受打擊。但是，千萬不要斥責他：「你說什麼！你不認得了嗎!!」、「這樣太過分了吧！」大吵大鬧或表現出驚訝的樣子。

首先，要配合患者的想法說話，讓他知道這不是什麼奇怪的人，而是跟他很親近的人。請溫柔地向他打招呼，說：「爺爺好」，旁邊的人也可以委婉地向他說明：「這是由美子的兒子賢治啊。」

原因在於對人的「定向力障礙」

失智症的症狀中，有一種不知

道現在的日期、場所，周圍狀況和人物的「定向力障礙」。以信夫的例子來說，他不知道孫子賢治和自己——亦即眼前這個人和自己的關係。

失智症惡化之後，就會像這個例子一樣，連親密的家人也不認得了。對家人來說雖然非常痛苦，但請理解，他自己也會覺得非常不安、沒有依靠。

情緒化地責備他：「你腦筋清楚一點，真的不認得嗎？」對事情一點幫助都沒有。

每一次都要很溫柔的告訴他名字和彼此的關係

當患者不認得對方時，應該是覺得「感覺好像非常熟悉，但究竟是誰呢？」

如果患者問：「這是誰？」，可以告訴他名字和與他的關係，要小心不要傷害到被照顧者的自尊。

只要跟他說：「可不要弄錯名字了」就好，不要嚴厲斥責。

聽到患者說不記得自己時，雖然會很難過，但這個時候請不要驚訝、逃跑，而是要溫柔地向他打招呼，他有可能在說話的過程中會想起來。

原因是「記憶障礙」或「判斷力衰退」

「定向力障礙」指的是不知道自己身邊的狀況。除此之外，也可能是因為「記憶障礙」或「判斷力衰退」，使得理解並掌握狀況的能力變差。

就算認錯人也不要糾正他

有時候患者會把孫子錯認為自己的兒子。

把某人錯認為某人的時候，如果不會造成困擾，可以直接將錯就錯地回應。就算在過程中說話不合邏輯，也絕對不要逼問到底，小心不要讓患者把自己的心封閉起來。

把某人錯認為另一人的「人物錯認」，除了會發生在家人之間，有時也會出現不認得鏡中的自己，並向鏡中人說話的「鏡像自我錯認」(Mirror Sign)。

此外，也有認為有人躲在自己房間衣櫥裡的「幻想同居人症候群」。當失智症進一步惡化時，也會出現以為身邊的人被替換成他人，或是變成了其他人的症狀。

偶爾也會有完全不知道對方是誰或不開口說話的狀況，這個時候，可以在一旁默默微笑就好，不一定要勉強跟他說話。

說話的技巧
不要因為他不認得人而加以責備，冷靜地配合他所說的內容回應就好
溫柔地和他相處，讓他知道自己是他親近的人
爺爺好
你看，是由美子的兒子賢治啊

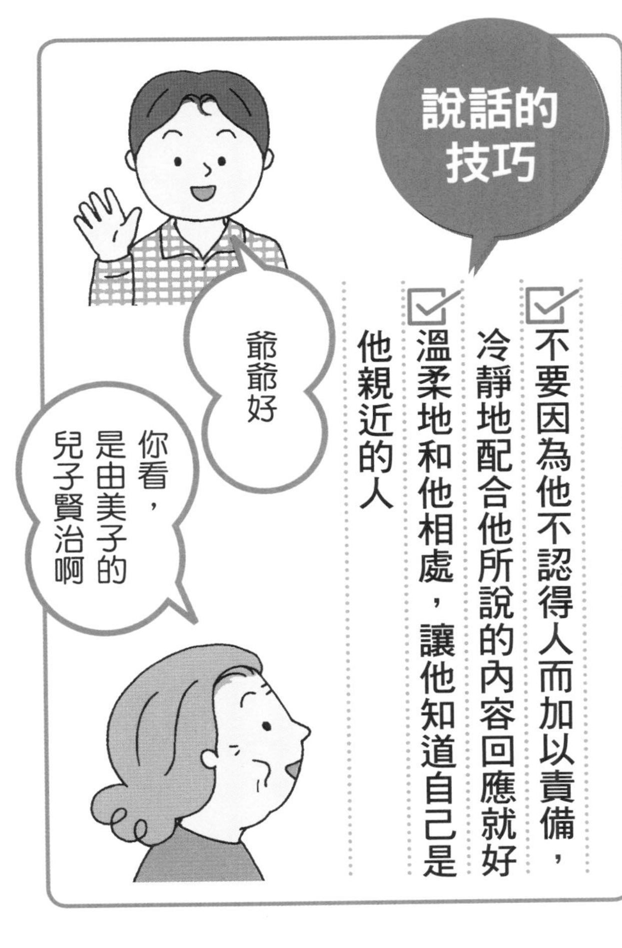

吵著說「我的錢包被偷了」

「那真是糟糕了」

可以這樣說

清美奶奶（八十六歲）突然吵著說她「錢包不見了」，然後指責她女兒說：「是妳偷的吧」。女兒當然沒有偷錢包，而且也知道清美奶奶把錢包收在哪裡。

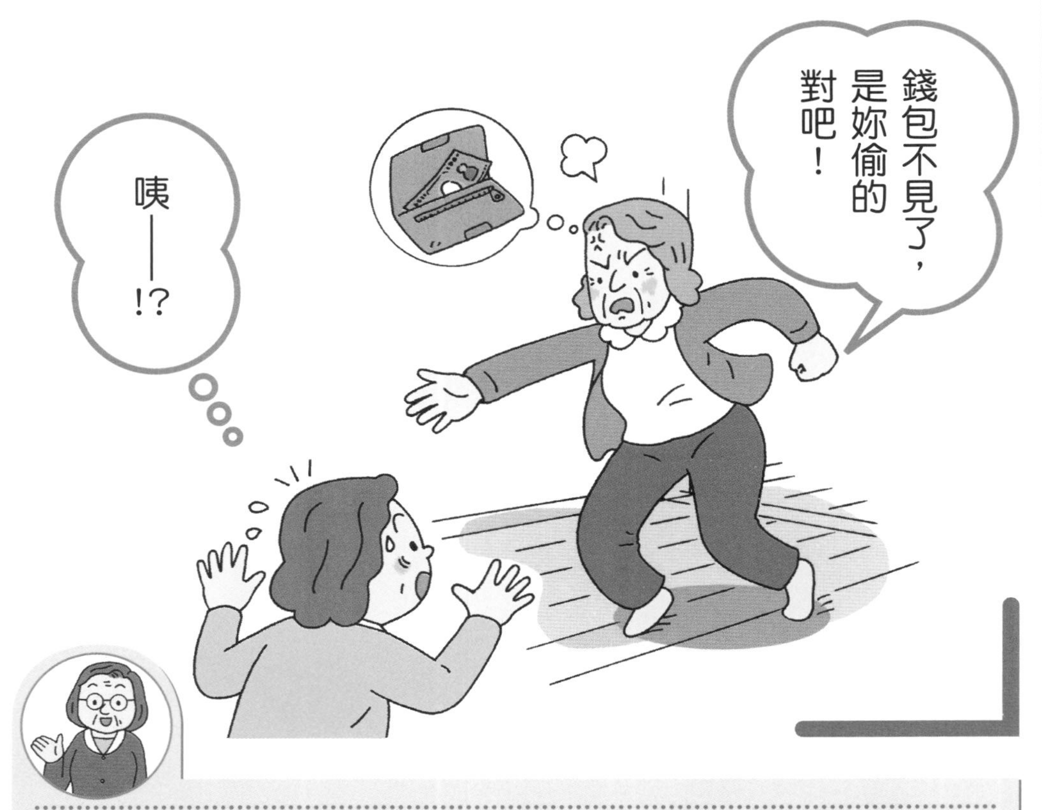

首先觀察 把重要的錢包收好之後，就忘記自己收過錢包這件事，妄想自己是被害者。

患者的心情 我怎麼可能把那麼重要的錢包弄丟，但錢包沒有在我平常擺放的地方，一定是被偷了。

疾病進程 輕度

不驚慌、保持冷靜，一起尋找

因為被照顧者情緒激動，不斷吵鬧，為了讓他早點冷靜下來，家人馬上去找到遺失的東西。一邊說：「在抽屜裡！你看，不是在這裡嗎！」然後把錢包拿出來。

但這並不是一個好方法。因為，這等於是再度強調偷東西的犯人就是患者自己。

而且，就算說著「不是我喔！」、「媽媽你剛剛收起來了吧」，因為他本人並沒有「剛剛收起來」的記憶，所以這樣說並沒有意義。

可以一邊說：「哇，那糟糕了」或「一起找找吧」，然後一起尋找，誘導本人把東西找出來。

是阿茲海默型失智症最常見的症狀

因為「記憶障礙」，當清美奶奶把對她來說很重要的錢包換個地方放之後，就忘記這件事了。然後，因為錢包不在老地方，所以認為一定是「有人偷了錢包」。

這種「被偷妄想」是阿茲海默型失智症（特別是女性患者）最常見的症狀（參照24頁）。

患者深信自己的重要東西，像是錢包、存摺、印鑑等「被偷了」，而且大部分時候都會懷疑身邊最親近的人。一直在身邊辛苦照顧的家人受到懷疑，情緒自然會非常激動，覺得這樣「太過分了」，但患者卻覺得自己才是被害者。

原因在於「記憶障礙」造成的妄想

為什麼事情會變成這樣呢。原因就是「記憶障礙」，雖然對自己已經開始有生活障礙的狀況感到不安，但又不知道這是因為失智症的關係，各種因素交互影響，導致出現「妄想」的症狀。

從患者的角度來說，會出現如下的妄想：「我不可能把那麼重要的錢包弄丟」→「有人把錢包拿走了」→「誰最清楚錢包放在哪裡？」→「一定是女兒偷的」，並且深信不疑。

有耐心地聽患者訴說，然後一起尋找

有耐心地聽患者的訴說：「被偷了，我是被害者。」

然後，很重要的是，對於「是你偷的吧？」這樣的指控，不要用「不是我！」這樣的說法正面否定。

對被懷疑的這一方來說，很容易出現反射性反應。這時需要先吸一口氣，讓自己恢復平靜後再回應。

絕對不要露出嫌惡的神情，要順著本人覺得自己是被害者的心情，告訴他：「一起找找吧」。

一起尋找時，就算知道東西放置的地方，也不要馬上把它找出來，可以多花點時間尋找。當對方看到自己尋找的樣子，就會認為「這個人是站在我這邊的，是協助者（不是犯人）」。

事前防範的對策

事先掌握患者會收放重要東西的地方，會非常有用。

除此之外，如果他指出「被偷了」的東西，是他喜歡的外套或餐具，和他一起，把放置或收放的場所寫在紙上，貼在顯眼的地方，也是一個方法。

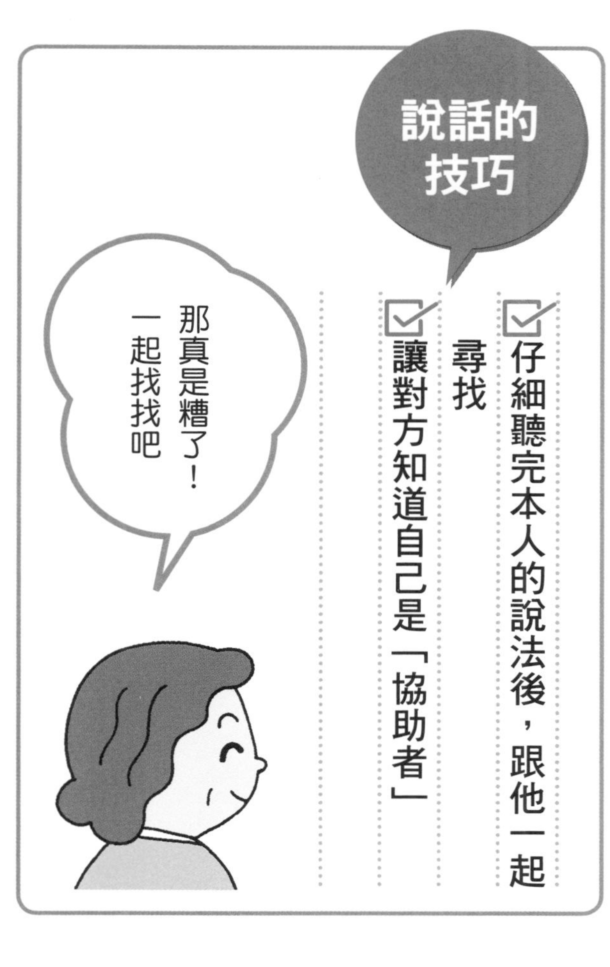

可以這樣說

當他說「幫我把電視打開」時（不會用遙控器）

「按這裡就好了喔」

遙控器明明擺在那裡，但恭三爺爺（七十歲）卻不打開電視、只是坐著不動。當家人走到他身邊時，他才說：「幫我把電視打開。」

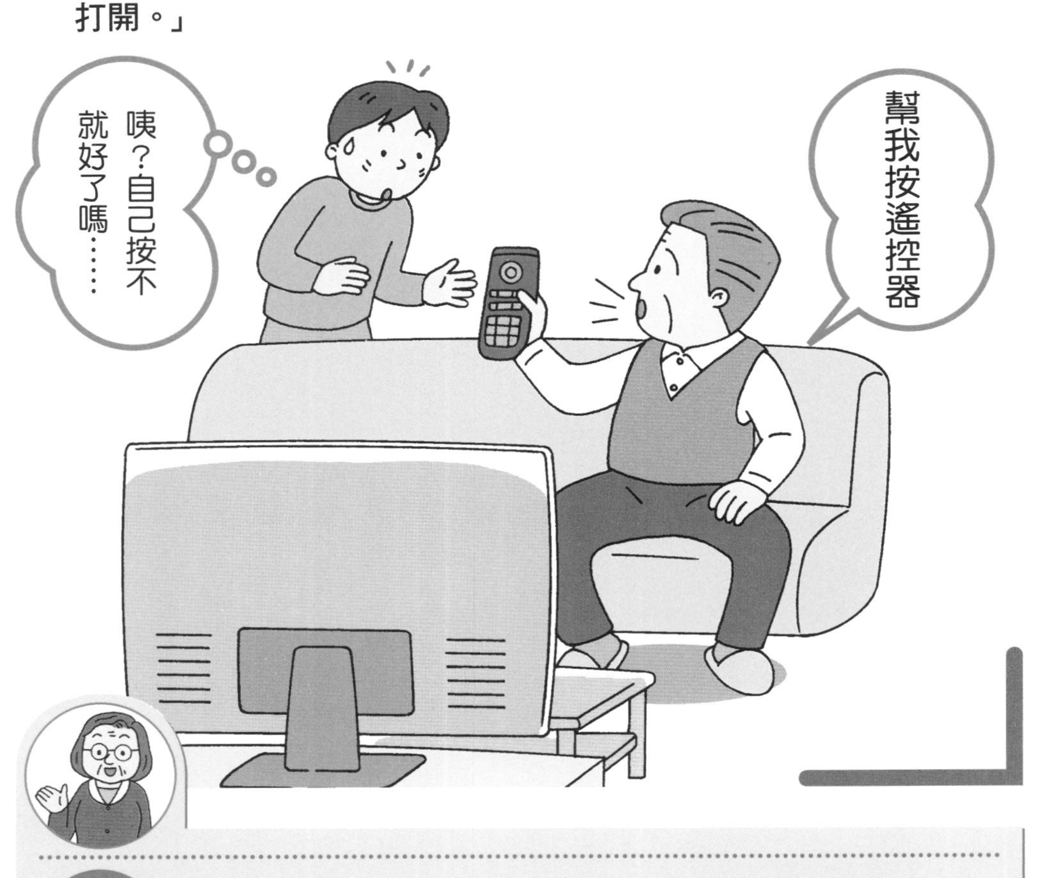

首先觀察 開始覺得電視遙控器等家電製品的操作「很困難」。

患者的心情 我不知道遙控器要怎麼按才可以把電視打開。弄壞就糟了，還是讓別人來做好了。

疾病進程 **輕度**

覺得操作遙控器「並不簡單」

當被照顧者說「把電視打開」，並把遙控器遞過來時，家人或許會覺得「咦，為什麼你自己不會開呢？」接著，很容易就會說出：「自己開就好啦，很簡單吧。」這種會傷害到他的話。這樣是不好的。

「這遙控器到底要按哪裡呢？我不知道，感覺好像會壞掉，好可怕……」患者覺得相當不安。

這個時候，請不要說：「咦，不知道嗎？」可以一邊說著「按這裡就可以囉」，一邊做給他看。

如果他又忘記的話，可以再一起試著做做看。

開始覺得有目標的動作「很困難」

以前都可以自己做，現在卻理所當然地說：「你幫我弄！」家屬可能會覺得很疑惑，誤以為被照顧者什麼事都想叫別人做。

以恭三爺爺的例子來說，他會覺得為了看電視按遙控器這種有目的的動作「很困難」，變得不會做了。

這就是「執行功能障礙」，換言之，就是在日常生活中，我們很習慣進行的「計畫某事、思考如何順利執行、選擇方法，予以實行」這一連串步驟變得困難的障礙。

很多時候會對操作遙控器這種家電製品，感到特別不安，但是，患者說不出口。因為別人很可能會說：「連這個也不會」，所以他不想讓別人知道。

可以貼上顏色或標籤讓操作更簡單

我們可以讓操作遙控器變得更簡單，比方說，在需要按的按鈕塗上顏色、貼上螢光膠帶，讓它們變得明顯，並蓋住不會用到的按鈕。

然後和被照顧者一起嘗試操作。如果他忘記了，也不要生氣，可以和他們一起多做幾次。

不只是電視遙控器，也可以在其他需要操作的家電製品遙控器上，用容易理解的方式，把操作順序畫下來，貼在旁邊，然後把順序寫在容易看到的地方。

把這樣的行為理解成他想撒嬌

再舉一個例子。對住在照護機構的光男爺爺（七十八歲）來說，穿脫衣服的動作變得非常困難，也很花時間，但自己勉強還可以應付。只不過，在換睡衣時，他會說：「幫我扣鈕扣！」要求工作人員幫忙。但工作人員剛好手上在忙別的事走不開，所以隨口說了：「不過是鈕扣，自己扣就好了。」結果，光男爺爺開始把好不容易穿上的睡衣用力地扯下來。或許我們會覺得「這點小事也要請人幫忙」，但對他們來說或許是一件很重大的事。

這個時候，可以對他說：「好的，最上面的可能最難扣，我來幫忙。但第二個你看得到，請試著自己扣扣看。」

與其說這是請人幫忙扣鈕釦，光男爺爺想表達的或許是「請關心我」、「請看看我」這種想撒嬌的心情。重要的是，要將他們的行為理解成想撒嬌、需要別人關心。

說話的技巧
不要有「這點小事也……」這種把事情看得很簡單的想法
跟他一起做，之後讓他試著做做看
只要按這裡就好囉

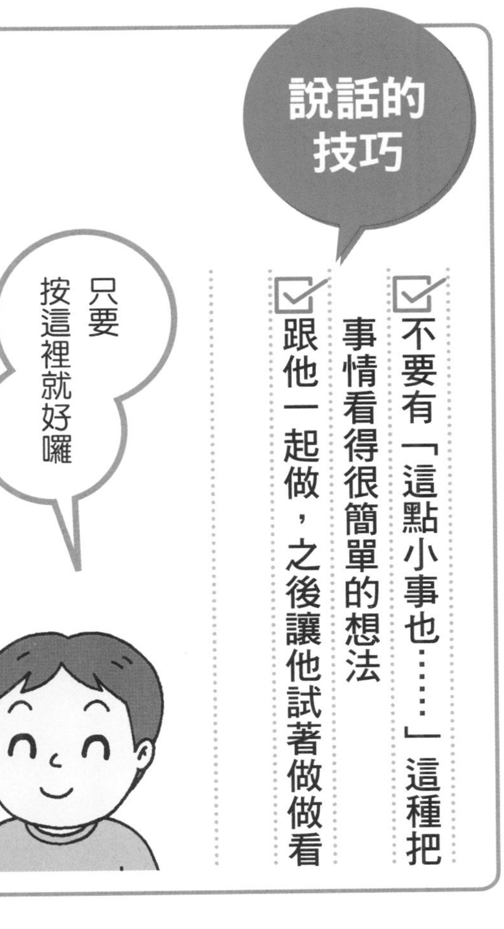

可以這樣說

對家人出現異常的嫉妒心

「你怎麼了？」

退休後，光一郎爺爺（六十八歲）和太太咲江奶奶兩人共同生活。當太太買完東西回家後，光一郎爺爺很生氣地跟她說：「你跑到哪裡去了？」似乎是懷疑太太有外遇。

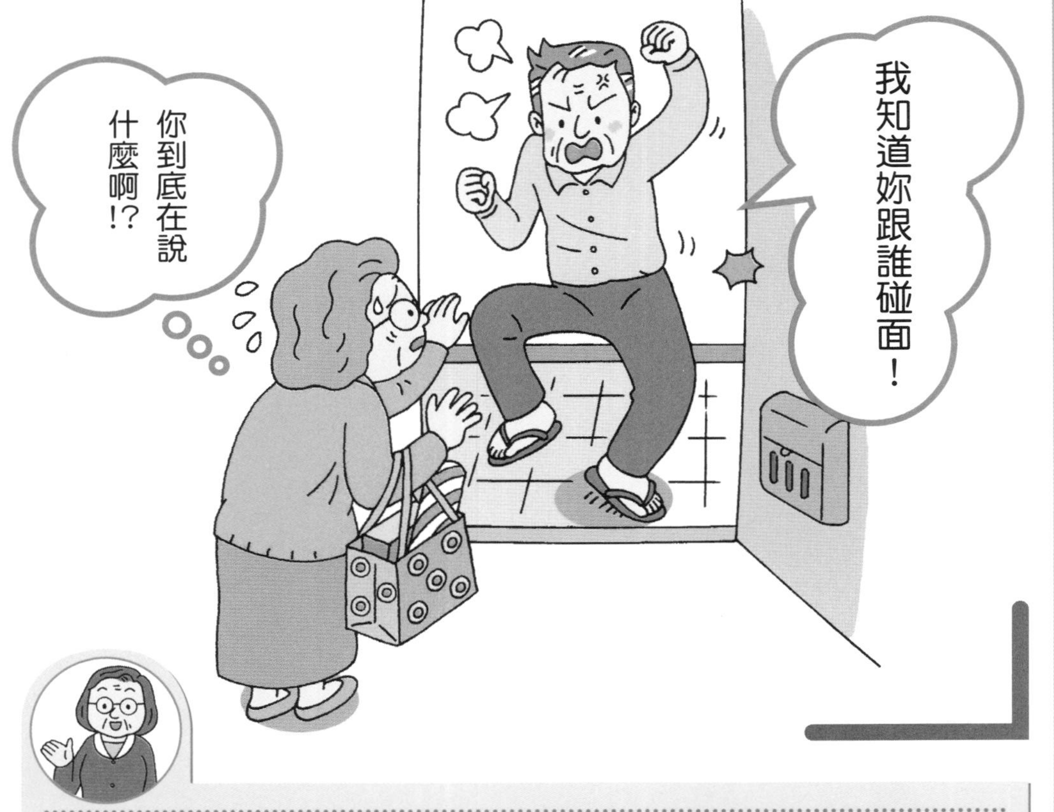

首先觀察 退休後因為空虛和孤獨感，心情變得很不穩定，害怕被妻子拋棄，所以產生嫉妒妄想。同時也出現了認知功能衰退，無法冷靜思考。

患者的心情 把自己丟在一旁，過很久都不回來，這太可疑了，一定是有外遇了。

疾病進程 **輕度**

嚴禁強烈否認、回嘴

「你在說什麼啊！怎麼可能有這種事！」、「不要再說這種莫名其妙的話了！」絕對不能這樣強烈否認、回嘴。

光一郎爺爺堅信「如果是去買東西的話，也未免太久了，到底是在幹嘛？」或「咲江完全不在乎我了」。但堅決否認反而會讓他覺得可疑，變得更加激動。

重點是不能讓他太過激動、情緒化。可以平和冷靜地跟他說：「沒這回事喔」、「你怎麼了？」讓他安心。

嫉妒妄想多出現在男性患者身上

過去一直以工作為重心的光一郎爺爺，退休後覺得很空虛，很怕被妻子拋棄，產生不安，所以才會出現「嫉妒妄想」。

認為配偶一定有外遇這種妄想是失智症的初期症狀之一。自己發現「認知功能衰退」，而覺得不安的時候，就會開始從覺得孤獨轉變為妄想，許多男性都有這種特徵。

要用行動表現對對方的關心

一旦患者確定他的妄想是對的，即使配偶否認有外遇，也無法簡單消除他的疑慮。建議平常就要維持良好溝通，讓對方知道自己還是一樣關心他，消除他怕自己會被拋棄的不安。若能有握手或搭肩的肢體接觸，一邊和他說話，也很有效果。

如果外出購物或散步，要盡可能和對方同行，若要單獨外出，也要事先說明目的地和理由，盡量不要在外面待太久。

如果患者情緒無法平復可以暫時離開

如果患者的情緒無法平復，可以改變話題，或者找個泡茶之類的理由，離開座位，暫時離開現場，等待他情緒恢復平靜。需要注意的是，這時若表現出逃避的態度，會出現反效果。

在封閉的環境中，容易出現妄想

妄想特別容易發生在足不出戶、因孤獨和不安而感到痛苦的時候。要改變這種封閉的環境，可以藉由到日間照顧中心等機會，努力拓展人際關係。

前來諮詢時的對應方式

再舉一個例子，和丈夫感情很好的幸子奶奶（七十八歲），深信丈夫和之前夫妻常常一起去的居酒屋中的某位女性有婚外情，因而向日間照顧中心的工作人員和附近鄰居告狀。

如果認真聽她說，並語帶懷疑地告訴她：「真的有這回事嗎？不會吧！」反而會讓她更加不安和憤怒，覺得「沒有人相信自己說的話」，妄想的情況可能會更嚴重。

這個時候，最重要的是一邊回應她：「這樣啊，那真是傷腦筋啊」，一邊聽她訴苦，以不否定，也不肯定的態度來面對。

說話的技巧

- ☑ 強烈否定只會有反效果
- ☑ 了解他的孤獨和不安，冷靜而溫柔地應對
- ☑ 透過肌膚接觸來展現自己的愛

可以這樣說

「你應該有什麼事不開心吧」

很容易激動且出現暴力行為

史郎爺爺（七十三歲）腦梗塞之後，就開始毆打家人、亂丟東西，出現暴力行為。因為以前個性非常溫和，所以家人受到非常大的打擊。

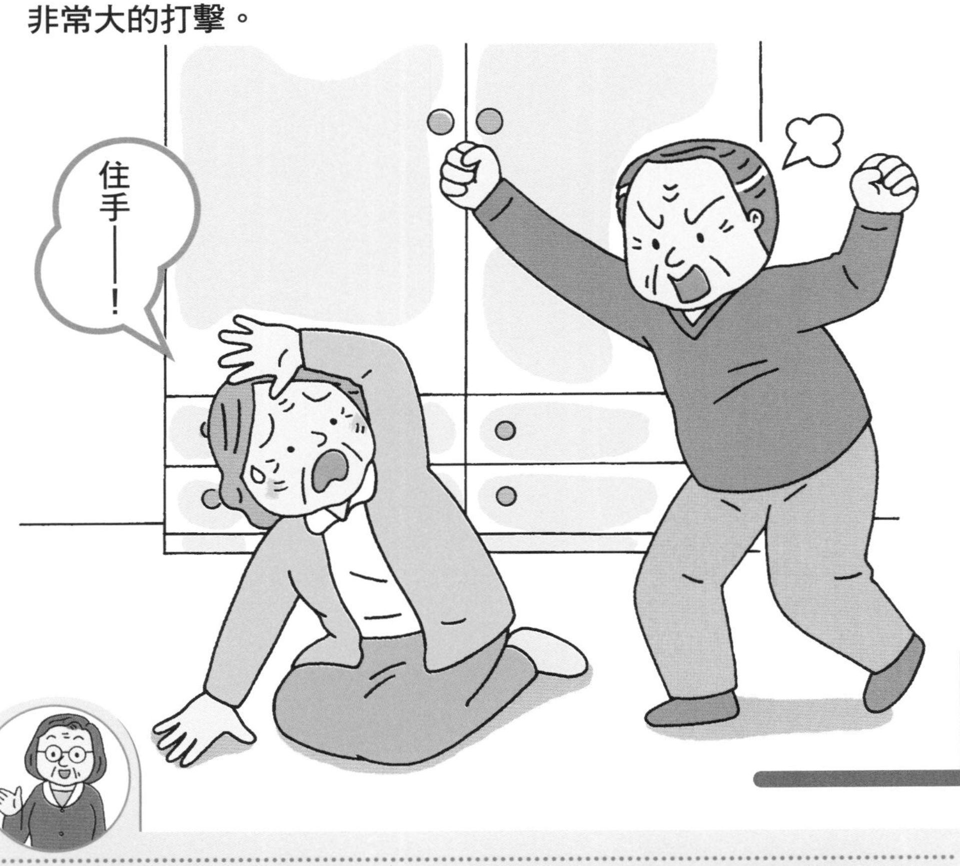

首先觀察 無法理解自己現在的狀況，無法控制情感，特別是憤怒的情緒。心情變得不穩定，心浮氣躁，因為無法用言語表達清楚，只好訴諸暴力。

患者的心情 為什麼只有我自己陷入這樣的狀態。我可是被害者，沒有人了解我的心情，我只是想說給大家聽。

疾病進程 **中度**

要冷靜地和他對話

不管是誰，突然被毆打後，第一時間應該都會想要保護自己。有的時候，應該也會一邊抵抗，一邊說著：「你在幹嘛！」、「不要！」、「為什麼這麼做！」用激烈的言語反擊。

但是，當對方是失智症患者時，這樣只會讓他覺得我們在否定他，強迫他聽我們說話。

無論何時，我們都必須保持冷靜，然後平靜地說：「怎麼了？請先冷靜一下」、「你應該有麼事不開心吧，要不要說說看」。

憤怒的情緒變得無法控制

出現這種「暴力」，若從大腦的狀態來說明，就是額葉受傷，神經傳導物質乙醯膽鹼增加，或者同為神經傳導物質的多巴胺增加，變得有攻擊性，變得無法控制憤怒的情緒，馬上就勃然大怒，變得容易生氣。

若是額顳葉型失智症，不只是憤怒，各種情緒都會變得很難控制。此外，如果是腦梗塞或腦出血等腦血管障礙，會變得說不出話來，因而感到憤怒，進而轉化成暴力行為。

此外，也會有各式各樣的原因影響

罹患失智症後，因為以前會做的事現在都變得不會了，心情上會感到相當不安。患者無法接受生活中出現許多過去未曾經歷過的困難的狀態，感到非常憤怒。為什麼只有自己陷入這種狀況的被害者意識、無法和旁人良好溝通的焦慮、身體上的不方便和不舒服，以及對周圍的不滿等，各種因素相互糾結，最後變成以暴力形式來呈現。

也有因為「定向力障礙」而產生暴力的個案

有的時候，也會因為有無法理解自己現在是什麼狀況的「定向力障礙」，而從不安陷入極度激動的狀態。

在另一個例子中，順一奶奶（七十八歲）曾在搭乘公車時，突然舉手要毆打坐在旁邊、跟她毫無關係的陌生人。

一起搭車的女兒拼命阻止，好不容易才擋下來，不過，她並不知道順一奶奶打人的理由。

順一奶奶可能是突然以為坐在旁邊的是可怕的人，為了保護自己而想毆打他。

必須想辦法讓他發洩情緒

人多的地方刺激也多，是比較容易情緒激動的場所，最好可以避免前往。

當患者開始有暴力行為時，要先保持冷靜，以溫和的態度慢慢地和他說話，避免讓他的情緒變得更激動。

如果他的情緒經常保持在激動狀態，可以在他的旁邊擺一些靠墊或空寶特瓶等拿起來踢或是撞到都很安全的東西，讓他的情緒可以得到某種程度的發洩。即使如此，還是持續有暴力行為時，可以找精神科醫生討論。

說話的技巧
回應時不要情緒化
保持冷靜，溫和地對應
表現出願意聽他說話的態度
你應該有麼事不開心吧
有事可以跟我說喔

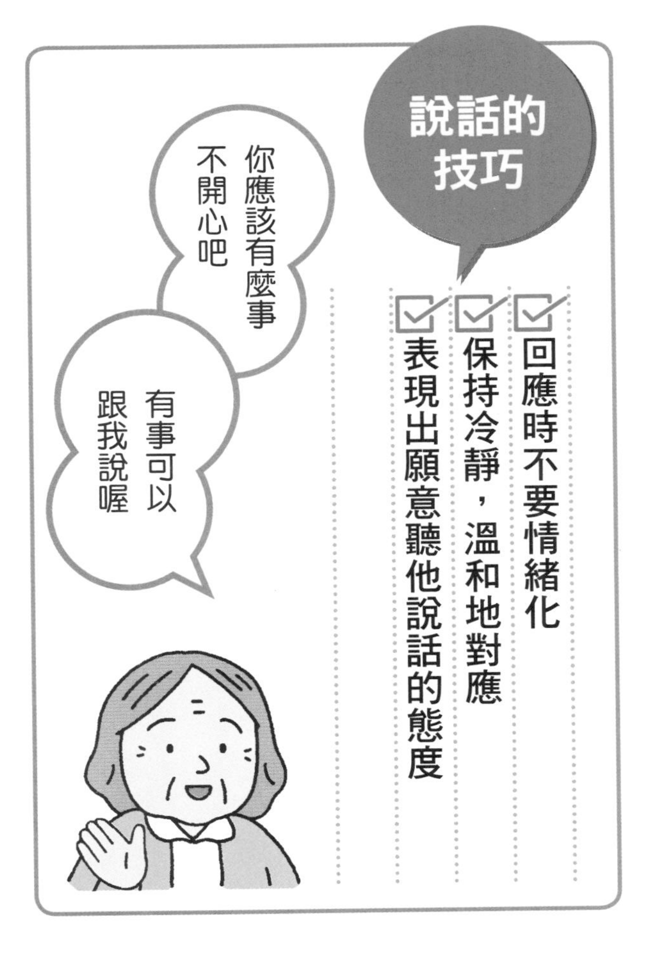

可以這樣說

半夜把家人叫醒，大吵大鬧

「我會一直陪著你的」

八重子奶奶（七十六歲）深夜突然醒來，大聲呼叫家人。她一直說一些莫名其妙的話，情緒非常激動，睡不著覺。這樣的狀況不斷持續，全家都睡眠不足。

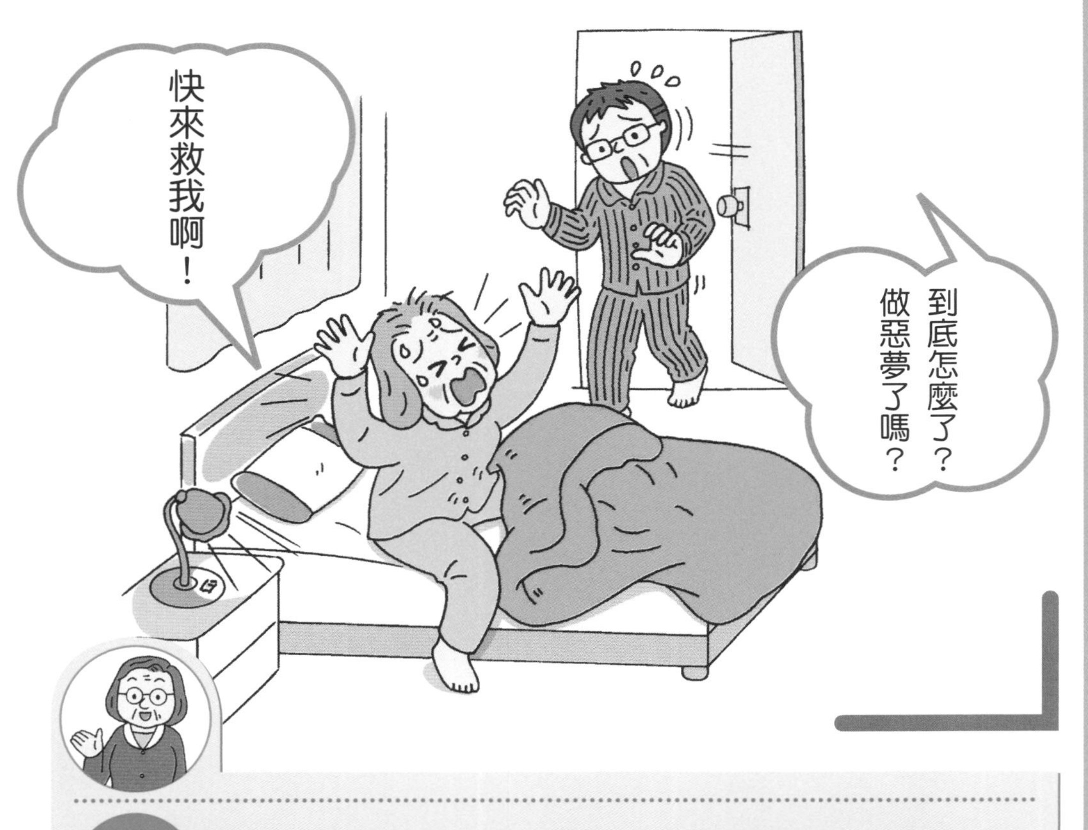

首先觀察 因為生活日夜顛倒，變得很淺眠，夢的內容表現在身體活動上。似乎是做了惡夢，因為害怕而呼救。

患者的心情 雖然大家都說我是做夢，但那不是夢。事實上是我遇到了可怕的事，沒有人來救我，真是太過份了。

疾病進程 **重度**

一直陪著他，就不會激動了

半夜裡突然被患者叫醒，還說一些莫名其妙的話，這種時候，如果嚴厲斥責他：「吵死了！你知道現在幾點了嗎？」、「淨說些莫名其妙的話，你做夢了嗎？」是非常不適合的。

此外，也不要因為被叫醒的次數多了，就隨便敷衍兩句：「好啦好啦，我知道了，快睡吧！」

這個時候，因為患者情緒非常激動，必須讓他們恢復平靜。「別擔心，我在這裡喔」、「我會一直陪著你的」可以用這樣的話語，讓他們感到安心。

原因在於快速動眼期的行為障礙

在睡眠中突然大吵大鬧，是路

易氏體型失智症的症狀之一。這種症狀會發生在睡眠較淺的快速動眼期，又稱「快速動眼期睡眠行為障礙」。

這是由於腦幹受到傷害，睡覺時也會活動手腳、肌肉緊張，因為夢境的內容，患者偶爾也會口出惡言或出現暴力行為。

有的時候也會出現手像是要抓住什麼一樣一直往上伸、隨手抓起旁邊的東西就丟、在室內來回走動、衝到窗邊等行為。甚至會傷害到睡在旁邊的配偶，或是讓自己受重傷。

睡眠時發生了什麼事

我們都曾經做過惡夢，做夢時我們的身體並不會動，也就是說，我們是在睡覺時經歷這些，醒來後可能會忘記，或意識到那只是個夢。睡眠時，身體會被抑制不會動。

如果是路易氏體型失智症患者，因為快速動眼期睡眠行為障礙，睡覺的時候身體也會活動，患者會將夢的內容反應在行動上，大吵大鬧或出現暴力行為。

醒來後，也會認為這是「真實的事」，並不覺得那是夢。

就像八重子奶奶的案例，除了大聲說夢話、大叫「救命啊」，還會有嚴厲責罵某人等激烈的攻擊行為出現。

也可能是因為血管性失智症的夜間譫妄

如果是血管性失智症，一到晚上就大聲喊叫、大吵大鬧的症狀，可能是譫妄所引起。

所謂譫妄，是突然發生的輕度意識障礙，同時會出現幻覺、情緒激動、不安等症狀，和快速動眼期睡眠行為障礙不同。

如果他覺得害怕，就說話讓他安心

如果這種狀況不斷重複發生，家人雖然也會感到筋疲力竭，但千萬不能丟下他一個人不管。因為他感覺不安、恐懼，所以請用溫柔的聲音和他說話，讓他安心。

同時，因為是睡眠障礙，所以請增加白天的活動，讓他晚上可以熟睡，以防日夜顛倒的狀況發生。也有可能有水分不足的狀況，記得攝取足夠的水分。

如果臥室太暗，反而會讓患者因為不安而吵鬧，可以透過聲音和照明，打造一個可以讓情緒穩定的環境。

除此之外，也可以和醫生討論，請醫生開立藥物處方。

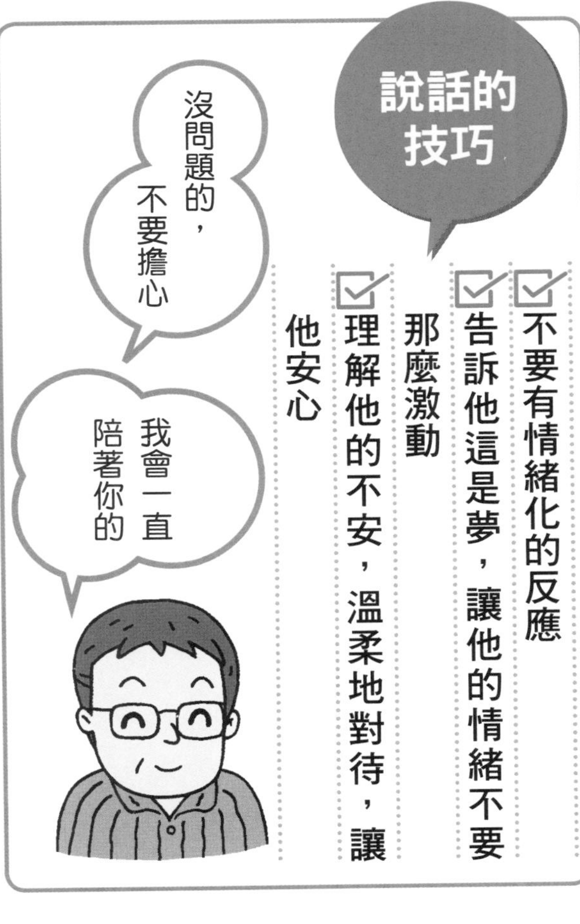

可以這樣說

「我來幫你把他趕走」

一邊指著某處，一邊說：「那邊有一個小孩」

作次郎爺爺（八十一歲）已經出現帕金森氏症症狀。最近，房間裡明明沒有人在，但他卻會指著房間的角落說，有個陌生的孩子在窗簾後面看著我們，非常害怕。

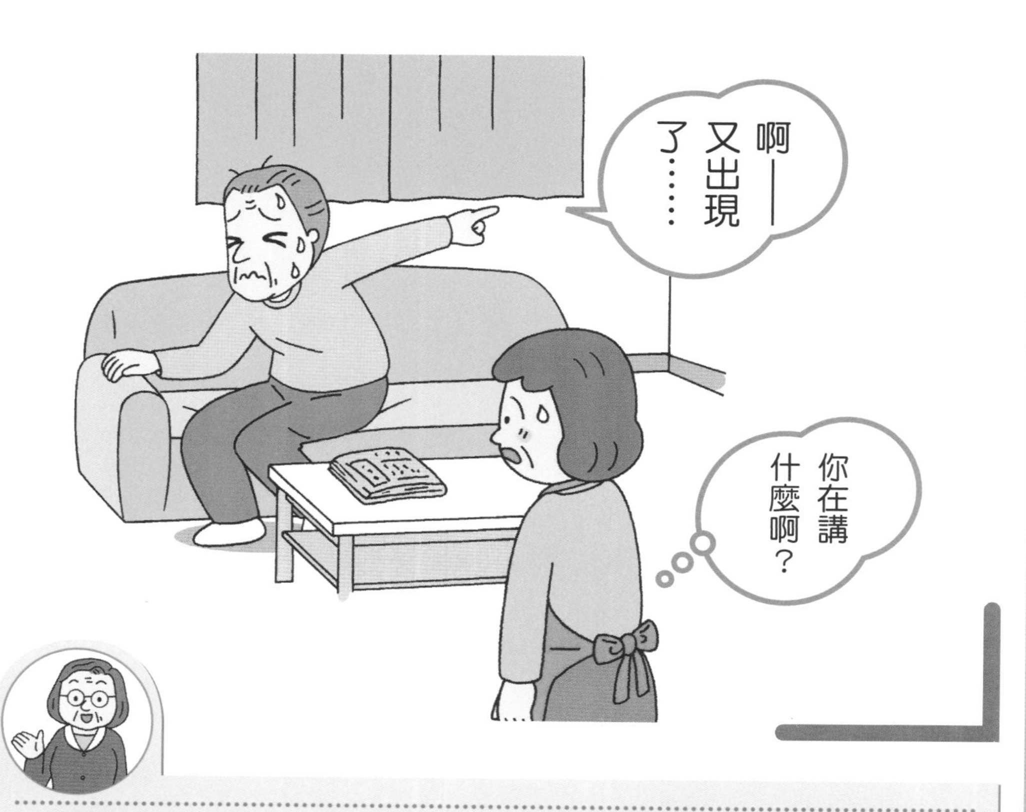

首先觀察 因為大腦的某部分受到傷害，所以會「看到」實際上不存在的東西。可以確認是不是把牆壁的污點看錯了，或是有眼疾。

患者的心情 你看，就在那邊，非常清楚，根本不是「幻覺」。應該是有什麼原因才會來這麼來多次吧。好可怕，讓人不安。

疾病進程 **中度**

不要說「什麼都沒看到」來否定他的說法

家人一開始可能不知道他在說什麼，而且還會害怕、覺得無計可施。但絕對不能因為這樣，劈頭就對他說：「根本就沒有人啊？」、「在哪裡？根本沒有什麼可怕的東西」逼問他可怕的東西在哪裡。

幻視是失智症的症狀之一，最重要的是要理解被照顧者的恐懼。

要先肯定「是有個小孩呢」，然後說：「你快回家」，再告訴他：「我在這裡，不用擔心。你看，完全沒有人啊，沒問題的。」讓他安心。

路易氏體型失智症特有的症狀

看到實際上沒有的東西的「幻視」，是路易氏體型失智症的代表性症狀。被照顧者會很清楚看到有人、動物或蟲等，有時候也會出現幻聽，比方說「去世的祖父在跟我說話」。

幻視的症狀會隨著出現的時間、日期，季節變化而有所不同，這是其特徵之一。有些人在季節變化時特別容易出現症狀，有些人的症狀則是出現在傍晚到晚上之間，情況因人而異，必須仔細觀察患者的個人傾向。

幻視既真實又具體

幻視最常「看到」的就是人，患者不是看到一個模糊的身影，而是「穿著短褲的少年」或「留著長髮的年輕女性」這種具體而真實的人物形象。

有的時候，患者會為出現在幻視中的孩子準備食物，明明不存在，但患者的身體卻會有實際上的感覺，並會予以回應。

請理解他覺得「好可怕」的心情

再舉一個例子。友子奶奶（八十三歲）有個女兒和她住在一起，照顧她。有天友子奶奶說：「你有僱傭人嗎？」女兒跟她說沒有，但她還是堅持「家裡不是有一個外人嗎？」

這也是人物的幻視，當女兒說：「哪有這種事，不認識的人莫名其妙地出現在家裡也太恐怖了吧！」友子奶奶就說：「當然很恐怖啊！」

女兒雖然看不到那個人，透過跟媽媽分享「好恐怖」的心情，友子奶奶臉上浮現了稍感安心的表情。

不管在什麼情況下，請以「患者真的有看到」這樣的心情，加以理解。

有時可能會因為某個原因而「誤認」

當患者指著某處說：「那邊有個孩子……」時，有可能是錯看了傢俱或架子上的裝飾、牆壁上的污點。如果有找到可能的原因，請改變東西擺放的位置，或是將它移到看不見的地方。這樣的現象稱為「誤認」，和幻視並不相同。

也可能是因為失智症以外的疾病所造成

幻視和聽到實際上不存在的聲音的幻聽，也有可能是眼睛或耳朵的疾病造成的。如果不是路易氏體型失智症，可以到眼科或耳鼻喉科接受診察。

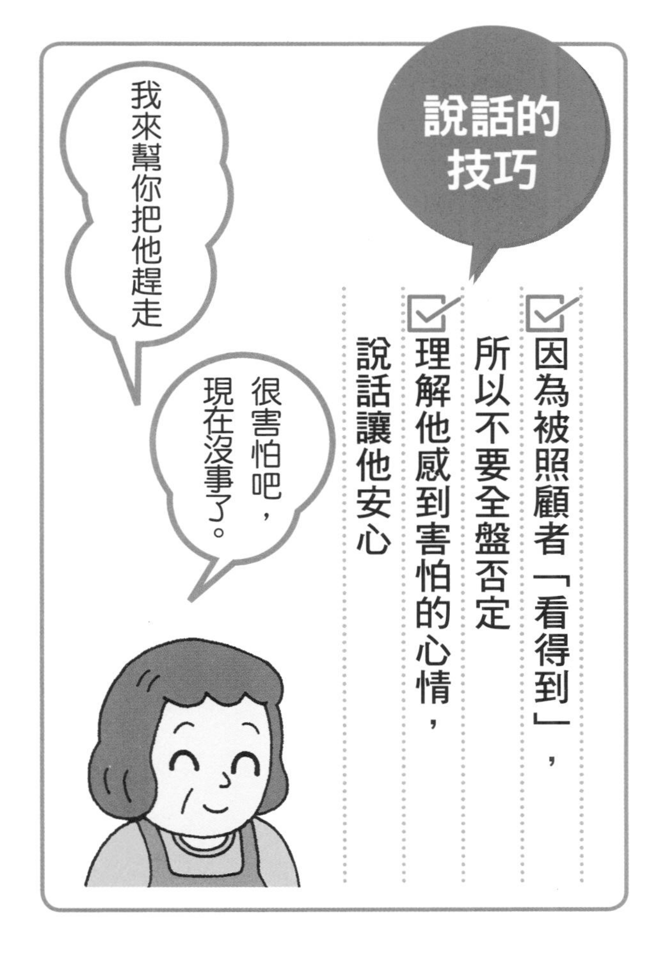

打造可以安心生活的環境

失智者患者的身體變化

罹患失智症後，身體也會出現各式各樣的變化。

- **身體變得僵硬**
- **動作變得遲鈍**
- **坐下、站立這些基本動作也變得困難**
- **身體會向前傾（或是向後仰）**
- **會拖著步伐**

我們必須了解，對出現以上狀態的老人家來說，家裡有很多危險因子都可能讓他們發生跌倒、骨折等意外。

對失智症患者而言，一旦骨折，問題並不會因為入院、手術就告一段落。因為治療和療養，需要很長時間才能回到自己家裡，這段期間的復健進度也會推遲。有時會因此而直接陷入「長期臥床」的狀態，失智症也會更加惡化。

檢查室內安全 除去造成事故的危險因子

不只是失智症患者，為了讓高齡者可以在自己家裡安心生活，必須採取一些措施，首先就是包括消除地面高低差、裝置扶手等無障礙設施，但這樣就夠了嗎？讓我們根據被照顧者在家中活動的情形，想一想還需要做些什麼。

觀察思考後，可以針對以下的需求安排策略。

〔樓梯、走廊的調整〕

- **在樓梯邊緣貼上顏色醒目的膠帶**
- **換上容易開關的門把**
- **在必須用單手開關門的地方，設置可以抓的把手或扶手**
- **可能的話，在樓梯兩側都裝上扶手**
- **可能的話，在樓梯台階鋪上墊子，藉以防滑**
- **在門上塗容易和牆壁清楚區分的顏色**
- **在走廊和通道的腳部高度位置裝上照明用的梯腳燈**

〔玄關的檢視重點〕

- **檢視穿脫鞋子時，是否會發生危險。可以裝上扶手、準備座椅**
- **地板要使用防滑材質**
- **檢查玄關的腳踏墊是否易滑，拖鞋會不會影響動線，不要放置多餘的物品**
- **消除地面高低差。高低差較大的地方，可放置斜坡板。**

花點心思，防止意外發生

可以在門上裝設當打開門時，就會自動出現巨大聲響的鈴鐺，並且在門口或玻璃窗上多裝一個鎖，讓它們不會那麼容易被打開，以防止患者避開家人的視線、跑到外面去。

此外，廁所或浴室門也要換上即使上鎖，也可以從外面打開的鎖。

如果出現不管什麼東西都會放進嘴裡的症狀，就要檢查櫃子或抽屜裡有沒有放置危險物品。危險物品要妥善放在拿不到或打不開的地方。

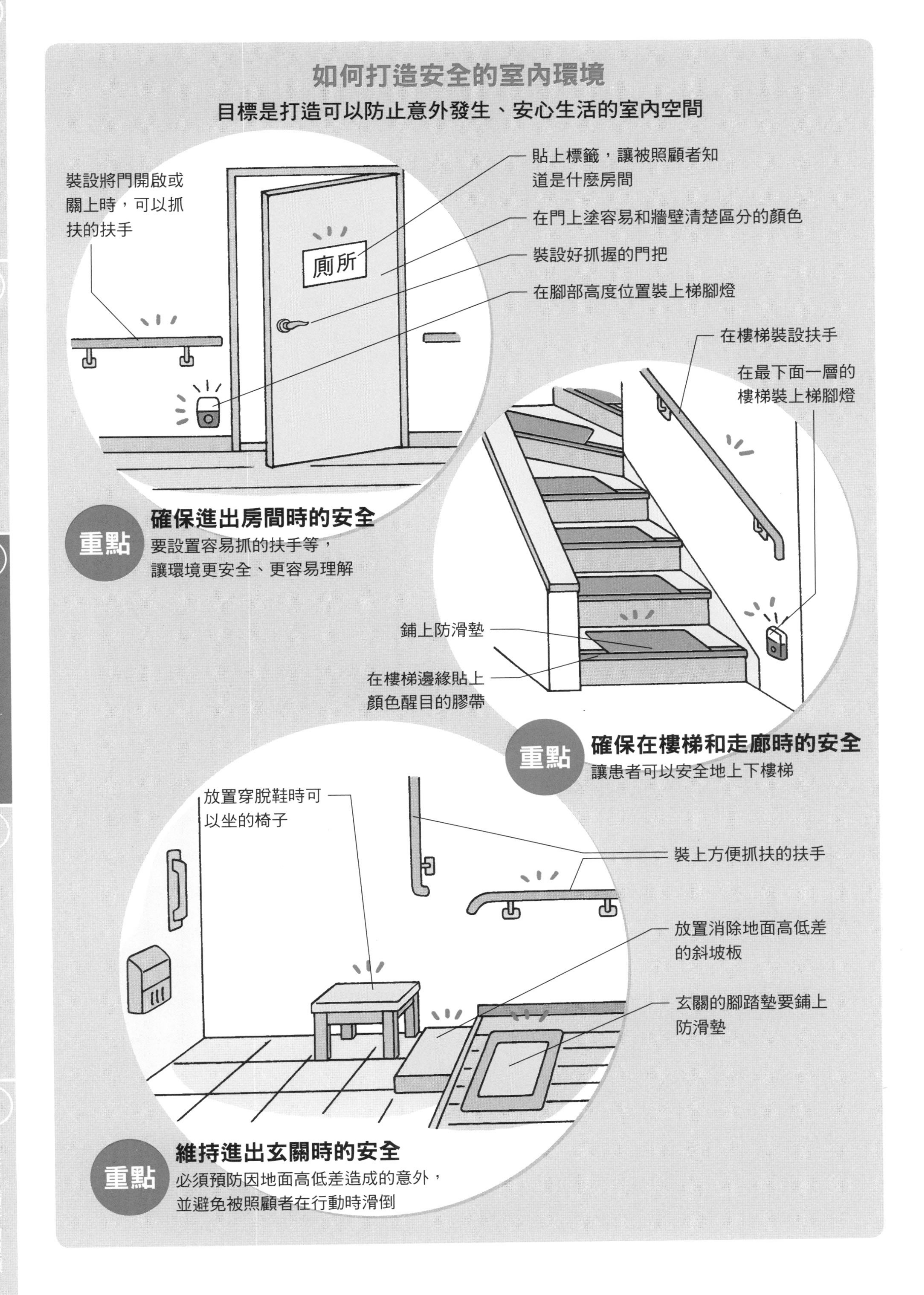
如何打造安全的室內環境
目標是打造可以防止意外發生、安心生活的室內空間
裝設將門開啟或關上時，可以抓扶的扶手
貼上標籤，讓被照顧者知道是什麼房間
廁所
在門上塗容易和牆壁清楚區分的顏色
裝設好抓握的門把
在腳部高度位置裝上梯腳燈
在樓梯裝設扶手
在最下面一層的樓梯裝上梯腳燈
重點
確保進出房間時的安全
要設置容易抓的扶手等，
讓環境更安全、更容易理解
鋪上防滑墊
在樓梯邊緣貼上顏色醒目的膠帶
重點
確保在樓梯和走廊時的安全
讓患者可以安全地上下樓梯
放置穿脫鞋時可以坐的椅子
裝上方便抓扶的扶手
放置消除地面高低差的斜坡板
玄關的腳踏墊要鋪上防滑墊
重點
維持進出玄關時的安全
必須預防因地面高低差造成的意外，
並避免被照顧者在行動時滑倒

盡量保持生活品質（失智症初期）

讓患者待在可以經常和家人相處的地方

讓失智症患者可以在自己家裡安心生活的基本原則是什麼？

首先，讓我們來思考一下失智症初期的狀況。除了患者本人之外，讓同住的家人也能感到舒適的居住環境是最理想的。為了達到這個目標，需要注意幾個細節。

第一要考慮的是確保安全性，為了盡量保持和過去一樣的生活，要想辦法藉由讓患者能自己做到，讓他可以安心、舒適地生活。

首先必須檢查的是被照顧者的臥室位置。盡可能讓臥室設置在可以接觸到家人的環境，不要讓他落單。因此，最理想的是在家人聚集場所的附近，或是開放式的起居室等看得見的位置。

如果有困難，也可以討論看看是否能設置在家人（包括小孩）經過時可以和他說兩句話，或者讓他容易看到家人的位置。重要的是要在家人平常活動的動線上。

已經習慣的環境要盡可能維持不變

最重要的是，不要做大幅度的改變。失智症患者很難適應新的環境，即使新的環境更加便利，如果生活環境完全改變，反而會讓他變得更混亂，也會有讓症狀惡化的危險。特別是臥室這個屬於他自己的活動空間，因為是他最感輕鬆自在的地方，室內氛圍盡量不要有任何改變。

如果為了安全必須改變傢俱配置，或是設備或顏色時，請花點時間，一點一點地慢慢改變。即使如此，如果被照顧者還是覺得「和以前不同」，因而感到不安，可以和他一起討論。在不斷重複的過程中，應該就可以避免混亂的情況發生。

此外，可以從改變傢俱配置，或裝設扶手等安全設施這類馬上可以做到的事情開始。之後，再觀察被照顧者的狀況，必要時才考慮重新裝修。

日常生活中一定要做的事是不是都能做到

洗臉、刷牙、換衣服、用餐、活動、上下樓梯、洗澡、上廁所，以及（必要時）坐著輪椅活動等日常生活中需要的基本動作都可以做到嗎？

隨著症狀的惡化，做不到的事也會增加，要用更長遠的角度來思考惡化時是否可能調整，再進行室內空間的設置。「做得到的事」可以讓他自己做，同時也要思考協助他進行「做不到的事」時，需要什麼樣的照護。

前往廁所時，要設法讓他不迷路

從臥室往廁所移動時，有時會不知道廁所在哪裡。這個時候，可以在廁所的門上，貼上畫有說明插圖或寫上大大文字的紙條，如果能畫出廁所的樣子，讓他了解裡頭的設置也很理想，可以用被照顧者「最容易理解」的方式來進行。

此外，若回臥室時會不知道自己的房間在哪裡，可以在房間的

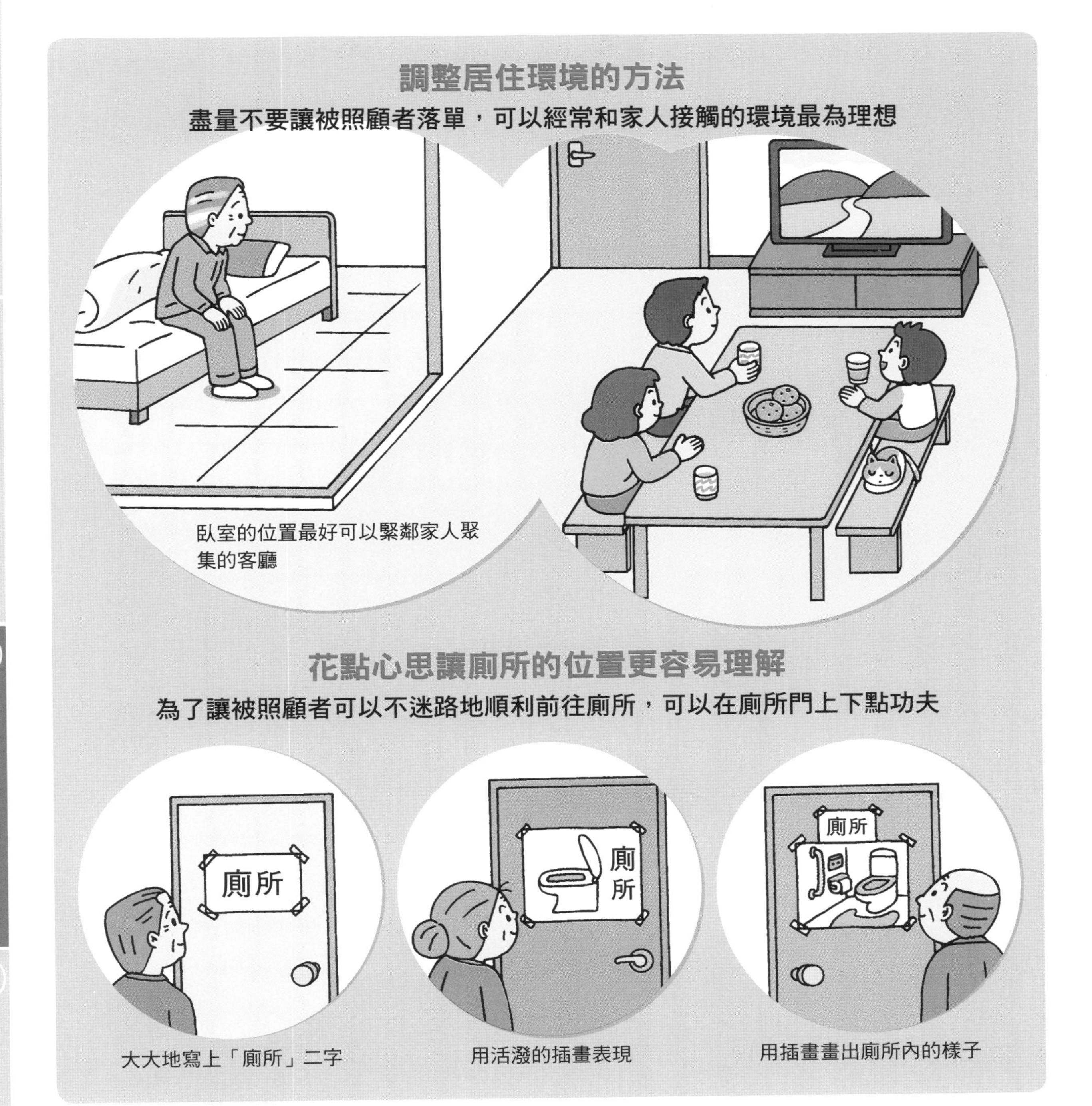

門上貼上畫有患者喜歡的東西的插圖，如此一來，他一看就會知道那是自己的房間。所有方法都可以試試看。

貼上指示方向的箭頭時要注意的事

再者，從臥室到廁所，有時會迷路。如果要在動線上貼上箭頭，就要留意箭頭的位置和被照顧者視線的高度。比方說，如果大部分時間都坐在房間裡，就要把箭頭貼在從坐的位置看得到的地方。

失智症惡化時需要的照護技巧（從中期到後期）

可能會覺得工具「很難用」

過去很輕鬆就能使用的廚具、掃除時使用的工具和器具，隨著失智症惡化，會越來越覺得難用。

首先，要觀察患者實際在做家事或使用工具時的狀態，看看會出現怎樣的問題，再討論如何讓那些工具容易使用。

利用可防止意外的方便好物

雖然家人已經很小心了，但還是不免會發生意外。如果能夠事先做好準備，就可以比較安心。

比方說，可以打開位於走廊牆壁的梯腳燈，梯腳燈可以透過感應器來偵測、自動點燈，進而照亮腳邊，被照顧者晚上獨自起床、往廁所移動時，就比較不會有跌倒的危險，建議可以按照從臥室到廁所的動線來設置梯腳燈。

除此之外，還有鋪在腳邊，可偵測患者是否離開床鋪的墊式離床感應器，以及打開玄關大門就會發出聲響的警鈴等等。

如果出現危險狀況時家人都可以發現，就能預防重大意外。

當出現徘徊等一個人出外遊走的症狀時，可以讓他們隨身攜帶能確認被照顧者位置的感應器。如果他不想帶，也可以透過行動電話，或是放進鞋子就可以得到GPS訊息的工具得知位置。

不要忘記預防火災

一般家庭應該都有裝設火災警報器，但除了用火的場所，臥室最好也要設置。此外，為了預防火災，如果可以最好思考看看，是否要將瓦斯爐換成IH爐。

要理解新事物對失智症患者來說比較困難，所以，更換設備器具之後，被照顧者有可能會不知道使用方式，短期內可以不斷反覆陪他們一起使用。

此外，建議盡可能選擇使用方法簡單且容易理解，就算搞錯用法也不會造成危險的類型。

如果一天中超過一半的時間都要在床上度過

隨著失智症惡化，記憶力會退化、體力也會衰退，待在床上的時間會變得越來越長。

床鋪要選擇適合身體且容易使用的類型，採光、照明和空調的開關要盡可能設置在手邊方便之處，必須配合患者的狀態和意願打造舒適的環境。

此外，當因用餐、排泄、入浴而移動時，為了盡可能縮短移動距離，必須重新檢視家具的位置。如果可以把位於二樓的臥室移到有浴室和廁所的一樓，就可以縮短移動距離，也會降低跌倒的危險。

調整臥室的方法

目標是打造出符合被照顧者狀態和意願的環境

●放置床鋪的位置

□接近窗戶，採光和通風良好
□不要直接吹到空調的溫風或冷風
＊如果一天中有超過一半的時間都要在床上度過，必須把環境改造得更舒適，同時也要常常更換花色

●臥室的設備

□照明的開關最好是可遙控的
□地板材質最好要防滑
□起身時，床鋪會比地鋪更容易起身

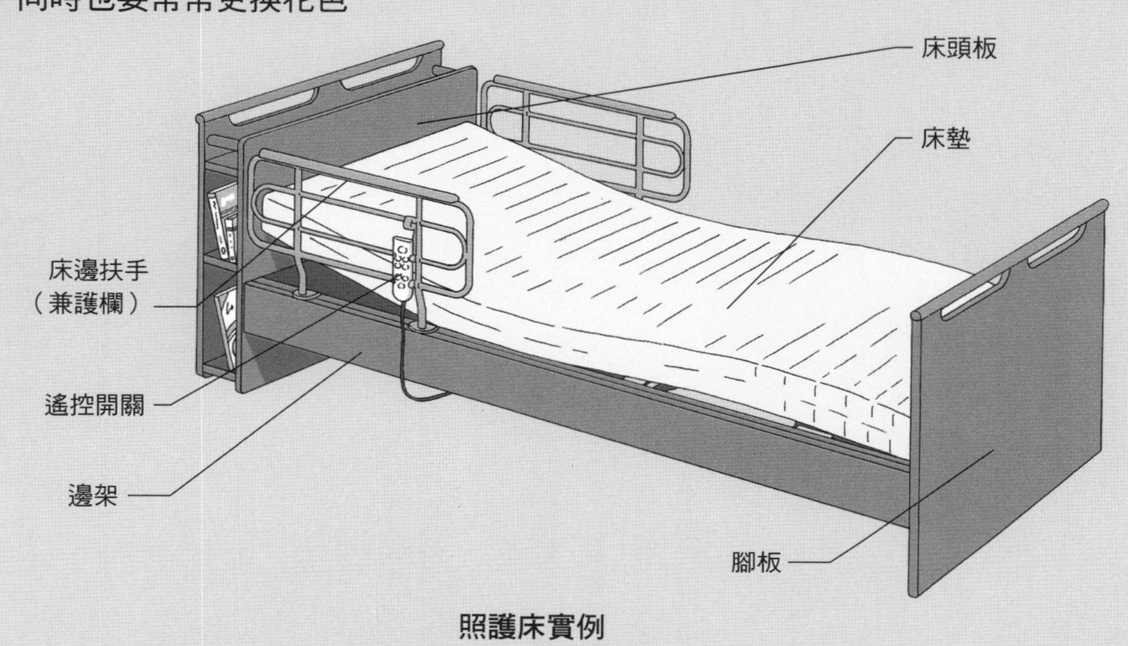

照護床實例

該選擇什麼樣的床鋪

推薦的床鋪規格

床鋪寬度：100至120公分
床鋪高度：坐著的時候，膝蓋可呈90度彎曲

①選擇寬度夠，高度低的床鋪

為了方便醫師和護理師進行醫療，醫院的床鋪通常寬度很窄，高度很高，但若是在家裡進行照護，考慮到被照顧者的安全，最好可以選寬度夠、高度低的類型。

②床墊最好硬一點

可能大家會覺得，床墊要軟一點比較好，但若躺下、翻身或起身時都不穩，就會引發危險。建議選擇厚度五至六公分，硬度達到某種程度的床墊。

③最好帶有扶手

為了確保從床鋪起身、站立，移動到輪椅這個過程的安全性和穩定性，請選擇帶有扶手，或是之後可以裝上扶手的類型。此外，要小心別讓扶手夾到身體。

小心注意不要噎到

因為吞嚥力變差 要注意用餐的方式

飲食不單是為了補充營養，也是失智症患者容易變得單調的生活中，一個很大的樂趣。但是，罹患失智症的人不管是咀嚼或吞嚥食物的能力都會變差，嗆到的機會增加後，也容易引發吸入性肺炎。

為了預防，可以將食物切成容易吞嚥的大小，選擇容易咀嚼的硬度，也可增加食物的「稠度」，讓食物不要噎在喉嚨。

市面上有販售加強食物稠度的產品，以及可以直接作為料理的照護食調理包。可以和個案管理師討論使用。

注意患者的進食姿勢 要在一旁陪伴

用餐的時候，腰部要盡量往後靠，下巴微收，以微微前傾的姿勢進食。椅子要選擇椅背直立、帶有扶手的類型。

桌子要選擇手肘剛好可以輕鬆放上去的高度，腳一定要可以碰到地板，如果碰不到，可以放個踏腳墊來調整。

用餐時，家人要在一旁陪伴，視線不要離開。

嗆到的時候要冷靜處理

雖然家人已經很小心了，但還是可能會嗆到。

這個時候可以試著做以下處置：

●讓他用力咳出來

●讓他發出聲音

●輕輕撫摸或拍拍背部

因為被照顧者也會很痛苦、覺得慌張，必須告訴他「我就在你身邊」讓他安心，冷靜地加以處理。

嗆到的時候千萬不要讓他喝水，因為這樣會有誤吸的危險。

食物哽在喉嚨時的緊急措施

吃到硬或吞不下去的東西時，會有「哽在喉嚨」這種有窒息危險的緊急狀況，這時要馬上打119叫救護車。

因為呼吸停止三至四分鐘之後，就有生命危險，在救護車抵達之前，可以先進行一些緊急處置。

①用指頭把東西掏出來

觀察口中，如果可以看到哽住喉嚨的東西，就可以用食指包著紗布或手帕等小布塊，把東西掏出來。如果有裝假牙，有時東西會在取下假牙時一起被黏出來。

②拍打背部

支撐被照顧者讓他前傾，或是讓他的胸部貼在照顧者的膝蓋上，抱住他的身體讓他前趴，然後用手掌在他背部啪、啪、啪地快速拍打，持續拍打四至五下。如果他的個子很高，可以讓他側躺後拍打。

慌張的照顧者有可能會用緊握的拳頭或整個手掌用力拍打，這是不對的。要用手掌接近手腕的掌根部分來拍打。

③上腹部壓迫法（哈姆立克法）

將手伸進被照顧者人腋下，從後面把他抱住。單手握拳，另一

進食時的錯誤姿勢

注意進食時姿勢，家人一定要在旁陪伴，不要讓他們嗆到

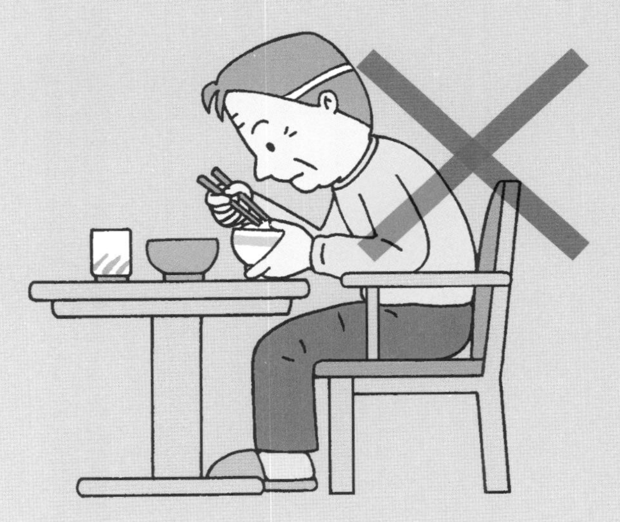

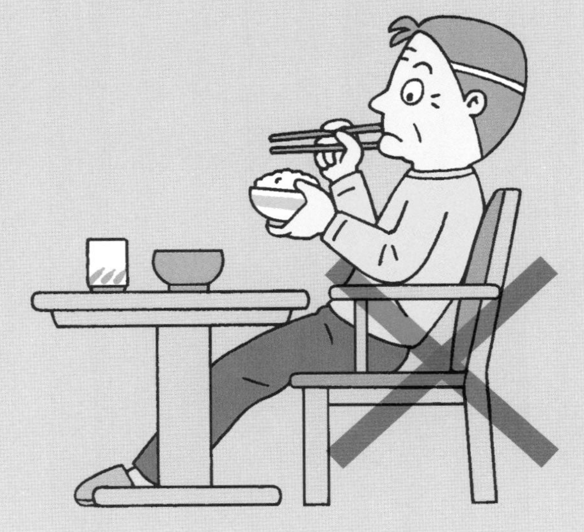

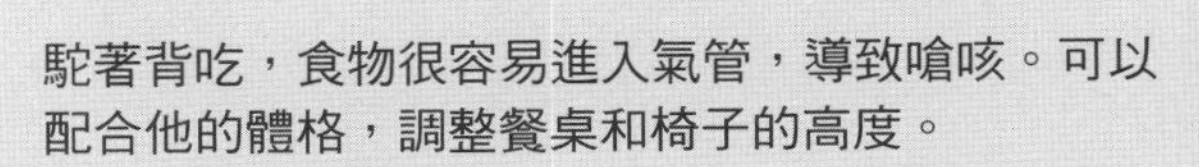

駝著背吃，食物很容易進入氣管，導致嗆咳。可以配合他的體格，調整餐桌和椅子的高度。

如果坐得很淺，就可能會張開雙腳支撐身體，讓身體變得緊繃，不易進食，這樣也會有嗆到的危險。

當被食物噎住的時候

請牢記打 119 電話後、等待救護車時能進行的緊急處置

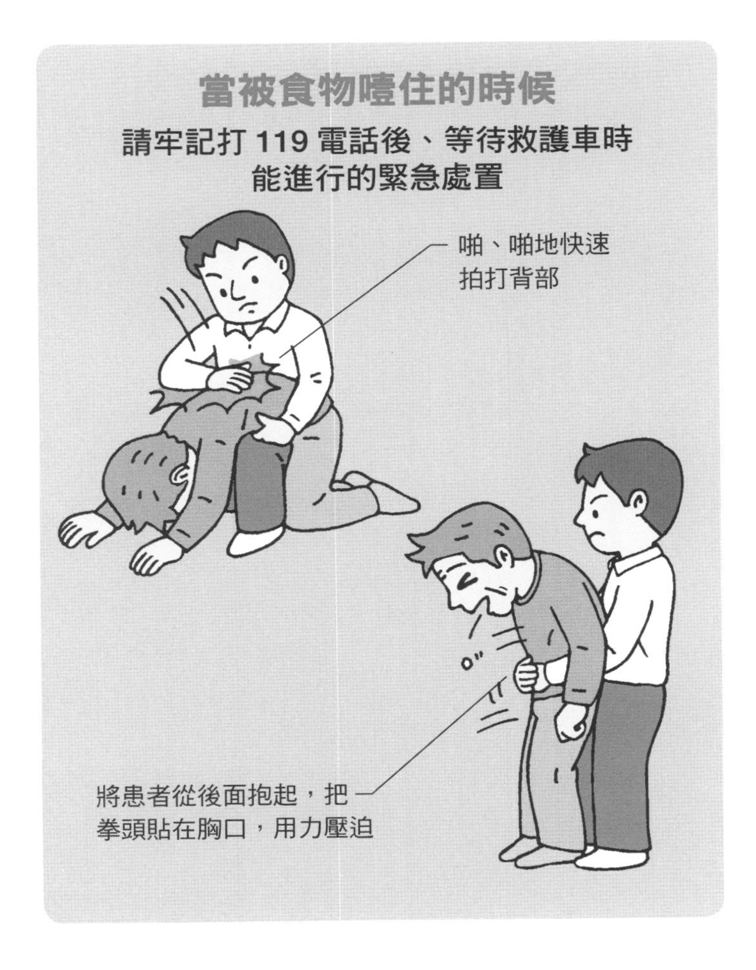

手包住這個拳頭，貼在患者胸口上，用力壓迫。這個方法不適用於被照顧者失去意識的時候。此外，因為有內臟破裂的危險，使用這個方法之後，一定要接受醫師診察。

④其他方法

如果這三個方法都不能用，但又怕救護車來不及趕上，也可以嘗試用吸塵器吸取。將開關設定在「弱」之後，吸兩秒就停止，如此不斷重複。但這是**非常危險**的做法，除了**非常緊急**的狀況之外請不要採用。

口腔照護也是重點

藉由口腔照護，減緩失智症的惡化

上了年紀之後，體液就會減少，保持口腔清潔的「自淨作用」功能也會衰退，造成食物殘渣殘留，雜菌繁殖，如果把這些吞下去，有時就會引發肺炎。

此外，雜菌也會讓口臭變得更嚴重，很可能會讓照顧者有將臉撇得遠遠的，避免和患者對話等溝通上的壓力。因此，保持口腔清潔非常重要，同時這也能減緩失智症的惡化。

用牙刷達到有活力的生活

透過早上和每餐飯後的刷牙，可以保持口中清爽，重新找回容易混亂的生活步調，讓他提振精神。如果本人無法或討厭刷牙，家人可以幫他刷。

即使不使用牙刷也能做到的牙齒照護

無法使用牙刷時，可以用指頭包上紗布來進行。此外，也可以使用包上紗布的免洗筷，市面上也有販售各式各樣的照護用牙刷。

針對討厭嘴巴被塞進東西的人，讓他用茶漱口，或是吃綠茶果凍，也很有效果。

刷牙時，可以從背後進行，面對面刷時，要讓視線保持在同一個高度，讓被照顧者抬起下巴來進行。刷牙時要一點一點溫柔地移動牙刷。

口腔照護的重點

不只是刷牙，口腔照護還包括去除口腔中的髒污，這是為了讓包括口腔黏膜和舌頭等整個口腔保持清潔。幫他刷牙時，同時要進行口腔照護。

除了牙刷，還要準備牙間刷或海棉牙刷等必備的工具。首先，讓被照顧者漱口，濕潤口腔，然後以牙齒——黏膜——舌頭的順序刷洗。如果有裝假牙，請在漱口後將假牙取下。

如果舌頭上有白色污垢，可用舌苔刷清潔，要從後方往前方將它們刷掉。

口腔清潔可以和牙醫討論後進行。有些牙醫也會幫忙處理吞嚥障礙的問題，可以找他們討論。

假牙需取下後用牙刷清洗

清洗時，不能讓假牙置放在口中，需先將假牙取下，用專門的假牙用牙刷（或普通牙刷）來清洗。齒間及假牙內側等容易囤積污垢的地方，要特別仔細清洗。

如果假牙掉到地上，容易因為碰撞而破裂，請千萬小心。請在裝滿水的洗臉盆上，用流動的水以牙刷清洗。此外，牙粉會傷害假牙，一定要用假牙用的清潔劑。

透過刷牙照護減緩失智症惡化

用牙刷清潔口腔，找回有元氣的生活

在頸部圍上毛巾，先讓被照顧者漱口。用水沾濕牙刷（沾上牙粉），一點一點慢慢移動，以輕輕觸碰牙齒的力道來進行。可以面對面刷或從背後刷，選擇照顧者和被照顧者都不會太辛苦的姿勢來進行。若患者不太會漱口，不用牙粉也沒關係。刷牙結束後，請他確實漱口，確認口中沒有污垢殘留。

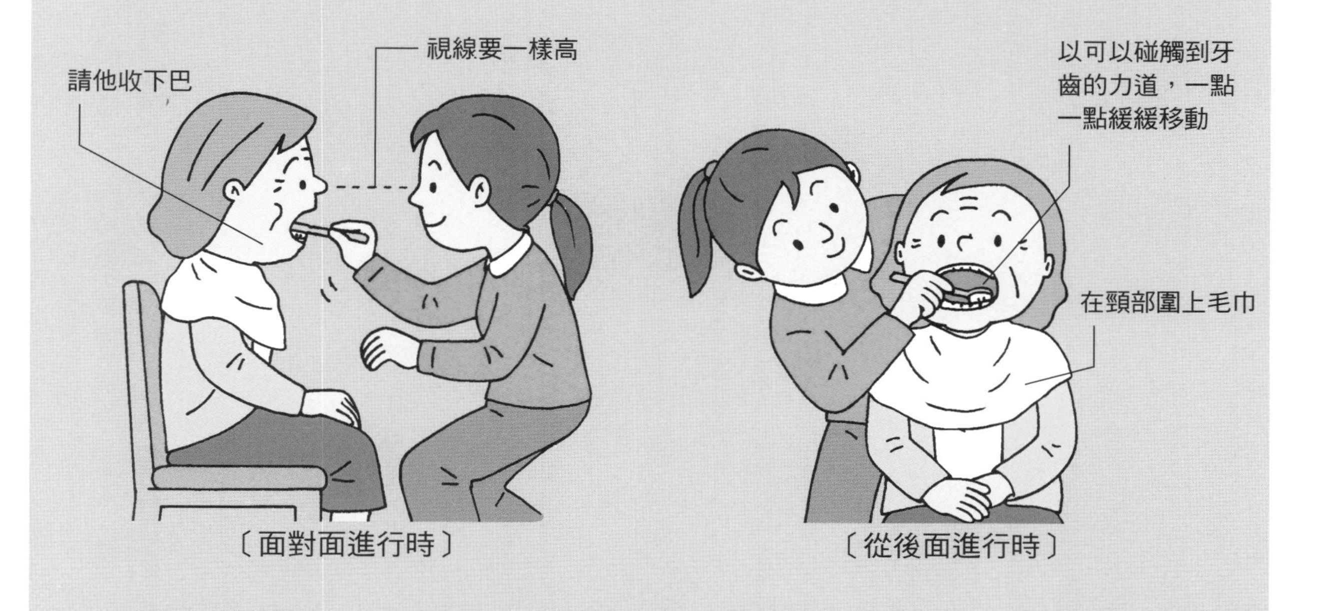

〔面對面進行時〕　〔從後面進行時〕

＊可以根據用途，選擇不一樣的牙刷

- 海綿牙刷或圓型牙刷可以用來擦掉口腔內的髒污。也要仔細擦拭牙齒和牙齦之間、臉頰內側。使用的時候一定要沾水，用完即丟。
- 牙間刷可以直角插入牙齒和牙齦之間，用來去除食物的殘渣。可以觀察被照顧者的狀況之後再進行，不要勉強。
- 舌苔刷用來除去舌頭上的白色污垢。刷的時候要注意，必須從後往前刷，不要太過用力。

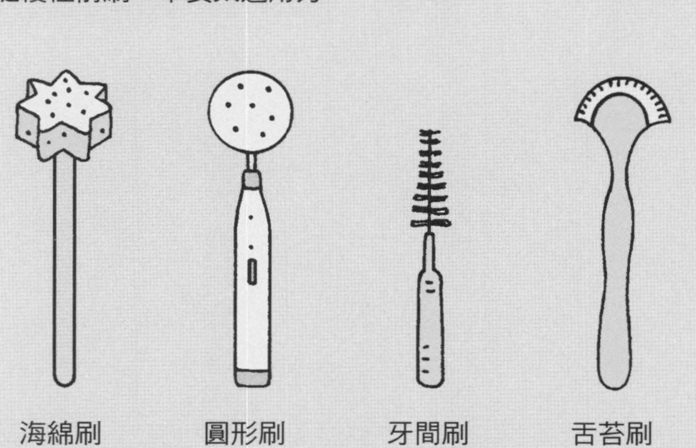

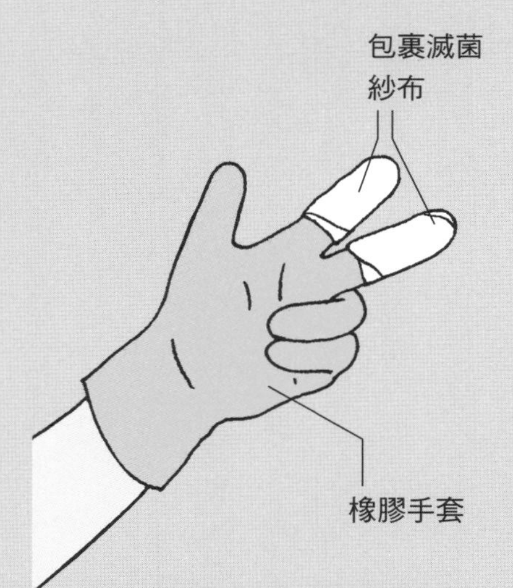

＊如果是長期臥床或重度失智的人，為了避免發生誤吸的危險，可以使用紗布清理口腔。照顧者要戴上橡膠手套，在食指和中指包上滅菌紗布（市面有售），擦拭口腔內部。

讓人安心的沐浴基本原則

在浴室最大的危險就是因跌倒發生意外

在浴室，因為地板是濕的，所以非常容易發生跌倒意外。如果在空間狹小的浴室跌倒，有時身體會撞到浴缸，造成肋骨骨折或頭撞到地板，導致重傷。為了防止這些意外發生，必須重新檢視浴室。

盡量利用各種照護輔具

浴室必須改裝，加裝緊急呼救按鈕和扶手。輔具方面，有洗澡椅、帶有扶手的椅子、有靠背的椅子、椅面可旋轉的椅子等各式各樣的用具。其他還包括止滑墊、浴缸內用的不銹鋼椅、協助進出浴缸的把手或踏台、架在浴缸上可以坐在上面或抓扶的浴缸坐板等，可以配合患者的狀況來使用。

有些浴室用輔具可以向社福機構借用或租用，請與個案管理師討論，或是與和社福機構配合的業者聯絡。把浴室調整為可以安心入浴的環境，這樣身心都可以放鬆。

沐浴基本原則和入浴前的注意事項

關於沐浴的基本原則，有以下幾點需要注意：

①泡澡時間五至十五分鐘

即使是喜歡泡澡的人，每天泡也會感到疲憊。建議一個禮拜兩次，泡澡時間以五分鐘左右為宜。為了避免疲勞，最好以十五分鐘洗好為標準。

②熱水的溫度約三十八～四十℃

年長者的皮膚對溫度的感覺比較遲鈍，如果熱水太熱會發生危險。有時會發生因溫度太高受到驚嚇，導致失去平衡而跌倒的意外。一定要很注意熱水的溫度。

③要先讓脫衣服的地方溫暖

如果浴室和脫衣服的地方溫差太大，脫衣服時體溫會急劇下降，導致血壓上升，造成心肌梗塞或腦中風。因此，冬天時一定要事先讓脫衣服的地方變暖。

④補充水分

沐浴時會流很多汗，為了預防脫水，沐浴前要先讓被照顧者喝一杯水。

入浴前不要忘記確認身體狀況

入浴前，不要忘記確認是否有本人沒發現的身體不適。

□體溫比平常高（若在三十七℃以下就OK）
□脈搏和血壓是否正常
□是否感冒
□臉色是否很差
□皮膚是否有傷口或發炎
□是否肚子很餓
□是否上過廁所等等

讓他實際感受入浴的效果

讓失智症患者實際感受入浴的舒適這件事本身就很有意義。在此，我們再整理一次入浴的效果。

●能保持清潔

不用說，入浴可以洗去身體的

沐浴的基本原則和入浴前的注意事項

入浴前的準備非常重要，要特別注意熱水溫度的調節

①入浴時間五至十五分鐘

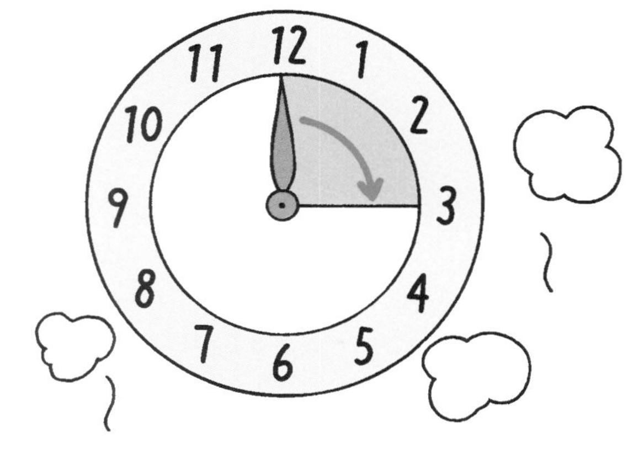

如果容易疲倦，最長不要超過十五分鐘

②熱水的溫度約38～40℃

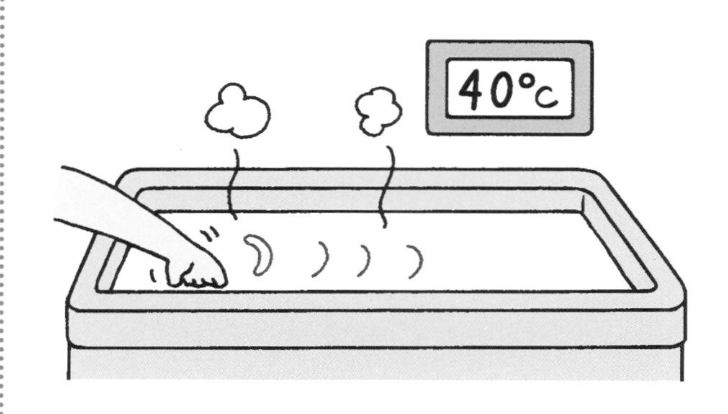

年長者對溫度的感覺比較遲鈍，
溫度調節非常重要

③ 要先讓脫衣間變暖

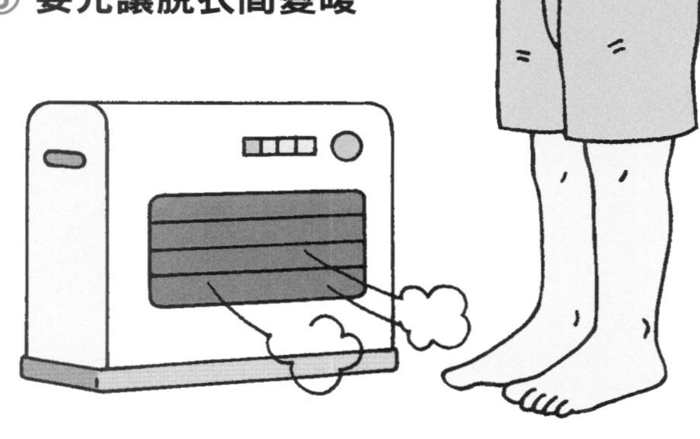

如果脫衣間和浴室的溫差太大，
可能會引發腦梗塞或腦中風

④入浴前要先喝一杯水，補充水分

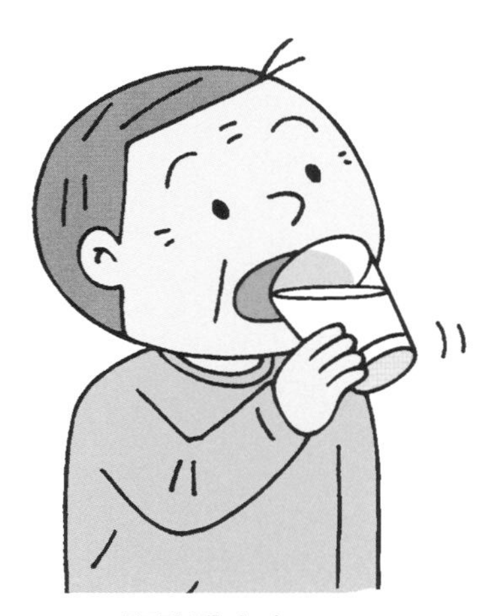

預防脫水症

髒污，恢復清潔。

入浴能預防傳染病或皮膚損傷，對長期臥床的人來說，也可以預防褥瘡。

●促進新陳代謝

用熱水浸泡身體可以改善血液循環、促進新陳代謝。此外，將身體泡入浴缸，適度的水壓可消除足部浮腫。

●放鬆精神

全身泡在溫水中可以讓身心同時放鬆。此外，也可以提振精神、轉換心情，讓生活充滿活力。

●具復健效果

在熱水中，因為浮力的關係，身體比較容易移動。此外，因為水的阻力，在浴缸中活動身體，可以有和輕度運動一樣的效果。

不想洗澡時的照顧技巧

了解他不想洗澡的原因

步入高齡之後，很多人會因為身體無法自由活動、害怕在浴室跌倒、不想被（幫忙照顧的）家人看到自己裸體的模樣等各種理由，而不想洗澡。

此外，有些失智症患者也會出現不知道該如何進行清洗身體、不知該如何進入浴缸洗澡等狀況。

因為家人只知道「被照顧者不想洗澡」，所以想安撫、誘導他去洗澡，但都無法達到效果。大家必須了解，患者會因為失智症特有的症狀而不想洗澡（關於這些症狀，請參見84至85頁）。

無論理由為何，如果每天都不洗澡，除了身體會髒，還會出現各種疾病。入浴時，必須用些方法讓被照顧者身心舒適，並實際感受到快樂。

照顧患者入浴時的重點

如果可以把不想洗澡的人連哄帶騙地帶到浴室，一起洗澡也是方法之一。以下就是一邊很自然地幫忙，一邊協助患者洗澡時的幾項重點：

●不要忘記這些細節，讓患者可以安心入浴

用熱水溫熱過浴室地板或椅子之後，一開始可以先把患者的腳泡在熱水裡。當他感到「很溫暖」或「很舒服」之後，通常就可以順利地讓他開始洗澡。

因為身體各種變化造成的壓力，有時失智症患者的聽覺或嗅覺等五感也會過度敏感。

一開始，就算是家人，光著身體或讓人幫助入浴也會使他覺得緊張、不安。這個時候，可以「把脫衣間弄暖」或是「確認扶手和墊子的安全」，進行入浴前的準備，把環境整理得讓人可以安心進入。

●弄清楚被照顧者做得到和做不到的事並給予援助

有些人不知道該如何進入浴室、清洗身體，也有些人只要拿到起泡的毛巾之後就會開始洗澡，還有些人是在有人跟他說「可以這樣洗背部」之後，就知道怎麼洗。

重要的是，要確認本人做得到與做不到的事有哪些，然後給予協助。

●當被照顧者堅持的時候，可以按照他希望的做法

入浴和排泄一樣，都是一種私密行為。不要忘記患者有他多年來習慣的方法和堅持，如果只是按照照顧者的方法草草洗完，會感覺就像是「被迫洗澡」一樣，無法享受入浴的快樂。洗澡之前，可以先一一向患者確認後，再予以協助。

可以問他：「洗澡水要再熱一點嗎？還是再涼一點？」

「要先洗頭髮？還是先洗身體？洗身體要按照什麼順序？」

「淋浴好嗎？還是要泡在熱水裡洗？」

「泡完澡之後，要再淋浴嗎？」

●穿脫衣服時，可以一邊溫柔地說明，一邊幫忙

當患者覺得「脫衣服、再穿上」很困難時，可以試著一一細心解說動作，如「把右手抬起來」、「兩手扶在邊邊」等。有的時候，

提供幫助，讓被照顧者可以安心入浴

重點是要配合被照顧者的步調

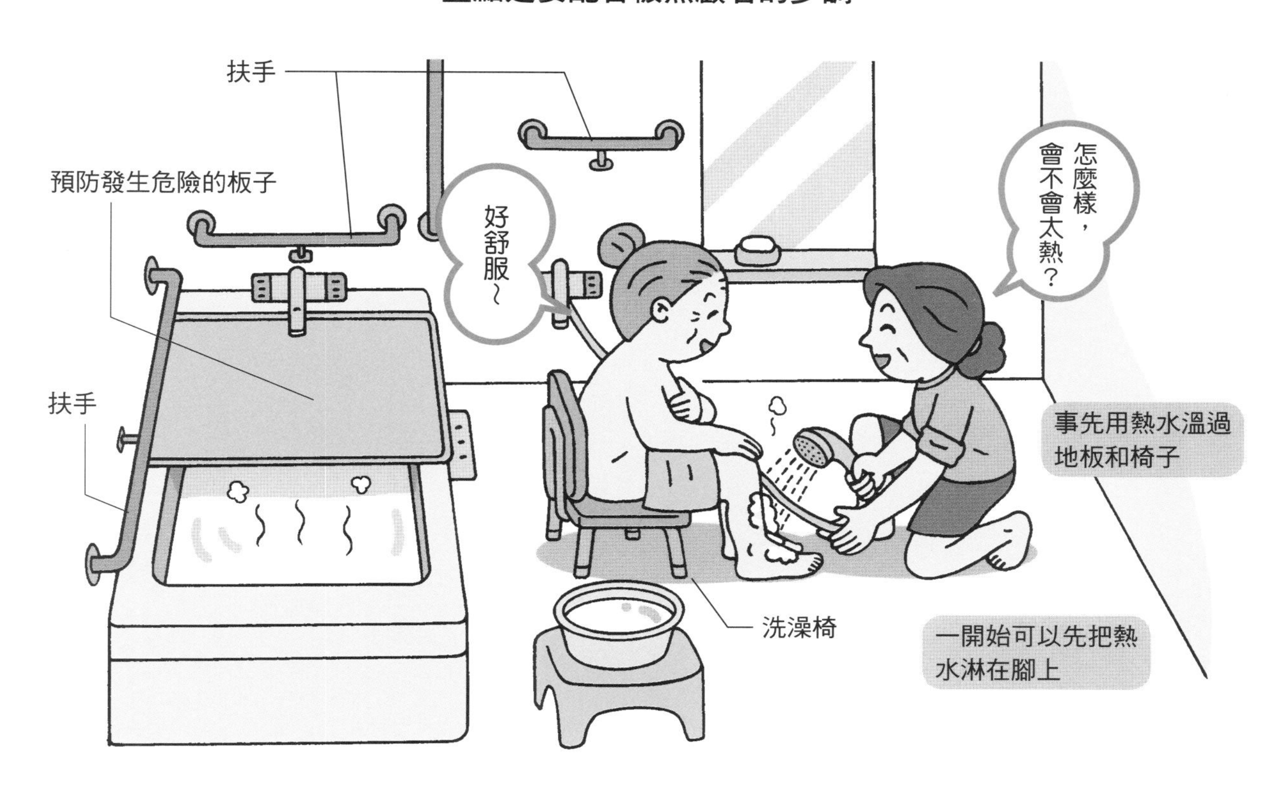

幫他做到一半之後，他會直接接續之後的動作，自己穿脫衣服。

入浴時應該注意的重點

●事先確認熱水的溫度

泡在熱水中，會讓血管急速收縮，造成血壓上升，對高齡者來說特別危險。請讓他慢慢地泡入溫水中（三十八～四十℃）。

●確認淋浴的熱水溫度

不能因為溫度已經設定好就完全放心。首先，照顧者要先把熱水淋在自己的手上加以確認。不能讓患者燙傷，也不能讓他覺得冷。

●可以進行半身浴

以前大家都覺得，泡澡時要忍著高溫，讓水泡到肩膀。但這種全身浴會讓胸部感受到水壓，對心臟造成負擔。因此，泡到肩膀的全身浴進行一至兩分鐘就好，其他時間則改成讓胸部露出熱水的半身浴。

●離開浴缸時動作要放慢

離開浴缸時，如果突然站起來，因為血壓下降，會引起暈眩，進而引發跌倒的危險，所以要讓他緊抓扶手，慢慢地站起來。

●要小心預防溺水

進入大型浴缸時，身體可能會滑到水裡，導致溺水。如果沒有扶手，可以把蓋子架在浴缸上，讓身體靠在上面。

冬天入浴時，要小心熱休克

什麼是熱休克

冬天時，溫暖的起居室的溫度，和沒有暖氣的脫衣間或浴室，有很大的差異。從溫暖的起居室移動到脫衣間或浴室，然後又移動到很熱的浴缸中泡澡，溫度會在短時間內急遽變化。這個過程會造成血壓急遽上升與急遽下降，對心臟形成極大負擔，這就稱為「熱休克」（Heat Shock）。

熱休克是猝死的一大原因，在日本一年約有一萬七千人（根據二〇一一年的調查）因此死亡。因為血壓急速上升時，有可能會因為腦出血、腦梗塞和心肌梗塞而死亡。相反地，當血壓急速下降時，就會引起腦貧血，進而因頭暈而跌倒或在浴缸中溺水。

十二月至一月，入浴時的溫度差會變得比較大，在入浴過程中猝死的人也最多，特別需要注意。

這些人容易熱休克

以下這些人容易出現熱休克，需要特別注意：

□六十五歲以上的人
□高血壓的人
□糖尿病的人
□動脈硬化的人
□身體肥胖的人
□有睡眠呼吸中止症候群等呼吸器官有問題的人
□心律不整的人
□習慣第一個泡澡的人
□喜歡泡熱水澡的人
□喝酒後馬上洗澡的人

如何預防熱休克造成的意外

為了預防冬天入浴時發生意外，很重要的一點是，要盡可能縮小起居間與脫衣間和浴室間的溫度差異。此外，最好可以用比較溫的水先慢慢溫暖身體。

需要注意的事項如下：

〔入浴前的檢查〕

①飯後一小時內不要入浴
②入浴前不要吃降血壓藥或喝酒
③不要第一個洗澡
④入浴前要先喝一杯水

〔浴室的準備與泡澡方式的重點〕

①脫衣間要放置暖氣，入浴前要先讓脫衣間暖和，減少起居室和脫衣間的溫差。
②入浴前要暫時打開浴缸的蓋子；脫衣服之前，可以用熱水淋浴室地板或牆壁，先讓浴室變得暖和，減少脫衣間和浴室的溫差。
③進入浴缸之前，可以先在手和腳的末端淋上熱水，慢慢溫暖身體。
④熱水的溫度建議維持在三十八～四十℃，用溫一點的熱水溫暖身體。
⑤不要突然把肩膀以下的部位都泡進浴缸內，可以從腳部開始，慢慢泡到肩膀為止。
⑥入浴時間，以身體微微冒汗為準。不要在熱水裡泡太久。
⑦出浴缸時，要慢慢起身，不要突然站起來。

發生熱休克的過程

熱休克指的是，血壓急速上升、急速下降，對心臟造成負擔，進而引發心肌梗塞、腦出血等症狀。讓我們來看看因為入浴，造成血壓上升或下降的過程。

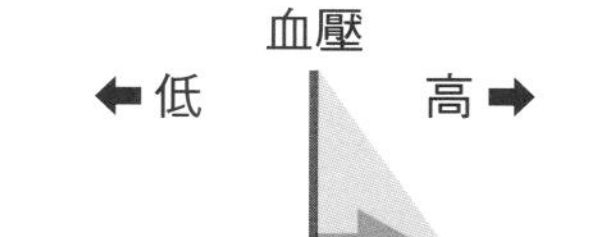

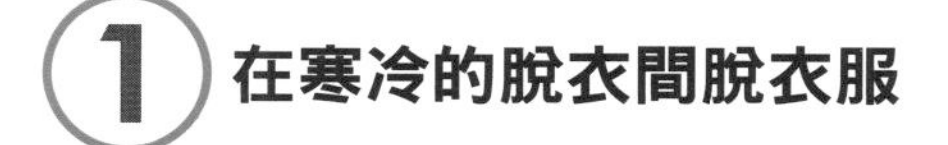

① 在寒冷的脫衣間脫衣服

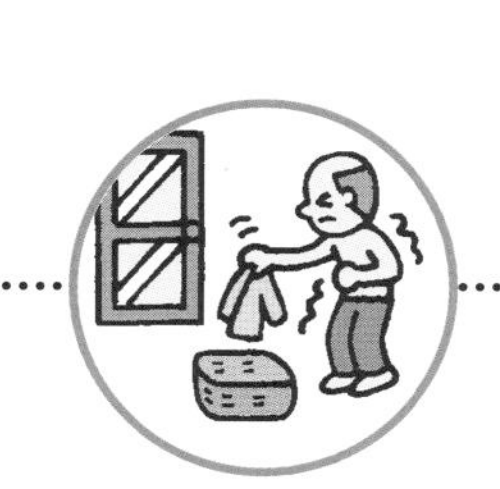

→為了不讓身體失去熱能，
毛細管開始收縮→血壓上升

② 進入浴缸，泡進熱水

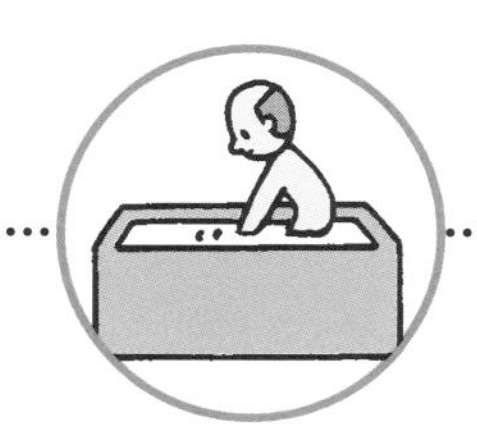

→交感神經開始緊張
→血壓急速上升

③ 在浴缸中，肩膀以下的部位都泡在熱水裡

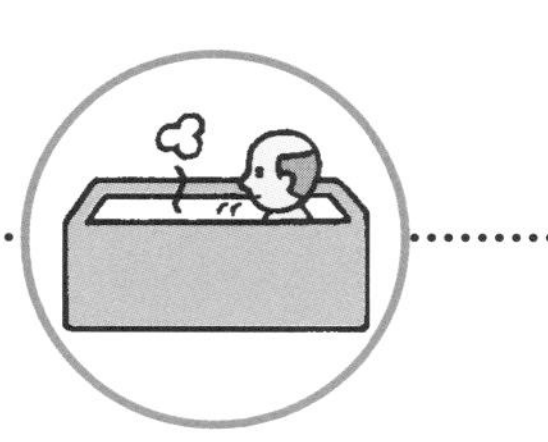

→水壓對心臟造成負擔
→讓血壓再度上升

④ 在浴缸內溫暖身體

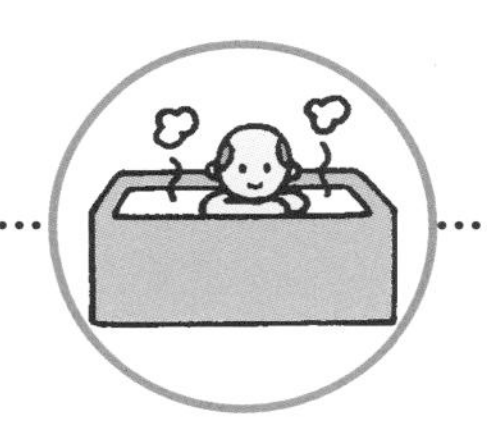

→血管擴張
→血壓急速下降

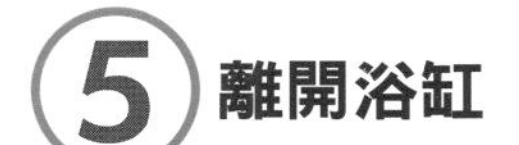

⑤ 離開浴缸

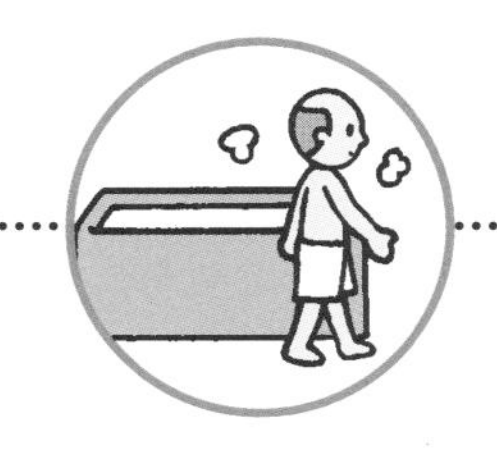

→水壓消失
→血壓再度下降

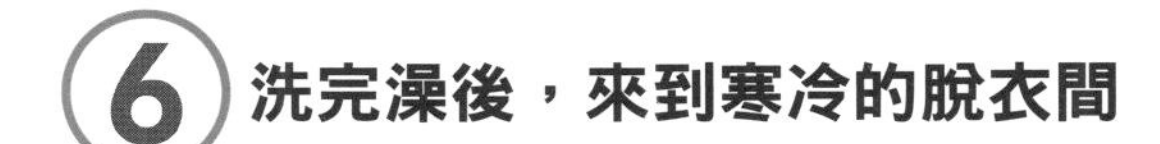

⑥ 洗完澡後，來到寒冷的脫衣間

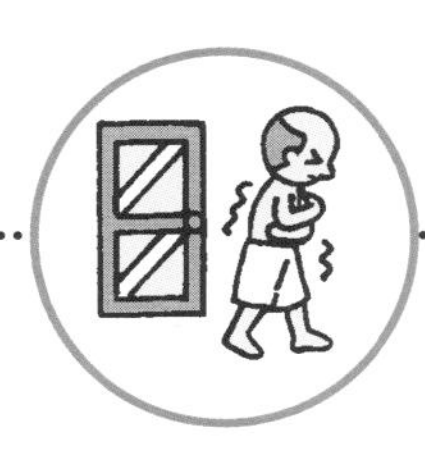

→已經被溫暖的身體變冷
→為了不失去熱能，
毛細血管再度收縮→血壓急速上升

無法入浴時，用擦澡轉換心情

可以用擦澡取代入浴清潔身體

如果因為某種原因，無法經常入浴，為了保持身體清潔，就必須進行擦澡（用濕毛巾擦拭身體）。擦澡不僅可以去除皮膚的污垢，還有按摩身體、改善血液循環的效果。此外，擦拭身體時，藉由活動手腳，也可預防關節變硬。因為照顧者可以順道檢查被照顧者全身的皮膚狀態，對預防感染和發現褥瘡也很有幫助。

因為會用毛巾直接碰觸患者，擦澡時可以一邊和他說話、聊天。透過這個過程，雙方可以進行溝通，也可轉換心情。

擦澡時，要仔細檢查身體狀況

擦澡和入浴一樣，會導致某種程度的疲倦，因此必須一邊觀察患者的身體狀況，不要勉強。也根據身體狀況，只擦拭「臉部」或「上半身」。室溫以二十三至二十五℃為宜，冬天時，要先讓房間溫暖再進行。

當患者不舒服時，只進行一半就可以停止。用餐前後一小時，和肚子很餓或很飽時，身體狀況不容易調整，最好可以避開。不要忘記照顧者必須事前先溫暖自己的手。

毛巾要準備臉部用和身體用兩種

毛巾要準備四至五條，包括臉部用和身體用兩種。可以把它們泡在五十五℃的熱水中、然後再擰乾，做成熱毛巾；也可以把擰乾水或熱水的毛巾放進塑膠袋中，用微波爐加熱三分鐘左右。熱毛巾準備好了之後，可以戴上手套，以防燙傷。而為了防止毛巾變冷，可以放進塑膠袋或保溫袋中。

需要準備覆蓋身體的浴巾。要把乾淨的衣物先準備好放在一旁，擦澡結束後，馬上就可以穿上。

一邊和被照顧者說話，一邊開始擦拭全身

做好擦澡的準備工作之後，可以和他說：「現在就幫你擦澡喔」依照**①臉→②手臂、手腕→③胸部→④腹部→⑤背部→⑥腳、腿部**的順序來擦拭。幾個重點如下：

擦拭上半身時，如果被照顧者可以坐，就讓他坐著擦。

擦拭臉部時，可以用臉部用毛巾，從眼頭擦到眼尾，接著，依照額頭→臉頰→下巴的順序，進行S型的擦拭。毛巾的同一面，擦過一次之後，就不要再擦第二次，必要時，可以換面使用。接著，再擦拭鼻子、耳朵、耳後。

擦拭手部時，可以從指尖朝著心臟的方向，擦到腋下。手指要一根一根擦，別忘了指間縫隙也要擦。

擦拭背部時，可以讓身體轉向側面，用有一點熱的毛巾，由下往上擦。擦拭時動作要大一點、稍微出一點力。

擦拭腹部時，可以像畫圈一般

足浴有改善血液循環的效果

如果擔心全身擦澡會對身體造成負擔，可以進行只清洗腳部的足浴。進行足浴時，會讓被照顧者坐在床或輪椅上，然後把腳放下來，需要在腳邊放一個洗臉盆或深一點的水桶。將腳放入40℃左右的熱水中，然後開始浸泡。對長期臥床的人來說，可以藉由能改善血液循環的足浴改變心情。

開始之前，必須先準備好要放在洗臉盆或水桶中的熱水，以及洗完後要沖洗的熱水。為了可以在洗完腳後馬上沖洗，可以先把沖洗用的熱水放在保溫瓶中。

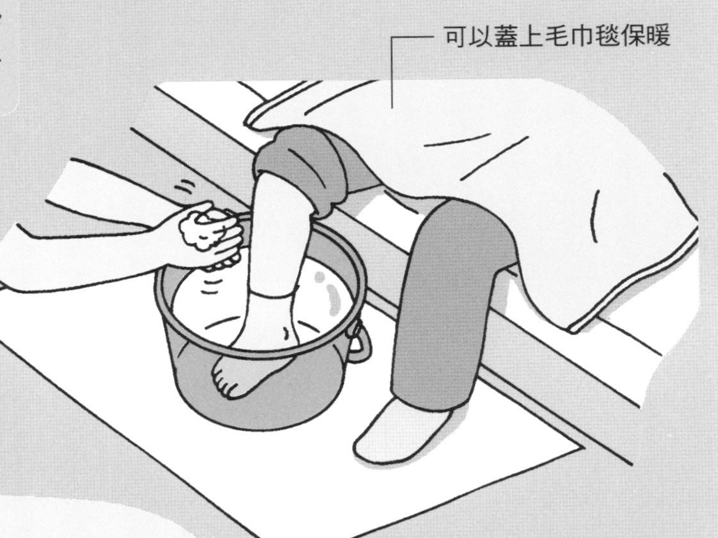

①從腳踝洗到膝蓋

當腳部末端變暖之後，就可以用肥皂從腳踝洗到膝蓋。如果可以如按摩般清洗，就能改善血液循環。

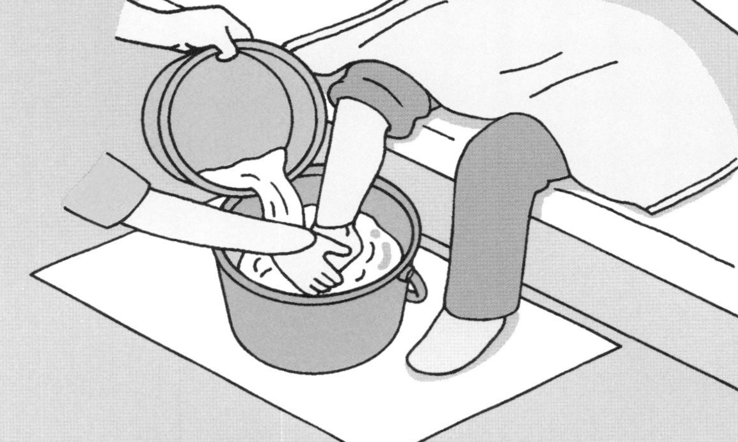

②更換熱水沖洗

洗完之後，要換上乾淨的熱水把肥皂沖掉，整個過程大約五至十分鐘。洗好後，要用毛巾把水徹底擦乾。

擦拭，小心不要壓迫內臟。背部和胸部等面積較大的部分，在用熱毛巾擦過之後，表面溫度會下降，需要特別注意。確保毛巾不要離開皮膚。

脖子四周、胳肢窩、腹部的皺褶、肚臍、大腿根部、陰部、腳趾頭的縫隙、耳朵後面、手肘、屁股、膝蓋內側、腳跟、腳踝、腳底等容易弄髒的地方，都要徹底擦拭。

朝著心臟的方向擦拭是為了按摩

整體關鍵就是要朝著心臟的方向擦拭，要像輕輕撫摸一樣地擦拭。這個動作除了是擦澡，也有按摩的效果。

此外，為了不讓身體變冷，用熱毛巾擦拭之後，一定要用乾毛巾把水分徹底擦乾。還沒擦到或已經擦過的部分，可以蓋上毛巾或是穿上衣服，以防著涼。

如果擔心無法順利在自家沐浴，可以使用到宅沐浴照護服務

利用到宅沐浴照護服務

有時被照顧者無法自行入浴，即使在家人的協助下，也無法順利進行。這通常會有以下幾個原因：「自家浴缸太小，無法在他人的協助下入浴」、「照顧者的體力不足以協助被照顧者入浴」、「因為長期臥床，無法入浴」。這個時候，可以利用「到宅沐浴照護服務」。

到宅沐浴屬於長照提供的服務，只要是符合長照資格的被照顧者，就可與被照顧者的個案管理師討論使用。

如何利用到宅沐浴照護服務

實際提供服務的是業者，但是是由個案管理師來中介，並整併到照護計畫中來接受服務。使用服務的流程如下：

①和個案管理師討論是否使用這項服務

⬅

②一旦決定使用服務，個案管理師會與提供服務的業者聯繫並確認。

⬅

③業者到宅確認是否適合接受這項服務。

⬅

④被照顧者的個案管理師和提供服務的業者一起制定照護計畫。

⬅

⑤一旦照護計畫完成，就會與業者簽訂合約，開始提供服務。

到宅沐浴照護服務開始之前需要和服務業者進行討論

提供服務的業者會在實際服務開始之前，提前到個案家中訪問。首先，隨行的護理師會確認主治醫生已經許可，並檢查接受服務者的健康狀況。護理人員會確認將專用浴缸搬進家中時室內的環境、接受服務者如何移動到浴缸、以及入浴的方式，並對此進行說明。

到宅沐浴照護服務的內容和進行方式

服務的內容和順序，會因為服務提供業者的不同，而多少有些差異。有些業者提供服務時，會需要家人也在場。大致內容如下：

①在照護計畫決定的拜訪日，會有一名護理師和兩名照護服務員搭著到宅沐浴專用車前來。

②在工作人員把浴缸拿進屋子，準備熱水這段期間，護理師會先進行被照顧者的入浴前健康評估。

確認血壓、體溫、脈搏等是否都適合入浴。如果身體狀況不好，也有可能改為只清洗部分身體或擦澡。

③經過健康評估，確認可以入浴之後，照服員會協助脫衣，並將被照顧者移入浴缸，配合他的身體狀況，在不造成太大負擔的情況下進行沐浴。

沐浴時間以十分鐘為標準。

結束沐浴後，要將水擦乾，協助被照顧者回到床上、更換衣物。如果有洗頭，要把頭髮擦

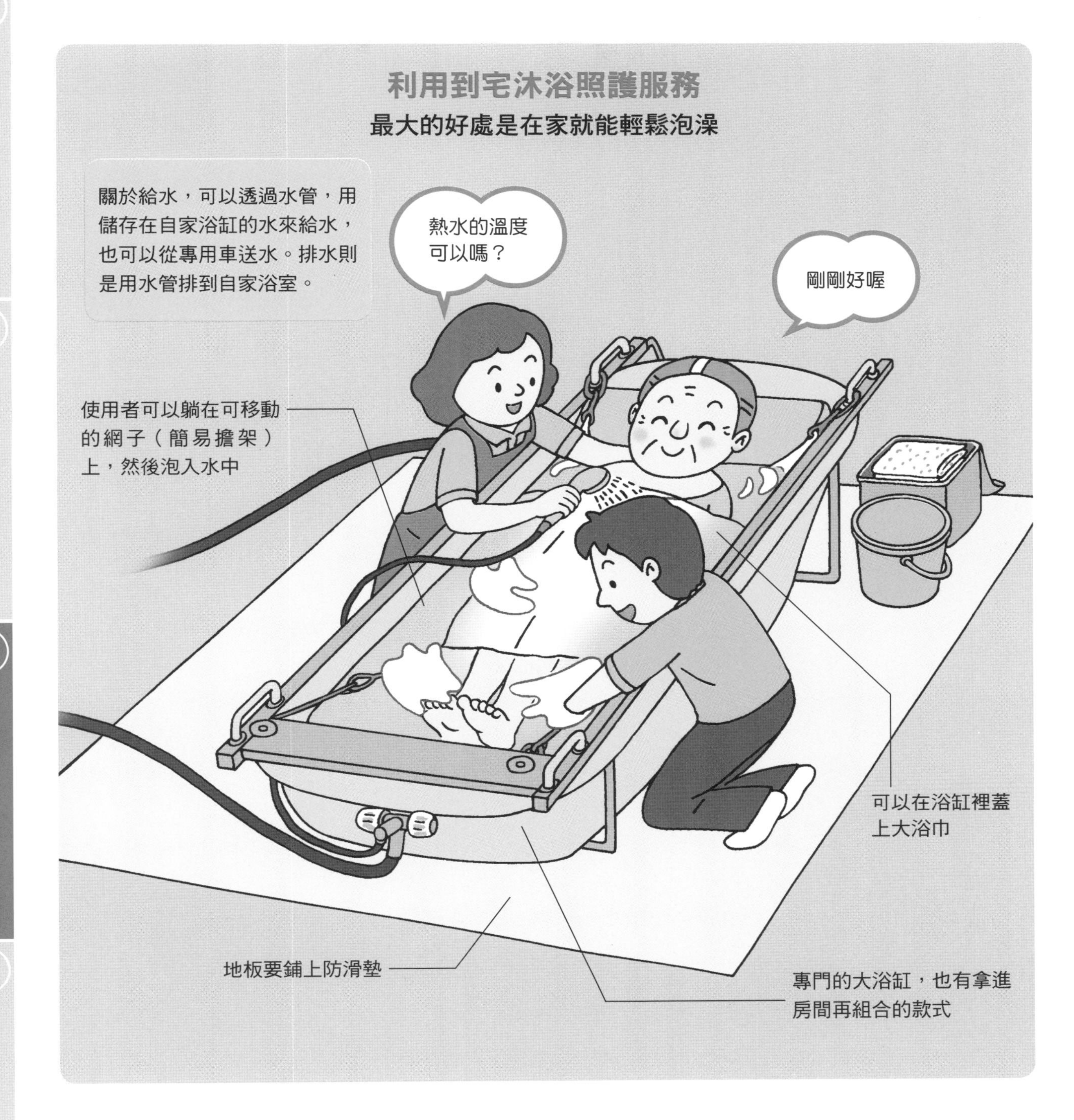

乾。護理師會確認肌膚狀態和手腳的指甲，有時也會幫忙修剪指甲或清潔耳朵。

④沐浴後，會檢查體溫和脈搏，然後服務就完成了。從服務開始到結束，大約是四十分鐘到一小時的時間。

也有患者不適合接受到宅沐浴服務

有些失智症患者很享受在許多年輕工作人員的服務下輕鬆洗澡，但也有些患者在別人碰觸自己身體時，會覺得很可怕，心裡不太舒服。重要的是要配合被照顧者的心情來使用這項服務。

解決排泄困擾的照護技巧

要了解這是因老化引起的身體變化

步入高齡之後，除了因為身體僵硬，導致步伐和動作不穩，排泄功能也會退化，因而有來不及上廁所，或因漏尿而弄髒內衣褲等困擾，被照顧者對此也無能為力。不只是漏尿，因為肛門括約肌的功能衰退，有時也會大便失禁。身為照顧者的家人必須理解，這些都是老化造成的生理變化。

如果是失智症患者，更是會因為不知道廁所在哪裡，而在其他地方大小便，或是為了掩飾失敗，而出現用手抓大便，想塗在某個地方的「玩大便」行為。

一開始，家人可能會很受打擊，但如果可以理解個中原因，應該就可以想出對策來克服。

花點功夫，讓廁所更容易使用、容易理解

我們到了廁所之後，通常會自動按照「脫內褲」、「坐在馬桶上」、「用衛生紙擦拭」的順序來行動。但是，失智症患者會覺得這些行為複雜又困難。

可以藉由在門上貼上大大寫著「廁所」二字的紙條、讓廁所門一直開著、不要蓋上馬桶蓋等方法，讓廁所變得容易使用、容易知道那是廁所。

自然地引導他去上廁所

排泄是很私密的行為，對失智症患者來說也一樣。如果被強迫上廁所，或是因為上廁所的問題受到責罵，都會讓他們的自尊受傷。

如果被照顧者自己可以去上廁所，可以在早上起床時，或用餐前後，在固定時間引導他去上廁所，問他：「要不要先去上個廁所？」

此外，紀錄一整天的排泄狀況，找出排泄模式或週期，就可以在事前引導他去上廁所。

順著他的心情，引導他去上廁所

根據失智症的惡化程度，會不知道「廁所」二字是什麼意思，以及因為害怕做錯而對廁所這個字非常敏感等症狀出現。這個時候，不要直接說出「廁所」二字，而是用「可以陪我一下嗎？」等自然的說法引導他去上廁所，應該也很有效。

此外，有些人就算已經有尿意，卻無法清楚表示「想上廁所」。這時可能會出現慌張、無法安靜等不同的「訊號」。請不要疏忽這些訊息，適當地引導他們去廁所。

協助上廁所時需要注意的事項

當需要在廁所幫助他們排泄時，必須維護他們的自尊。因為不管對任何人來說，排泄都是一件很私密的事，如果被照顧者某種程度可以自己上廁所，那就把門關上，在廁所前等待。就算搞砸了，也不要大驚小怪，只要馬上處理掉就可以了。

此外，有些患者可以坐在馬桶上，但無法自己擦拭；有些能夠擦拭但會忘記沖馬桶，各自有其

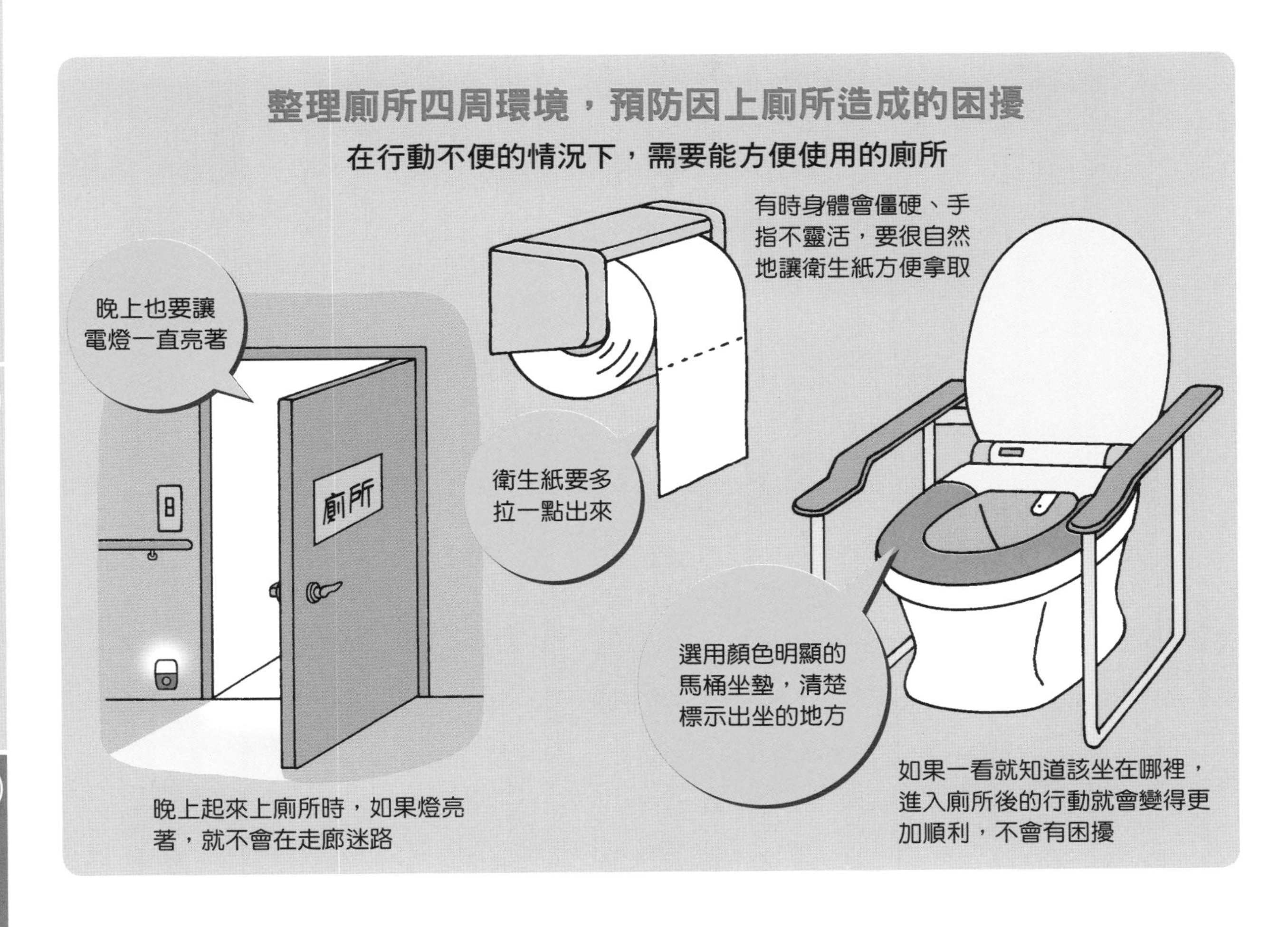

會與不會做的事。請記得不要全部幫他們做，只要協助他們做不會做的事就可以了。

必須重新檢視廁所環境時

如果上廁所的困擾來自廁所的環境，就必須考慮大幅改裝廁所。

改裝前，要先研究怎麼樣可以讓被照顧者很安心地在安全的狀況下使用廁所。重點是是否方便使用。

□廁所的門是否容易開關

⬇若廁所的門是往內推或向外拉，可以讓它保持打開的狀態。此外，如果門把是轉動式的，就要裝設可以支撐身體的扶手，或是換成容易開關的門把。

□當門內與門外有地面高低差時

⬇可裝設斜坡板，避免跌倒。

□地板是否容易滑倒

⬇穿拖鞋可能會造成跌倒，請不要穿。

□是否有扶手等能夠抓扶的地方

⬇配合被照顧者的體格，裝設在需要之處。

□坐在馬桶時，雙腳要能踩到地板

⬇踩不到地板時，可以放置照護用踏台，或是放上可當作踏台的東西，來調整高度，但要小心不讓被照顧者因踏台跌跤。

□是否有足夠讓身體前傾的空間

□衛生紙是否放在容易拿取的地方

要謹慎處理漏尿和失禁

使用可減輕照護人員負擔的成人紙尿片

如果漏尿狀況不嚴重，可以使用成人紙尿片，把內褲隔開，就能避免弄髒。

如果來不及上廁所，可以使用失禁專用的成人布尿褲，如果成人布尿褲還是不足夠，可以換成成人紙尿褲。

成人紙尿褲有各種不同的種類和型態，可以選擇適合被照顧者的款式來使用。若將成人紙尿褲和紙尿片合併使用，因為只要換紙尿片就可以，就能減輕照護人員的負擔。

使用便盆椅

如果廁所離房間很遠，可能會趕不及；如果走路不是很穩，也有可能在半路上就拉出來，這時可以考慮在房間裡或走廊等地方放置便盆椅。

便盆椅可以選擇使用方便，且同時適合患者和照顧者的類型來使用。重點是要讓患者方便挪動身體坐上去，坐在上面的時候，姿勢也要容易維持。對照顧者來說，選擇的重點在於要能方便善後、清洗。

使用尿褲之前

有些人會覺得用尿褲很「丟臉」，因此有絕望的感覺，所以一定要慎重處理。「老是拉在褲子上，所以要穿尿褲」這個變化，會讓被照顧者相當沮喪，甚至可能造成失智症的惡化。所以，如果有尿意或便意，即使在床鋪上，也可以繼續讓他自己用尿壺或便盆上廁所。

此外，也可以在晚上穿尿褲，但白天就用紙尿片，靠自己的力量上廁所。並不是說一旦穿了尿褲，就要一直穿下去。必須思考如何讓被照顧者感覺舒適，再進行判斷。

以「舒適」為目標，謹慎選擇尿褲

也不是穿上吸收量大的尿褲，就萬事OK，可以放心長時間放著不管。特別是替長期臥床的人換尿褲時，還要加上幫他翻身及清潔私密部位的時間。如果一直穿著，患者不舒服的時間就會拉長，也可能得到褥瘡。

此外，如果穿的是大大重重的尿褲，就好像在屁股包著一個馬桶，會讓人沒有食欲，生活品質也會下降。必須在不阻礙被照顧者自我照顧的狀況下，思考怎樣才能讓他覺得舒適，再選擇適合的尿褲。

成人紙尿褲有各種不同的類型，放在中間的紙尿片也依排尿量而有不同尺寸。外側的尿褲有用膠帶貼合的類型和褲型，在材質上也有紙製與布製之分，此外，也有輕度失禁用的尿褲。

可以配合患者的狀況，看是否需要白天和晚上選擇不同類型的產品，一邊嘗試，一邊尋找。

排泄照護的重點

對具私密性的排泄，重要的是要顧慮患者的心情進行協助

1 重視他的隱私

使用便盆椅時，要記得把窗簾或屏風拉上。

我在那邊，你上完
之後跟我說一聲喔

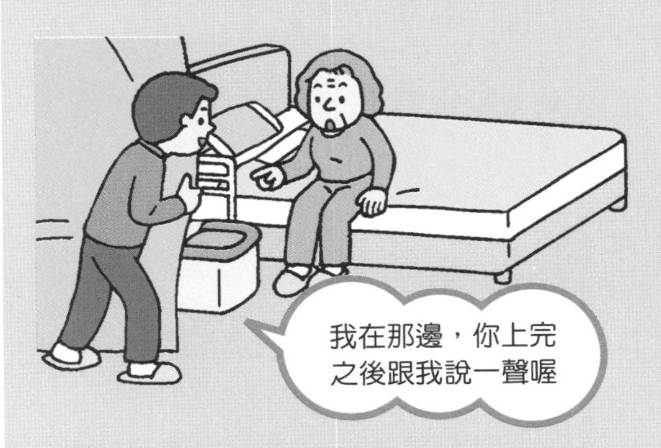

2 即使被照顧者拉在褲子上也不要生氣

即使是弄髒內褲或棉被，也不要露出不耐煩的表情。

對不起
不要在意，
沒關係的

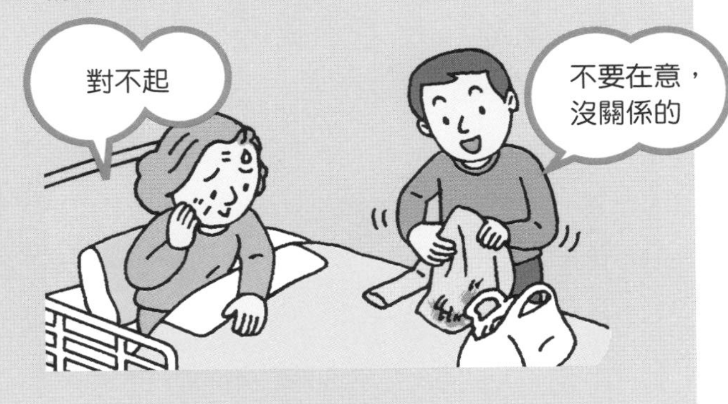

3 不要說「好臭」

因為這是患者最在意的事，就算是開玩笑也不要說出口。

很臭吧，
不好意思
沒事
沒事！

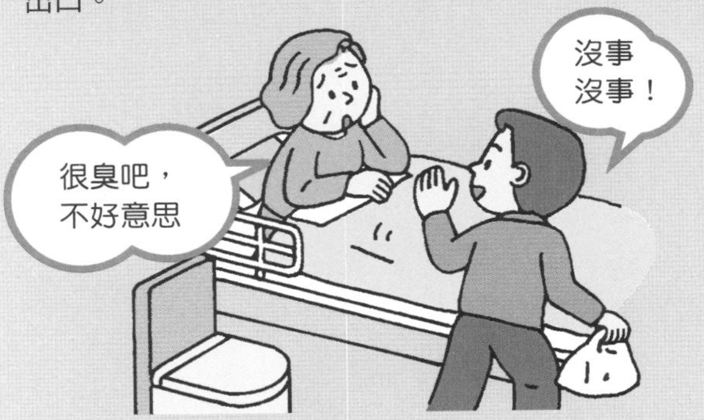

4 不要讓他覺得不自在

換尿褲的時候，如果默默不語，會讓患者感到很不自在，可以一邊聊天一邊幫他換。

會冷嗎？
等一下我用熱水
幫你擦屁股喔

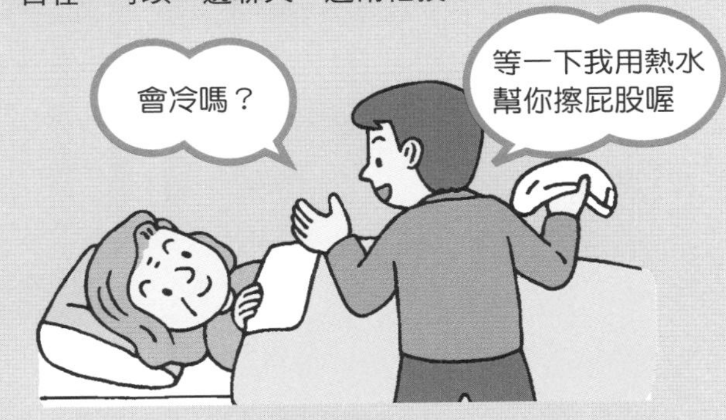

5 趕快處理

換尿褲時動作要快一點，不要讓他害羞的時間太長。

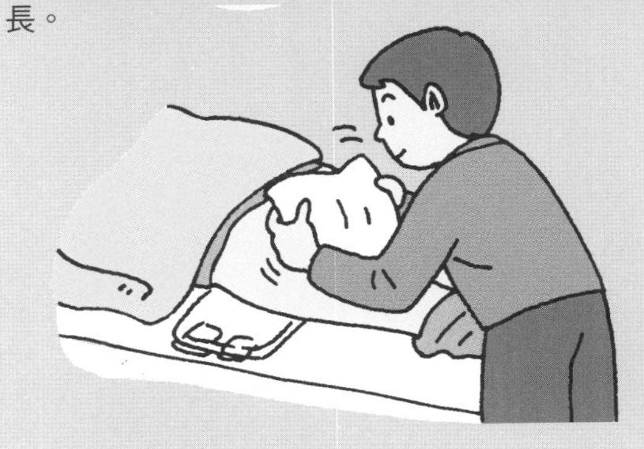

6 一邊開心聊天

不要讓他覺得是在麻煩人，可以讓氣氛輕鬆一點。

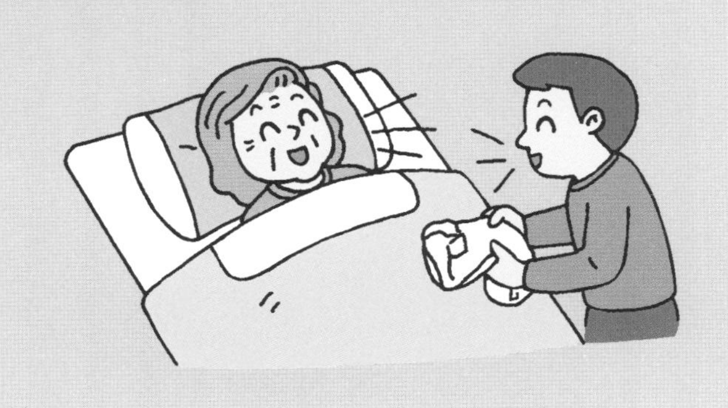

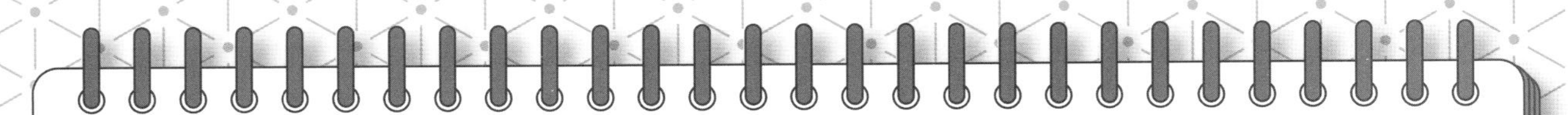

專業的照護技巧③
從發生在照護機構的故事開始

磨練傾聽的能力

擅長傾聽是良好溝通不可或缺的條件。面對失智症患者時，尤其需要站在對方的立場來聆聽，不能只是把自己「想講」的話說出來。絕對不能說「你不說我怎麼知道」，重要的是相處的時候，要去努力觀察、感受對方真正想傳達的是什麼、希望自己幫他做什麼。如果可以這樣，大部分的時候都可以聽到真心話。

*　*　*

住在照護機構的源三爺爺（九十歲）過著長期臥床的生活，最近，他的話變得非常少。某天，口腔衛生師（Dental Hygienist）要來幫他確認牙齒的健康狀態並進行口腔照護。源三爺爺對來問早安的照服員兒島先生說：「今天，看牙齒的醫師會來對吧？」兒島先生回答：「對啊，口腔衛生師會來喔。」之後，源三爺爺馬上又問：「誰會來？」兒島先生說：「是口腔衛生師。他會很仔細地幫你檢查牙齒。」結果，源三爺爺說：「今天不要檢查了。」然後就陷入沈默。這到底是怎麼回事呢？

兒島先生應該要從「看牙齒的醫師會來對吧」這個問題中，理解到源三爺爺在意什麼事。但是，當聽到「口腔衛生師」這個全新的困難字眼，疑惑的源三爺爺似乎就關上了心門。

溝通之所以困難就在於，總是在一些微妙的小地方會發生誤會。當時，如果兒島先生能夠順著源三爺爺問的那句「看牙齒的醫師今天會來吧」，回答「對啊，看牙齒的醫師會來喔」，然後再說「他會來幫你看看牙齒有沒有什麼不好的地方，你是不是在擔心什麼？」可能就沒事了。這件事看似簡單，但它讓我們知道，「站在對方的立場傾聽」真的非常重要。

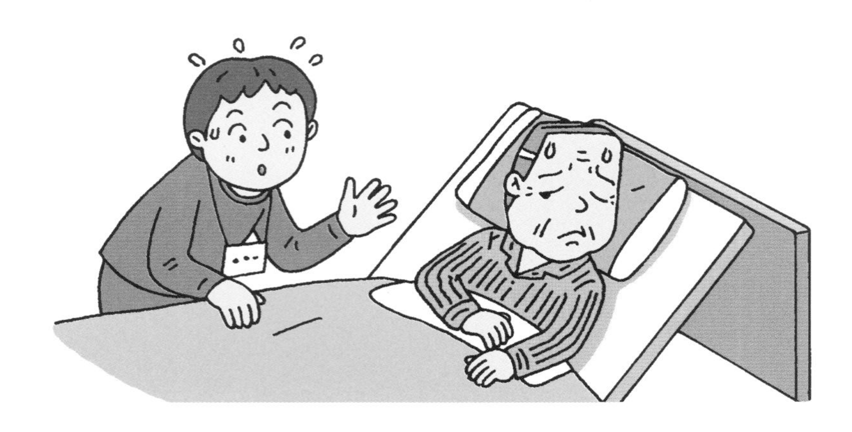

第4章 可支援居家照護的制度

政府提供的各項長照服務，
失智症家屬進行居家照護時也可靈活運用。
讓我們來瞭解
政府為居家照護提供的各項服務機制。

日本申請長照評估認定需時三十天[1]

日本長照保險提供的各項服務

為了能夠長期持續居家照護失智症患者，不過度勉強非常重要，所以一定要多多利用各項長照服務。日本的長照保險，[2]制度規定四十歲以上者有加入長照保險的義務，相對的，也會因應照護需求提供各項服務。

每個人都可能有被照護的需求，為讓全體社會共同來承擔這個風險，因而日本政府在二〇〇〇年開啟了長照保險制度。因為有長照保險的補助，使用者的自付額就可以降為一〇%至三〇%。[3]照顧者可向各級政府市區町村窗口或地區綜合支援中心申請長照服務，[4]並需接受評估。但實際上提供服務的是由政府指定的提供居家照護服務的業者。

申請長照評估要儘早進行

一旦被診斷為失智症，就要立即申請評估。申請評估才能知道需要何種等級的長照服務。日本政府規定，只要評估通過，六十五歲以上的人就可以接受長照服務。而四十歲至六十四歲之間的人，如果有「特定疾病」導致照護需求較高（早發性失智症患者也包括在內），也可以使用長照服務。[5]根據所需照護的程度，就能確定各類可使用服務的補助額度。可請個案管理師一起協商決定該選擇哪些類型的服務及使用的方式等。

日本的長照保險制度每三年進行一次修正

日本長照保險制度的財源是向四十歲以上者收取的長照保險費和國家的社會保障費。從開辦至今已二十多年，長照保險服務的費用也增長到最初的二・六倍，目前已在修改制度，考慮縮減服務規模。

台灣情況註解

1 台灣一般從申請服務、評估、擬定照顧計畫到各項服務提供與資源轉介，約需14個工作天。

2 與台灣長照保險為民間自籌不同，日本的長照保險是由政府開辦，向45歲以上的國民按年齡別徵收保險費，由長照保險費支付國民長照所需的費用。台灣目前長照2.0提供的各項服務，經費則來自於菸稅、遺贈稅及政府提撥等。

3 台灣的長照2.0會依被照顧者失能程度及失能家庭經濟狀況給予不同的服務補助額度，同樣能降低使用者的自付額，實際可以獲得多少補助可向長照個案管理師詢問。

4 在台灣可以撥打1966長照專線或向各所屬地方長期照顧管理中心等詢問。

5 台灣長照服務的對象則規定為符合評估為長照需要等級2以上的65歲以上老人、55歲以上原住民、50歲以上失智症者及失能身心障礙者。

6 台灣可以直接撥打1966申請相關單位到府評估，或與各鄉、鎮、市、區長期照顧管理中心（照管中心）等連繫。約7~14天內會由縣市政府的照顧管理專員、社區整合型服務中心的個案管理人員一同到宅訪視評估。

7 台灣也會使用全台通用的「照顧管理評估量表」，對個案的身體狀況、能力、環境、認知狀況等進行整體評估。

8 台灣的長照分級則是按失能程度從最輕到最重分為1~8個等級。

9 台灣從申請、評估、擬定計畫到提供服務，約需14個工作天。

10 台灣失能等級的評估效期，2~7級者為12個月，第8級者若間隔11個月兩次複評均為第8級，效期可達24個月。

申請長照服務並接受評估的流程

為使用長照服務，需要接受長照失能等級的評估。
讓我們來看看日本從申請到獲得評估結果的流程（台灣情況可參照對應的註解）

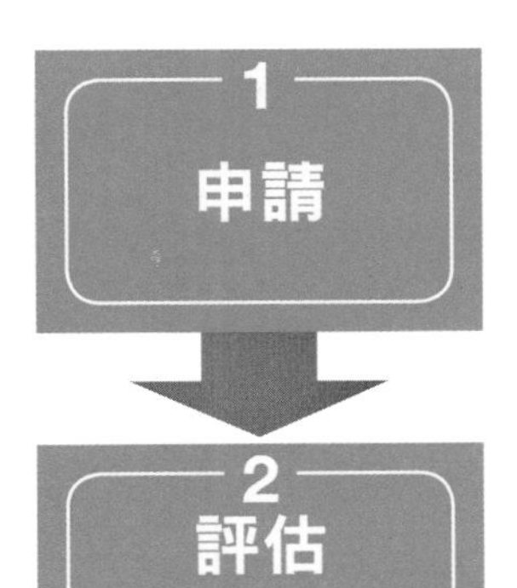

攜帶長照保險卡，向市區町村的長照保險窗口申請長照失能等級評估。[6]

還可以通過區域整合照護中心、有個案管理師的居家護理所等代理申請。

各市區町村的評估員會按照全日本通用的「評估量表」[7]進行訪談評估。

評估員會當面與被照顧者和家屬進行訪談，評估被照顧者的身心狀況，最重要的是要在評估表中反映出被照顧者的狀況。對患者的問題行為等，要注意確保不讓本人聽到。

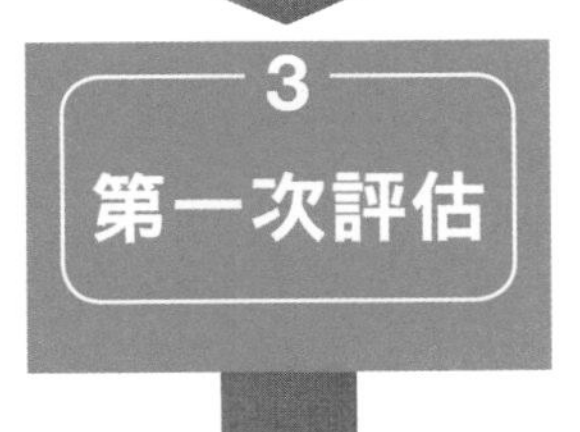

進行從「要支援 1」到「要照護 5」的七個等級的評估認定。[8]

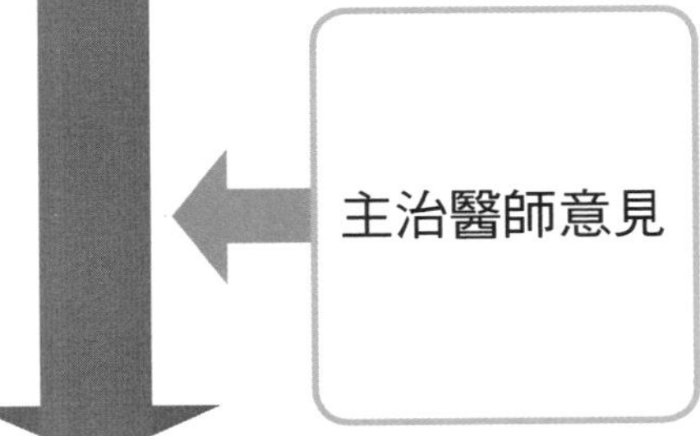

主治醫師（如果沒有主治醫師，則由市區町村單位指定）接受市區町村委託，提供對申請者狀況的判斷。

建議向主治醫師告知患者本人的實際情況，包括評估時詢問的情況，並請醫師在意見書中反映這些內容。

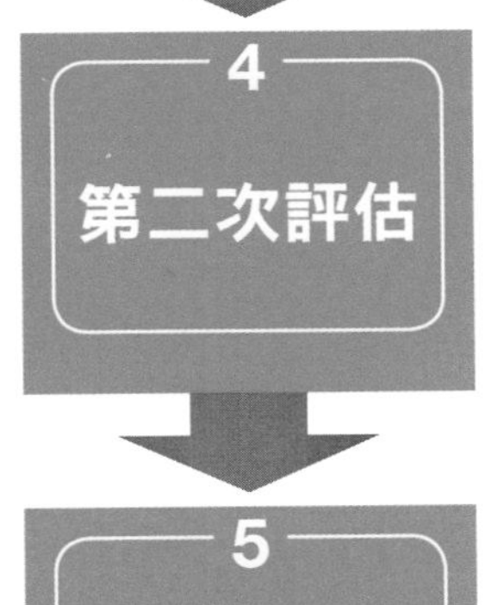

在照護需求評估審查會上，以第一次評估結果和主治醫師意見為基礎進行討論，進行第二次評估。

5 通知結果

一般情況下，會在申請後 30 天內通知「非適用」、「要支援 1～2」，「要照護 1～5」等七個等級的認定結果。[9] 每次照護需求認定有效期一般為六個月。[10]

制定照顧計畫並使用相關服務

依據需要照護程度的不同，服務也會有所不同

日本長照需求等級的評估分為非適用、要支援1～2、要照護1～5等七個等級。[11]

非適用表示「目前階段不需要支援或照護」，因此無法使用長照服務。但對於有輕度認知障礙（如輕度記憶障礙）或曾發生腦梗塞等情況，因為存在今後可能需要支援或照護的風險，地區綜合支援中心等機構可能會制定預防及延緩失能計畫。

按照所規畫的計畫，高齡者可以使用地方政府、志工等提供的居家支援服務，並需自行負擔相關費用。

要支援1～2的人士（約略等於台灣失能分級的1～3級），因為「只要得到一部分協助就能過日常生活」，因此會制定預防及延緩失能計畫。根據日本二〇一五年修改的制度，要支援等級的服務，一部分已轉移由市區町村管理的地區支援事業提供，具體內容需要與各市區町村確認。

要照護1～5的人士（約略等於台灣失能分級的4～8級），因為「日常生活必須照護」，所以會根據個案管理師制定的照顧計畫，使用提供的長照服務。

選擇是居家照護或入住機構

評估為要照護1～5的人，會根據選擇是居家照護或是入住機構的不同，擬定不同的照護計畫。如果是選擇入住機構，就會由該機構的照護專責人員制定照護計畫。由於機構種類繁多，可以根據被照顧者的狀況，在選定機構的階段就向個案管理師諮詢。

使用照護服務從制定照顧計畫開始

居家照護也需要照顧計畫。但即使完成了長照失能等級的評估，許多人可能不瞭解長照服務內容的細節，也不知道該向哪個提供長照服務的機構尋求幫助，這是很常見的狀況。

這種情況下，必需諮詢個案管理師共同討論制定照顧計畫。個案管理師會到個案家中到訪，與被照顧者及家屬一同討論照護的需求、問題和挑戰。在獲得可使用服務的資訊和建議後，就能制定初步計畫，並確定具體的服務內容。

雖然能使用的服務視長照失能等級不同，有補助額度的限制，但這並不表示要盡量使用全部額度。有時在嘗試某項服務後會發現沒有此項需求，並不需要這項服務。因此，最明智的做法是定期調整照護計畫，所以不必一開始就希望計畫完美無缺。

照護服務的種類、內容及提供該項服務的機構等資訊，都可以在各個都道府縣的網站，以及厚生勞働省的網站上找到。[12]

台灣情況註解

11 台灣失能等級則是根據失能者在日常生活活動（ADL）如洗澡、穿衣等；和工具性日常生活活動（IADL）如打電話、購物等的表現，分成8個等級，從1級到8級，數字越大表示失能程度越高。

12 台灣的相關資訊可在衛福部的長期照顧網站 https://1966.gov.tw/LTC/mp-207.html，或各縣市的長期照顧管理中心上找到。https://1966.gov.tw/LTC/cp-6443-69944-207.html。

日本長照失能等級區分表

根據需要照護程度的不同決定失能等級，以此確認服務項目。

失能等級		日常生活的狀態
要支援1	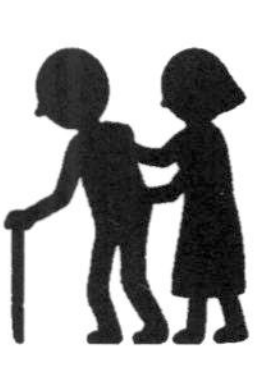	①部分日常生活事務需要一旁照看和協助處理。 ②需要協助進行較複雜的動作，如起身或單腳站立。 ③排泄和進食可以基本自理。
要支援2	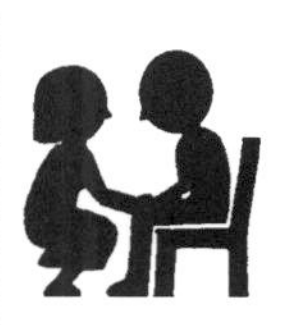	①需要他人的照顧和幫助來處理日常生活。 ②需要支援才能完成站立或單腳保持平衡等複雜動作。 ③需要支援才能完成行走或雙腳保持站立等移位動作。 ④幾乎能夠自行排泄和進食。
要照護1	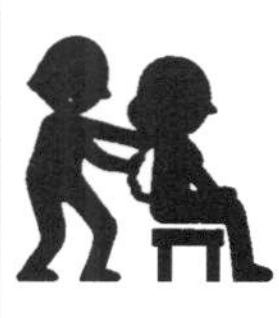	第①～④點都與「要支援２」相同。 【要支援是指，藉由使用服務身心狀況有望改善的人。但即使情況有望改善也可能被判定為需要照護，例如認知障礙逐漸加重、身心狀況因疾病或創傷而不穩定的人。】 ⑤存在問題行為或理解能力減退。
要照護2		①需要他人的照看和幫助處理日常生活。 ②需要協助才能完成站立或單腳保持平衡等複雜動作。 ③需要協助才能完成行走或雙腳保持站立等移位動作。 ④需要照看和協助才能完成排泄和進食。 ⑤可能會出現問題行為或理解能力下降的情況。
要照護3	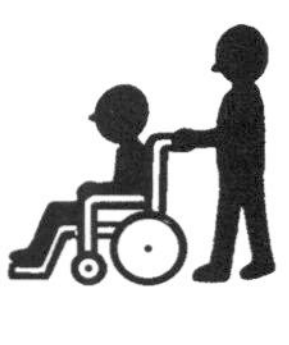	①無法自己處理日常生活。 ②無法自己完成站立或單腳保持平衡等複雜動作。 ③無法自行完成行走或雙腳保持站立等移位動作。 ④無法自行完成排泄。 ⑤可能會出現一些問題行為或整體理解能力下降的情況。
要照護4	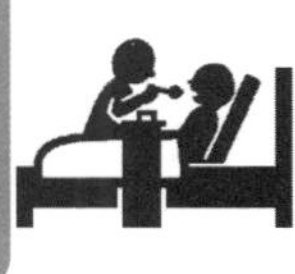	①幾乎生活不能自理。 ②幾乎無法完成站立或單腳保持平衡等複雜動作。 ③無法自行完成行走或雙腳保持站立等移位動作。 ④排泄困難。 ⑤可能會出現多種問題行為或整體理解能力下降的情況。
要照護5	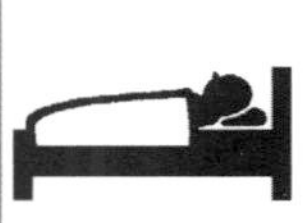	①幾乎生活不能自理。 ②幾乎無法完成站立或單腳保持平衡等複雜動作。 ③幾乎無法完成行走或雙腳保持站立等移位動作。 ④排泄或進食困難。 ⑤可能會出現多種問題行為或整體理解能力下降的情況。

＊表中所示的狀態是平均水準，可能與接受認定的個案實際情況不符。

失智症患者經常使用的長照服務

會想經常使用的各類服務

可支援居家照護的長照服務有許多種類，這裡介紹幾種失智症患者使用程度較高的服務，可以與個案管理師討論，若有能夠使用的服務就盡量靈活運用。

長照到宅服務

●居家照顧服務（請參閱154頁）

由照顧服務員（居家照服員）進行到宅訪視，提供如廁、入浴、餵食、移位等的「身體照顧服務」，以及只限對本人提供的購物、烹飪、打掃等的「家務及日常生活照顧服務」。

●到宅沐浴（請參閱140頁）

針對長期臥床無法沐浴的人，會以專車攜帶組合式浴缸及水箱、熱水器等，由負責檢查體溫、血壓及身體狀況的專業護理人員、照服員及操作員到宅進行沐浴服務。

●居家護理（請參閱172頁）

護理師按照主治醫師的指示到宅服務，進行醫療照護、健康檢查及與醫師聯繫和協調營養照護，協助居家療養。

此外，還會根據需要提供褥瘡、抽痰等的護理指導和護理諮詢，以因應末期的居家護理需求。

●到宅復能

物理治療師和職能治療師等依照醫師診斷，到宅進行專業服務。除了進行肌力、體力等維持身體基本功能的復健外，還有步行、翻身、起床等基本動作訓練，及其它為因應日常生活需求的復能訓練，以協助獨立。

日間照顧服務

●日間照顧服務

於日間前往日間照顧機構或家庭托顧，接受用餐、沐浴、排泄等的照顧。並可能提供為提升生活品質而進行的娛樂和興趣活動等服務。

●日間復健

這是一種在日間照顧服務的基礎上，著重於心身功能恢復的復健設施服務，由物理治療師和職能治療師提供專業指導，幫助患者進行復健訓練。

交通接送服務

●交通接送服務

提供往返居家至社區式服務類長照機構或至醫療院所就醫、復健、透析治療等的交通接送。

短期入住服務

●短期入住生活照顧（機構喘息）

被照顧者至住宿式長照機構接受短暫照顧，由機構工作人員提供一段短期間的二十四小時照顧，服務內容包含一般護理、協助沐浴、進食、服藥、活動安排及相關服務等。[13]

●短期入住養護照護等（醫療型短期住宿）

可以入住護理之家、診所或醫院，接受護理、功能訓練和必要的醫療服務。可連續使用至多三十天。（詳見第156頁）

社區整體照顧服務

整合多項長期照護資源，以社區為單位，提供在地照顧，支持被照顧者在熟悉的環境中維持生活的各項服務，如失智日間照顧、小規模多功能服務等。

台灣情況註解

13 除以上這些服務外，台灣還經常會使用到的是輔具服務及無障礙設施服務，由治療師到家中評估購買或租借家中日常活動所需的生活輔具，例如：助行器、拐杖、輪椅、移位腰帶、居家用照顧床等。以及為被照顧者的居住環境增建無障礙設施，例如：協助增加可動式扶手、固定式斜坡道、防滑措施等。這些均可以按失能等級申請不同額度的補助費用。

14 台灣輔具補助按失能等級各有不同，可與個案管理師詢問討論。

日本為失智症患者提供的各種照護服務

長照服務有很多種類。請仔細研究內容，選擇適合被照顧者的服務使用。

（編按：以下為日本長照提供的服務，台灣以到宅、日間照顧、短期入住服務等型態居多，社區整體照顧型服務則視類型不同，有部分類型較少，且採自費型式較多，但基本上各類型都有提供。）

種類	服務
到宅服務	居家照顧服務
	到宅沐浴
	居家護理
	到宅復能
日間照顧服務	日間照顧服務（日照中心）
	日間復健
短期入住服務	短期入住生活照顧
	短期入住養護照護（醫療型短期住宿）
社區整體照顧服務	定期訪視與及時回覆形式的居家護理及居家照顧服務（視需求可一日多次訪問，24小時365天及時回覆，也可以進行醫療處置。）
	夜間型居家護理（基本對應時間為晚上10點至隔天早上6點。在家中突然感到不適時，按下呼叫按鈕，即可由值班人員對應。）
	針對失智症的日間照顧（僅針對已診斷為失智症的患者。最多可容納12人〔編按：台灣為18人〕，能提供小規模且個別的照護。）
	小規模多功能型居家照護（可靈活結合「機構日間照顧」、「到宅」和「機構入住」的功能，好處是可以一直由熟悉的工作人員照顧。）
	失智症共同生活照護（高齡者團體家屋）（參見P158～159）
	社區整體照顧型特定機構入住者生活照顧（小規模經營附照顧功能的付費老人之家等。）
	社區整體照顧型養護機構入住者生活照護（小規模經營的養護型付費老人之家。）
	複合型服務（小規模多機能型居家照護）（結合居家護理功能的小規模多功能居家照護，可以更好地服務醫療依賴程度較高的人。）
	預防失能及失智的日間照顧服務（可提供要支援等級1～2的人使用）
	預防失能的小規模多機能型居家照顧（可提供要支援等級1～2的人使用）
	預防失能及失智的共同生活照顧（可提供要支援等級1～2的人使用）
其他服務	特定機構入住者生活照顧（提供付費老人之家或團體家屋等機構的生活照護、復健和娛樂）
	特殊輔具販售（便器座墊、尿盆、洗澡椅等輔具的銷售）
	居家療養管理指導（到宅提供康復療養管理、指導和建議等）
	居家照顧支援（制定照顧計畫）
	輔具租賃（輪椅、升降機、照護床、失智症老人徘徊感知器等輔具租賃）
	住宅改造（在家中安裝扶手、消除段差等小規模翻新，補助費用以一次性20萬日圓為限）[14]

支援到宅的居家照顧服務

居家照護服務包括身體照顧和生活支援兩部分

「到宅照顧」由居家照顧服務員提供，是獨居老人或高齡家庭不可或缺的長照服務，也是居家照護的中心。

到宅照顧包括協助入浴、如廁、進食等「身體照顧」的部分，以及打掃、烹飪、洗衣等「生活支援」的部份。

照服員一詞home helper的本意是「幫助者」，正如字面上的意義，可以協助家務及照顧，但只限於被照顧者本人，不能協助其它家庭成員清掃房間或準備食物等的家務事項。

例如，在左頁生活支援的項目中，雖然無法陪同進行「兼顧康復性質的散步、曬太陽」事項，但是，如果將這些列入照顧計畫中，則也可以受到此項服務。

此外，對於可以委託居家照服員完成的工作，記住「可以在平面上進行，但不能在牆面進行」的基本原則會很方便。例如更換燈泡就屬於牆面工作，因此不可以要求他們進行。[15]

能充分運用照服員服務的重點在保持信任關係

能充分運用居家照服員的重點是保持信任關係。

對於請居家照服員到宅照顧這件事，一開始可能會讓人感覺警戒和緊張。可能會想求助，但同時又覺得「不想讓陌生人進入家中」。如果居家照服和使用者雙方都能意識到「居家照服員不是被派遣的幫傭，而是經過專業訓練的專業人士」，那麼建立信任關係就比較容易了。

家人不在家時，能互相溝通並分享被照顧者的情況是很重要的。如果無法碰面，也可以設立「聯絡簿」交換訊息。

被照顧者有些事情對家人可能難以啟齒，但在陌生人面前卻可以較容易講出來，而且有時候甚至會展示出家人不知道的一面。這就是請專業人士協助的好處。

和照服員「合不來」時的處理方式

照服員與被照顧者的關係最直接，可以說，這是一項需要建立親密關係的工作。即使是表現優秀的專業照服員，或是家庭成員認為理想的照服員，有時被照顧者自己還是會覺得「合不來」。這種情況下，替換照服員是唯一的解決方法。

反過來，有時被照顧者會堅持認為「非此人不可」。在這種情況下，根據情況，據說機構也可能有意「分開」他們。重要的是要考慮到宅照顧的長期性。請與個案管理師和機構商量，確保沒有任何會增加單方面負擔的情況，一起設法解決問題。

因此，請密切保持聯繫，並確保不會發生任何作業上的溝通失誤，並確認基本原則。

台灣情況註解

15 台灣各別服務單位有各自不同的規定，最好事先與提供服務的單位協商、確認。

需要事先知道的事！可以請照服員幫忙／不能幫忙的事情

即使看似可以請求照服員幫忙的事，實際上有些還是無法請求他們幫忙。請確認以下項目（○為可，× 為不可）：

移動協助　＊可以陪同到公車站，但不能搭乘照服員的車。

○	陪同就醫（陪同、支付醫院費用、領取藥物、預約下次就醫）
×	開車陪同前往醫院
×	在就診時向醫生描述症狀，並聆聽醫生的解釋。

健康管理　＊基本上是「注意被照顧者的健康狀況」。無法執行醫療相關行為。

○	協助服藥
△	在輕微受傷時進行簡單的處理（取決於程度）
△	測量血壓和體溫（僅限電子血壓計）
×	指壓和按摩
×	更換貼在皮膚上的造口袋
×	清洗胃造廔管和導管
×	吸痰

生活支援　＊基本上是「被照顧者無法完成」的一般家務。為家人做家務是不可以的。

○	沖咖啡或茶	○	晾曬被褥，疊被子
×	為家人準備飯菜或節慶餐點	×	送乾洗和取回
		○	陪同進行日常購物
○	清掃廁所	○	陪同到銀行或市政府辦事
△	掃除玄關和走廊（獨居時可以）	×	參加活動或慶典、婚葬場合
○	日常垃圾處理	×	兼顧康復目的的散步和曬太陽
×	處理大型垃圾	×	清潔被歸類為大掃除的物件（如窗框、紗窗、換氣扇等）
×	家具、家電的移動		

其他　＊請注意，可以請照服員幫忙的事項與一般「家事服務」不同。

×	餵寵物
×	澆花、除草、清理花園
×	日常生活的金錢管理
×	處理家中來電
×	收取快遞和郵件
×	更換電燈泡

＊僅供參考，詳情請與提供照顧服務的單位討論並確認。

藉由日間照顧和短期入住服務，為生活增添活力

前往機構接受照顧的日間照顧服務

我們經常會看到日間照顧服務提供者的車輛在住宅區穿梭，至家門口接送被照顧者。被照顧者前往機構，在那裡接受進食、沐浴、服藥等照護，同時進行健康管理、日常生活技能訓練、休閒娛樂活動等，度過一整天。這就是日間照顧提供的服務。

失智症患者隨著失智症的進程，體力和肌力下降，室內活動的時間會變得更長。當因白天昏昏欲睡或漫無目的地度過，夜晚難以入眠時，照顧者的生活負擔就會加重，在照顧者疲勞到頂之前，可以嘗試使用日間照顧服務。藉由離開家度過一天，患者生活會更有規律，晚上也能夠安靜地休息。

以針對失智症患者的日間照顧最為理想

對患有失智症的人來說，最好選擇提供針對失智症服務的日間照顧機構。

機構中除了可以提供與生活有關的諮詢、確認健康狀況、功能訓練等之外，有些日間照顧還提供入浴等讓被照顧者期待的服務。此外，也有些機構會提供各種各樣的活動，以延緩失智症的進程。

由於不同的機構提供的服務內容可能有所不同，建議先在事前參觀。

口碑也是一個參考，但最好能先諮詢個案管理師，選擇適合被照顧者的機構。

日間照顧所需費用大部分都有政府補助，[16]且成效很好，是CP值很高的服務。

使用機構短期住宿服務可以讓家人休息

在日本，有每月兩次，連續三天兩夜等等每月入住一段時間的短期住宿方式，患者可以接受專業的照護，讓照顧家庭也有休息的時間，是一項利用率很高的服務。[17]此服務包括以下幾種類型：

短期入住生活照顧：以短期方式入住長期照顧機構，與其他入住者一同參與團體活動和休閒活動。

短期入住養護照護：短期入住護理之家、診所、醫院等醫療機構，接受醫生、護理人員、物理治療師等提供的醫療、功能訓練、日常生活支援等服務。機構有個人房、多床房（二名以上）、單元式（包含可用於進餐和聊天會客的共享空間）等各種型態。

台灣情況註解

16 台灣日間照顧服務費用一般可由政府負擔70%，一個月如果到日照中心20天，大概的基本費用約為2,000至3,000元。

17 台灣長照也提供短期住宿喘息服務，稱為機構喘息，視個案失能程度，政府提供不同天數的金額補助，每人每年最高可有五十二天的喘息服務。

＊台灣長照地理資訊地圖請見此。
https://ltcpap.mohw.gov.tw/public/index.html

選擇日間照顧機構的重點

因為要在機構中度過一整天，所以要選擇一個安全且舒適的地方。如果有熟人在一起可以更容易融入，但若能有機會先嘗試體驗，被照顧者當下的反應將是關鍵，可以仔細觀察看看。

確認起居室、浴室、廁所的清潔和管理等基本事項也很重要，所以在事前參觀機構時，要為被照顧者充分進行調查。員工的態度和用語也是檢查重點。

對失智症的人來說，最好選擇適合他們的，針對失智症的日間照顧機構。請諮詢個案管理師，讓他們為你推薦合適的機構。

員工／職員　＊在事前參觀時觀察員工的應對方式，如有疑問，可以直接詢問。

- □ 員工的態度和用語如何？
  （是否對待被照顧者像對待兒童一樣？用語是否有禮？）
- □ 呼喚被照顧者時是否有加先生、阿姨、伯伯等的稱謂？
- □ 員工是否用命令式的口吻對待被照顧者？
- □ 與被照顧者對話時，視線是否在同一個高度？
- □ 員工與被照顧者互動時，表情是否帶著微笑？
- □ 員工人數是否足夠？
- □ 是否能夠按照被照顧者的節奏進行適當的應對？
- □ 員工的流動率如何？
  （在員工可以舒適工作的機構有可能會有更好的照護）

用餐　＊應確認是否能提供符合被照顧者狀態的飲食。

- □ 是否能配合被照顧者的身體狀況提供方便進食的食物？
- □ 用餐照護是否合宜？
- □ 食物是否是由機構自行料理提供？

其他　＊直接詢問機構整體氛圍和衛生狀況等重要事項。

- □ 功能性活動等訓練計畫是否由物理治療師等專業人士指導？
- □ 休閒活動的項目是否允許被照顧者自由選擇？
- □ 有沒有如預防跌倒意外等的手冊？手冊內容如何？
- □ 機構內有哪些規定事項？會不會太過嚴格而引起不滿？
  （最好是不會妨礙被照顧者自立）
- □ 是否設有意見箱？
- □ 對於被照顧者的「需求」等是否會充分反饋？
- □ 是否有緊急聯絡手冊？有沒有向被照顧者的家人解釋機構的應對方式？

小規模共同生活型式的團體家屋

提供居住型服務的團體家屋

這是一種針對失智症患者的共同生活照護服務，在社區型的小型機構中，讓五至九名失智症高齡者與專業護理人員共同生活，接受必要的照顧。這種服務稱之為「團體家屋」(Group Home)，在日本它屬於一種社區型的服務，因此只有該地區的居民才能使用。[18] 家屋中有具備失智症知識的工作人員一直在旁看護，因此可以獲得以自立支援為目的的照顧，包括洗浴、排泄、進食等照護，以及其他日常生活照顧。

「熟悉的關係」有助於減緩疾病進程

入住者有單獨的臥室，但在廚房、起居室、浴室等公共空間，工作人員會和入住者一起進行烹飪、清潔、洗滌等家務活動，共同創造出接近正常生活環境的家庭氛圍。通過這樣的生活方式建立「熟悉的關係」，以儘量減緩失智症的進程。

然而，由於不提供醫療照護，所以如果身體狀況惡化，需要協助更衣、進食、排泄時，且若因為慢性病需要日常醫療處置，就必須離開。此外，由於是共同生活，若有症狀不穩定且可能產生暴力行為，或失智症加重導致日常生活困難，對其他居民造成影響等情況時，某些設施可能會要求離開。

有讓生活重新恢復活力的優點

小型且溫馨的團體住宅提供家庭式照顧，因此可以安心度過每一天，這是最大的好處之一。由於有經驗豐富能處理各種問題行為的失智症專業照護人員，不僅可以獲得居家無法提供的照顧，而且因為有工作人員關注，有狀況可以迅速反應。且視個人狀況自立進行料理和清潔的生活方式，可以激發身心和大腦活力，是運用殘存功能進行復健的有效方法。在這種環境下最大的好處是有望獲得精神穩定的生活。

共同生活也有其獨有的缺點

另一方面，因為是共同生活，如果入住者之間相處不佳，就可能會導致問題。特別是在小規模的機構中，如果很難避免接觸，就可能有一方需要離開，必須瞭解可能會有這種情況。

此外，因為是小規模，所以照護環境很容易陷入封閉，需要注意照護人員和照護的品質。簽約之前，要多加比較和仔細挑選。

此外，因為地區差異，機構數量較少的地方可能等待入住的時間會較長。

台灣情況註解

18 台灣團體家屋對入住者一般沒有地區上的限制，只要是本國籍，均可提出申請。依各縣市政府規定略有不同。

19 台灣入住團體家屋的規定為：經醫師診斷確定有失智症，或領有身心障礙證明，失智類需檢具醫師開立CDR量表（CDR 2分以上），且具行動能力（可自行走動、如廁、用餐）、須被照顧之本國籍65歲以上失智症者。

20 台灣對團體家屋的補助按照失能等級給付。中度失能(CDR 2分)：低收入戶每月最高補助新臺幣一萬元、中低收入戶每月最高補助九千元、一般戶每月最高補助七千元。重度失能(CDR 3分)：低收入戶每月最高補助一萬八千元、中低收入者每月最高補助一萬六千二百元、一般戶每月最高補助一萬二千六百元。

21 台灣團體家屋的收費標準各機構不同，一般約在四萬元以上，需洽各機構詢問。

「團體家屋」Q & A

在考慮使用共同生活型機構時，需要知道的基本資訊。

Q 入住的條件是什麼？

A 日本入住團體家屋的前提條件是①年齡在65歲以上，患有失智症，評估失能等級為要支援2或1以上，②必須與機構設籍在相同的地區。此外，各機構還可能有其他條件，例如要能夠適應小規模的共同生活、沒有明顯的精神症狀或行為異常，以及沒有需要醫療介入的疾病。[19]

Q 機構有哪些設施？

A 機構建物可能是租賃一層大樓、民宅改建，以及附屬於老人福祉機構或醫院等各種各樣。設施上除了獨立的房間外，還有日常生活所需的共用區域，如起居室、廚房與餐廳、廁所、浴室和盥洗室等。

Q 同住的工作人員有多少？

A 每3名入住者至少需要1名照服員，也需要1名個案管理師（制定照護計畫的人），並有1名管理者（在夜間，無論入住者的人數如何，都至少要有1名員工駐守）。

Q 入住費用是多少？

A 除了長照保險負擔的10%(或20%)的費用外，[20]還需要額外支付房租、餐費、水電費、日常生活用品費（美容理髮和紙尿褲等）。通常，需要支付保證金和月費，保證金範圍從0到數百萬日元不等，月費通常在15到30萬日元左右，差異相當大。[21]

理想的團體家屋應具備的特點

選擇團體家屋時，建議先收集評價和個案管理師提供的訊息，如果可以，最好先參觀，再做考慮。

1. 機構位於城市中心，而非郊區。
2. 入住者能夠融入社區，例如購物、散步、喝咖啡等活動。
3. 入住者可以攜帶自己熟悉的家具和私人物品。
4. 有合作的到宅醫師及護理師。
5. 可隨時查看運作的狀況。
6. 家人無論何時造訪都受到歡迎。
7. 與附近居民有某種程度的交流。
8. 同住的工作人員能尊重入住者。
9. 入住者被視為是「家庭的一員」，不僅僅是「接受照顧的對象」。

成年監護制度

成年監護制度的機制

成年監護制度是支持高齡社會的重要支柱之一

失智症會導致判斷力下降，想自己申請照護服務或是辦理使用照護機構的手續等會有困難。此外，捲入詐騙或不法商業行為等金錢糾紛的可能性也會增加。為因應這些情況，就需要成年監護制度。此制度的目的是「成為因疾病或障礙而能力不足的人的代理人，保護並支持他」。

藉由成年監護制度，可以代替被照顧者進行財產管理或締結契約等行為，即使被照顧者在不利的契約上簽字，也可以撤銷該契約。

對於高齡者而言，成年監護制度與長照體系一樣，是支持日常生活的重要支柱。

法定監護和意定監護

為了代替判斷能力不足的人進行財產管理和契約行為，成年監護制度有兩種形式：「法定監護」和「意定監護」。

「法定監護」是指法院依據被照顧者的家庭成員的申請，選任成年監護人。法定監護在日本有三種類型，即成年監護、成年保護和成年輔助。[22]

「意定監護」是為了應對未來可能出現判斷能力不足的情況，預先與可信賴的家人或朋友簽訂公證文件，賦予代理權利，目的是讓他們代理本人執行特定權限事項（意定監護簽訂契約的流程請參照163頁）。

法定監護的三種形式「監護」、「保護」、「輔助」

法定監護的三種形式[23]根據受監護者的「判斷能力程度」由法院審理決定。

- **監護：適用於一般狀態下缺乏判斷能力的人。**
- **保護：適用於判斷能力明顯不足的人。**
- **輔助：適用於判斷能力不足的人。**

監護人由法院選任。選任監護人後，不能因為「選任的不是希望的人」而提出異議。同時，一旦提出監護申請，除非經過法院的許可，否則不能憑藉相同的理由自行撤回。

成年監護人有責任維護和管理受監護人的財產，以維護受監護人的利益；保護人和輔助人在被賦予的權限範圍內，也有類似的責任。

此外，根據被照顧者需要協助的範圍，有時會選任專業人士如律師、檢察官、社會福利工作者、稅務顧問等，或是與法律或福利相關的組織為監護人。

此外，若被照顧者有一定數量以上的財產，有時會藉由成年監護制度以信託方式進行管理，以確保財產能適當管理。

台灣情況註解

22 台灣的法定成年監護制度只有「監護宣告」和「輔助宣告」兩種形式，如果「完全無法進行判斷、表達」，則聲請監護宣告；如果只是判斷、表達能力「降低」，但不至於完全喪失，則聲請輔助宣告。日本則將需要監護的程度分為三個階段，在監護和輔助之間多一個成年保護制度。

23 參見註22。

日本使用「法定監護制度」的流程

在日本，聲請「法定監護」需要向法院提出，提出聲請之前，可先向所在地的支援中心、日本司法支援中心（法律之家）等處，諮詢有關使用該制度所需的程序等。[24] 八〇%的情況在提出聲請後兩個月內就會進行裁定，[25] 之後開始進行法定監護。

向家事法院提出申請 有些家事法院要求需事先電話預約才能提出聲請，因此需要事先聯繫安排前去的日期和時間。

提出聲請需要以下資料：[26]

- 聲請書（可參考法院提供的標準格式）、聲請人的戶籍謄本（非應受監護宣告者本人提出時）
- 應受監護宣告者的戶籍謄本、登記事項證明書、醫師診斷證明（監護、保護的情況）
- 擬擔任監護人的戶籍謄本、居民登記證、身分證明、登記事項證明書、附支付憑證的聲請狀
- 關於應受監護宣告者的診斷證明等

※ 登記事項證明書是由東京法務局發行，證明曾經或未曾有過監護宣告。
※ 身分證明是由戶籍所在地方政府發行的證明書，證明未曾宣告破產。

審理

- 家事法庭調查官進行審理

聲請人、應受監護宣告者和擬擔任監護人均需要到法院備詢

- 鑑定

裁定

聲請書上記載的成年監護人（保護人、輔助人）擬擔任者通常都會被選中，但有時法院也可能會選擇律師、檢查官等。

通知裁定結果

監護宣告裁定送達

法定監護開始生效 收到裁定書後的兩週內生效[27]

---

24 台灣是向被照顧者居住所在地的「少年及家事」法院提出聲請，相關事項亦可向法院訴訟輔導科洽詢。

25 台灣依據家事法庭審理期限規則，一般需時約 5 至 8 個月。

26 台灣申請監護宣告需準備以下文件：
(1) 聲請狀。（可參酌司法院全球資訊網／書狀範例／貳、少年及家事；或逕向各地方【少年及家事】法院訴訟輔導科洽詢）
(2) 應受監護宣告之人、聲請人、擬擔任監護人及會同開具財產清冊人的戶籍謄本各 1 份。
(3) 應受監護宣告之人的醫師診斷證明或殘障手冊影本。
(4) 其他法院要求提出的文件。
(5) 聲請人可向法院推舉監護人或會同開具財產清冊人的人選，並應檢附「同意書」及「親屬系統表」。（可參酌司法院全球資訊網／書狀範例／貳、少年及家事的「親屬會議同意書」、「繼承系統表」格式，並請依實際狀況修正繼承系統表）

27 按照台灣規定，監護宣告裁定送達或當庭告知時，監護即開始生效。但監護人或輔助人須拿裁定書、確定證明書及相關資料（如：受監護 / 輔助宣告人、監護 / 輔助人之戶口名簿、身分證件、印鑑等），30 天內至全台任一戶政事務所辦理登記，以聲請最新戶籍謄本。另外，開具財產清冊者，也應在 2 個月之內開具財產清冊陳報法院。

成年監護制度何時可以使用

何時可以使用

成年監護制度分為法定監護制度和意定監護制度兩種，我們將使用案例來介紹它們各自的區別，以及何時該使用哪一種。

案例1

獨居並生活費來源是退休金的和子，經常在有人到宅推銷時購買不必要的昂貴商品。因為容易成為以高齡者為目標的不良商家的受害者，且她因無法獨自對應這種情況而感到焦慮。

➡可以使用**意定監護或法定監護制度**。

案例2

妹妹玲子懷疑與有失智症的母親同住的哥哥似乎以照顧費用為名義，任意使用母親的儲蓄。兄妹關係因此變得惡劣。

➡可以使用**法定監護制度**為母親指定第三者為監護人。

案例3

臥床的祖母委託孫子辰夫管理金錢。即使辰夫的確有妥善管理祖母的金錢，但卻被叔叔和嬸嬸懷疑「亂花錢」而感到困擾。

➡辰夫可以使用**法定監護制度**成為祖母的監護人。

案例4

一朗先生最近的記憶力變得非常差，開始擔心是否罹患了阿茲海默症。由於他獨自生活，因此對老年生活感到擔憂。

➡可以使用**意定監護制度或法定監護制度**。

案例5

仁美因為丈夫去世，對必須獨自度過老年而感到不安，希望有人可以代替她經營丈夫留下的公寓，以及辦理未來考慮入住老人之家時的手續。

➡她可以使用**意定監護制度**，請求第三者擔任監護人。

案例6

獨生女有嚴重的智力障礙，夫妻倆擔心在他們不在之後發生什麼事。

➡可以使用**法定監護制度**，請求福利機構成為監護人來照顧女兒。

案例7

由於父親的認知障礙症狀加劇，考慮入住照護機構，啓子女士希望賣掉父親的房產以支付入住費用。

➡她可以使用**法定監護制度**，成為父親的監護人。

使用該制度有權利限制

監護宣告成立、設有監護人或輔助人後，受監護者有些權利會受到限制。例如，不能擔任股份有限公司的董事或監察人。此外，也無法從事律師、會計師、醫師等需專業資格的工作。再者，設立監護人後，也無法進行印鑑登記、簽訂契約等。

還有，若要買賣自住用的不動產，需要家事法院的許可。購買日用品等與日常生活相關的行為，則由本人自由決定。[28]

台灣情況註解

28 台灣也規定，監護人不可拿受監護宣告人的財產去投資股票、基金等；如果要處分受監護宣告人的不動產，要另外向法院聲請許可。

29 台灣選定意定監護人的流程與日本相同，都是需經親自公證，訂立書面契約，並作成公證書。

簽定「意定監護契約」的流程

意定監護是一種「預先安排的成年監護制度」，讓本人在身體健康時決定希望由誰擔任監護人，以及需要委託的內容並簽訂契約。可以透過公證方式，與自己選擇的「意定監護人」簽訂契約，賦予其代替管理自己生活和財產的權利。[29]

選定意定監護受任人 ❶值得信任的家人、朋友、律師或非營利組織（NPO法人）等。

決定受監護的事項

締結契約書辦理公證 ❷

當意定監護受任人和監護內容確定後，受任人和委任人親自前往公證機構，在公證人的見證下締結契約，並製作公證書。

登記生效

公證人完成公證書後，於7日內通知本人居住地的地方法院，意定監護契約就正式生效。

一旦委任人判斷能力減退

前往家事法院進行聲請 ❸

根據意定監護契約內容開始進行監護。

法院選任意定監護監督人[30] ❹

意定監護契約開始執行

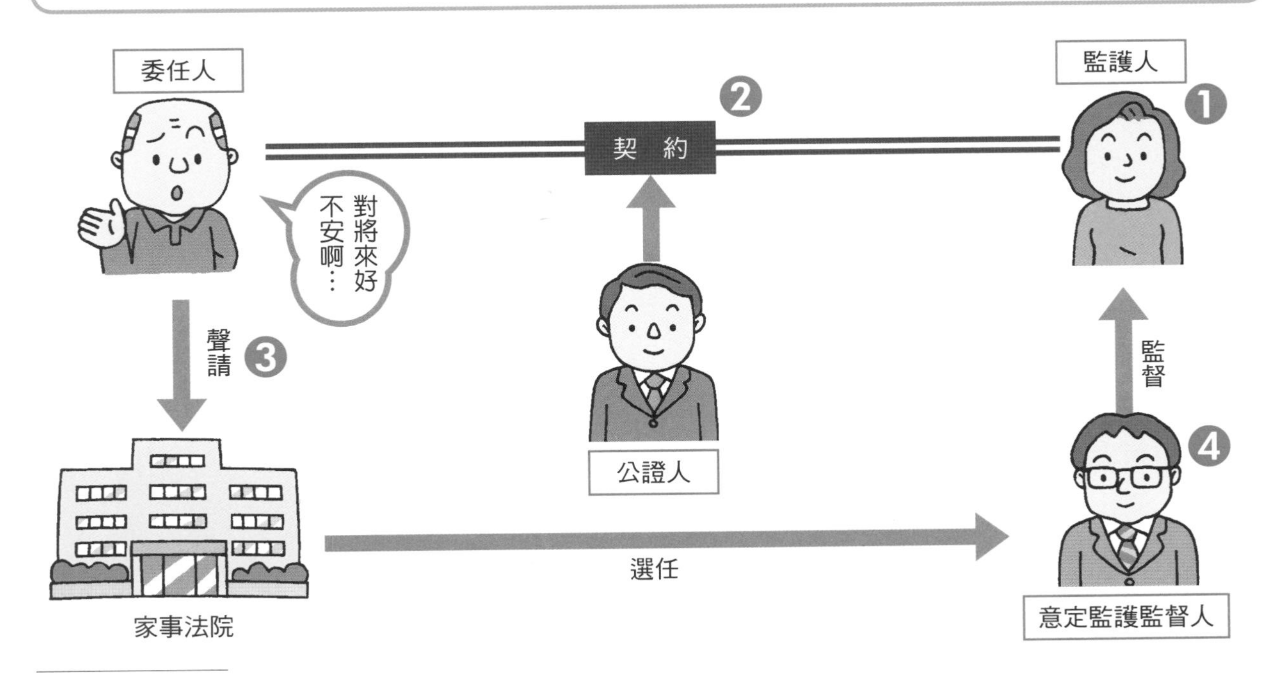

30 台灣沒有意定監護監督人的設置，但必要時法院可要求監護人提出監護事務的報告，或處分受監護人自用資產時需經法院允許。

監護人必須擔任什麼工作？

監護人的主要工作就是「財產管理」和「護養療治」

「財產管理」包括支付生活費、日用品的購買管理、辦理申請保險的手續和支付保險費用，甚至可能包括處理保險金的領取。如果受監護人擁有不動產，監護人可能需要保管權利證書、儲蓄存摺等，並代替受監護人管理不動產和進行處分手續，或者協商遺產繼承並進行相應的手續。

「護養療治」則包括代替本人處理長照保險、醫療契約等手續，以及租屋契約、入住機構契約等切身相關的法律事務。此外，監護人可能需要處理入住或離開機構的手續，提出對照護服務的異議，以及在生病或受傷時陪同就診，聆聽醫師說明等。

製作財產清冊和制定未來計畫

在此之前，要先取得監護宣告文件。這是擔任監護人工作的資格證明書，證明「誰是受監護人，誰是監護人」。

接下來，向戶政事務所等相關機構提交監護確定證明書及監護宣告等，註記在戶籍謄本上。之後就能到銀行辦理監護人的帳戶管理事宜。這樣，監護人就可以進行存取款，了解受監護人的資產狀況，並能夠製作收支記錄。了解「有哪些支出」和「有哪些收入」，為受監護人考慮合適的生活方式，制定生活計畫。

日常工作

為受監護人記錄家計簿，確認存摺中金錢的進出，並管理當事人的資產。

另外，檢查受監護人生活狀況是否有變化，是否需要任何照顧，並予以記錄。如果有使用照護服務或機構，則支付使用費、住院費，以及稅金等，並代為領取年金等。

家事法院於必要時會要求監護人報告工作內容，因此需要撰寫報告書、提出財產清冊等，並接受監督。

監護人的工作結束

當受監護人去世時，需在二個月內結算遺產，做成結算書並通知繼承人。同時也要通知法院。

將財產移交給繼承人後，申請成年監護廢止登記，才算完成工作。

台灣情況註解

31 台灣只有兩種，分為監護及輔助。參見160頁註22。

32 台灣的規定為本人、當事人配偶、當事人四親等內親屬、最近一年與當事人同居的其他親屬、檢察官、主管機關（衛生福利部與縣市政府），或社會福利機構。

33 台灣因為沒有保護這一項分級，因此如借款、訴訟行為、繼承等行為，若當事人為需要「輔助」，此類行為需要當事人同意，若為需要「監護」，則由監護人同意。

34 在台灣為民法第15條第2款規定的行為：如擔任商家、公司或企業的負責人、借錢、為他人作保、贈與以及信託、打官司、與他人和解、調解、買賣、抵押、出租或借貸不動產、汽車等重要財產、分割遺產、拋棄繼承權，以及在遺囑中特別贈與某人財產、其他經家屬或輔助人特別指定禁止的行為。

法定監護制度的3種類型

此制度的目的是代替判斷能力不足者保護財產及權利，因此要先確認「監護人」、「保護人」、「輔助人」所扮演的角色。[31]

	監護	保護	輔助
適用對象	一般狀態下判斷能力不足的人	判斷能力明顯不足的人	判斷能力不足的人
可以提出聲請的人	本人、配偶、四親等內的親屬，所在地區政府單位（無監護人的情況下）等[32]		
提出聲請時	不需要本人同意		需要本人同意
需要監護人同意的行為／可以取消的行為	除了「與日常生活有關的行為」之外的其他行為	借款、訴訟行為、繼承的接受或放棄、新建或改建房屋等[33]	日本民法第13條第1項規定的行為[34]
可代理的範圍	涉及財產的所有法定行為的代理權和財產管理權	在聲請範圍內，法院同意的特定法定行為	

【台灣成年監護制度的諮詢窗口】

- ●各地方縣市政府社會局／處
- ●向「少年及家事」法院提出聲請，相關事項亦可向法院訴訟輔導科詢問
- ●財團法人法律扶助基金會全國七碼專線4128518（市話請直撥，手機加02）

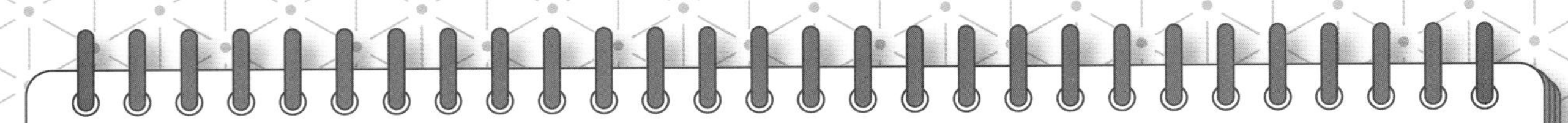

專業的照護技巧④
從發生在照護機構的故事開始

環境改變時的對應方式

因為家人的關係，不得不離開自己住慣了的故鄉、搬到他處的高齡者，因為顧慮照顧自己的家人，通常很少說出自己對故鄉的思念。家人一開始或許會擔心，但時間一久，就漸漸忘了老人家對熟悉的故鄉無法割捨的思念之情。

＊　＊　＊

光太郎爺爺（八十歲）從岩手縣的花卷搬到位於東京的孩子家裡，又為了接受照顧而住進照護機構。數週後的某天，他突然不見了，所有工作人員都一起出動到處尋找，後來，有人說看到他進了附近車站的剪票口……。但是，光太郎爺爺沒有錢，且只有一個人，不管他是去哪裡，應該連要搭什麼電車都不知道。工作人員和家人擔心了一整個晚上，直到隔天，收到花卷站附近派出所的通知，家人前去迎接，才確認他平安無事。

光太郎爺爺想回自己的故鄉，或許是遇到了善心人，罹患失智症的他還是到了花卷。因為他非常想回故鄉的家，所以靠著模糊的片段記憶採取了行動。雖然有記憶障礙，但他沒有忘記對自己來說非常重要的家和對故鄉的印象。

回到照護機構之後，該說什麼話來迎接他才好呢？大家最常說的就是：「你全家人和我們都非常擔心你呢」，但這話聽起來就像是在強迫光太郎爺爺接受家人和照護機構的狀況，只會讓他變得更加孤立。請理解光太郎爺爺的心情，跟他說聲：「花卷好玩嗎？有跟朋友見面嗎？」

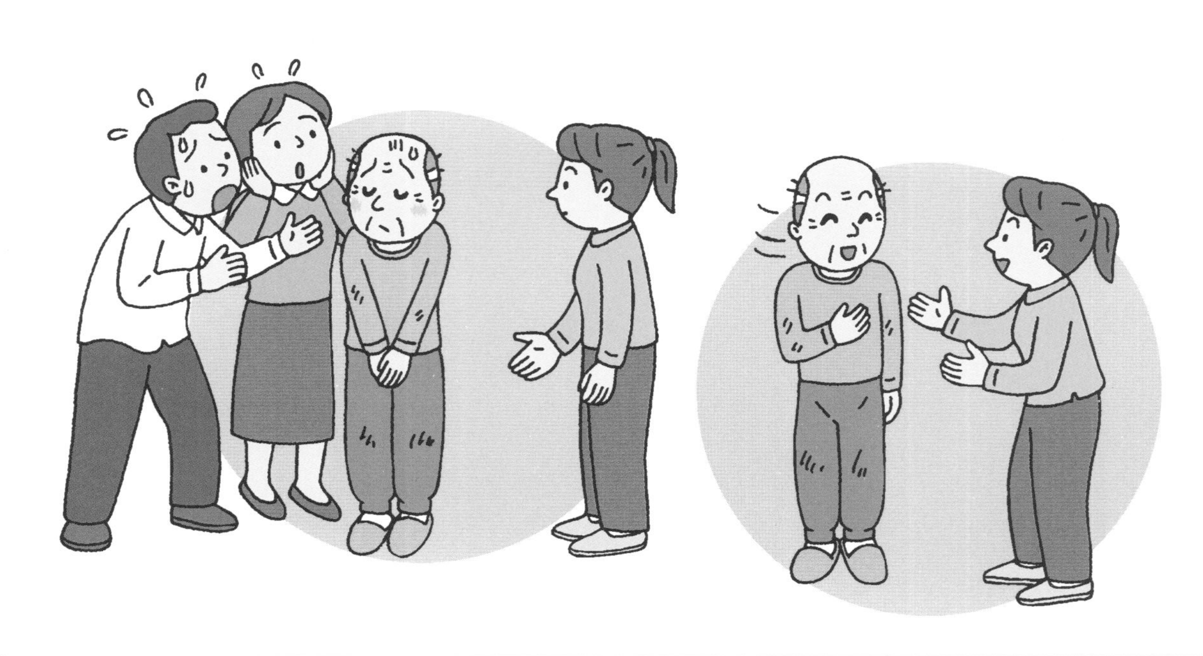

第5章

對失智症家庭照顧者的照顧

當居家照護已經到了極限該怎麼辦？
當無法兼顧工作和照顧時該怎麼辦？
——在此，我們將介紹各種不同的
方法與支援方式，幫助負責照護的
家人順利跨越「艱困的狀況」

不要一個人承擔所有責任

要決定主要照顧者但要以團隊來支持他

失智症的居家照護是一年三百六十五天、一天二十四小時從不間斷，這不只是體力上的負擔，精神上也非常辛苦，必須把照護當作是長期抗戰。「我只要今天忍耐一下……」這種只顧當下的努力，總有一天會讓人筋疲力竭。不要一個人擔下所有責任，一定要持續和家人、個案管理師和照服員等同心協力進行照護。

此外，也必須決定由誰擔任團隊領導的角色。因此，第一步是要和家人好好討論。如果主要照顧者是患者的丈夫或妻子這種「老老照護」的情況，就算孩子沒有住在一起，也一定需要他們的協助。討論時可以說出自己「做得到的事」和「做不到的事」，確認各自可負擔的任務。

就算負擔的內容有所差別，如果有可以彼此了解、相互討論的機會，就可以打造出全家一起負擔責任的模式。

也有很多狀況是永遠只有照顧者和患者本人。當沒有其他家人時，就必須讓日間照顧中心等機構來分擔照護的責任。

失智症照護的壓力來自周圍人的不理解

照顧者最大的壓力就是「家人和親戚的不理解」。之所以無法理解，乃是因為他們無法接受自己的父母或重要的人罹患了失智症，因此，不想去理解照顧者的辛苦。這種狀況其實經常發生。

第二大壓力是與患者本人「無法溝通」。除了要面對同樣的事聽好幾次、突然抓狂等等失智症患者特有的症狀，還必須片刻不離地幫他處理用餐、如廁等生活基本需求，每一天忙到無法喘息，如果無法得到身邊人的鼓勵，會讓照顧者感受到極大壓力。

主要照顧者之外的家人能做的事

●以小時為單位劃分照顧時間，輪流照顧患者

很多照顧者會逞強說「只有我能做」，這很容易讓其他家人不出手幫忙。如果有人可以幾個小時就和自己輪流一次，照顧者就可以擁有自由的時間。

●除了自家，也可以短暫讓患者托顧在外

如果患者除了自家之外，也不排斥住在外面，不妨申請短期的機構喘息服務。

●一起陪伴外出

外出時，如果有多一點人陪伴，可以減輕照顧者的負擔。即使只是車子接送，也能讓照顧者負擔減輕。

●陪照顧者聊天

即使是無法直接幫忙照顧的家人，也可以定期找機會和照顧者碰面，陪他聊天，找一些場所和時間讓他發洩壓力。

消除照顧壓力的方法

最重要的是，在壓力累積之前，
就盡可能地消除，
可以嘗試找出一些
適合自己的方法。

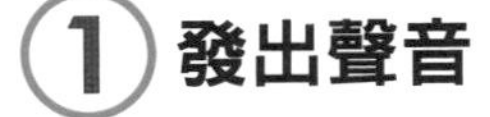

① 發出聲音

最方便的發洩方法，就是一個禮拜去一次卡拉OK，盡情地大聲唱歌，或是看運動比賽，大聲為選手加油，這些都可以消除壓力。找一本自己喜歡的書讀出聲來，也是方法之一。

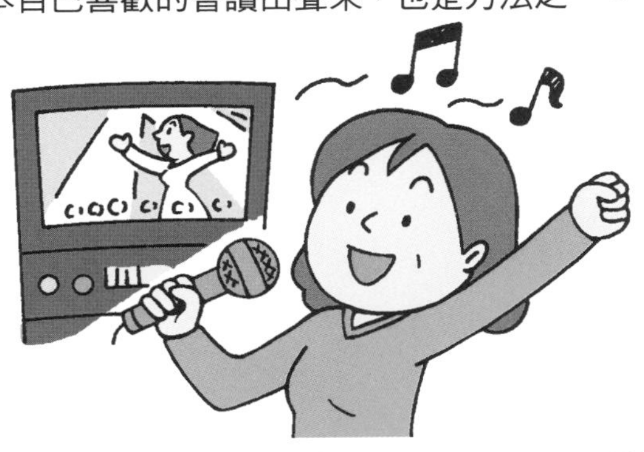

② 活動身體

除了一週去一次健身房，慢跑或游泳，瑜伽或太極拳等需要運用呼吸法的運動，也有讓心情恢復平靜的效果。也可以參考附視頻的運動書籍來活動身體。

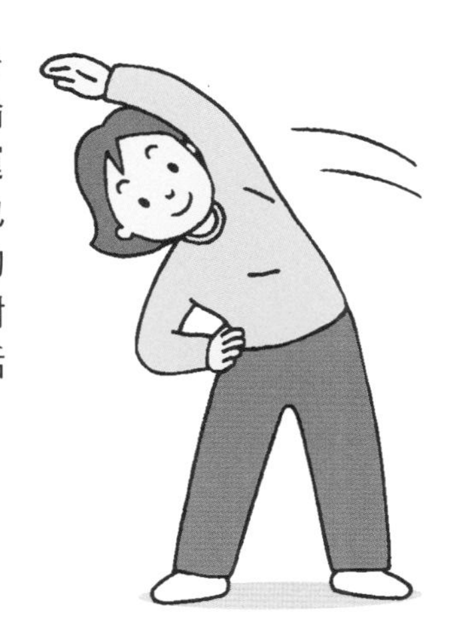

③ 找人吐露自己的心情

可以向朋友或個案管理師吐露自己的心聲，或是和「失智症家屬自助團體」等有同樣經驗的人交流，透過電話諮商也有幫助（參照P184）。

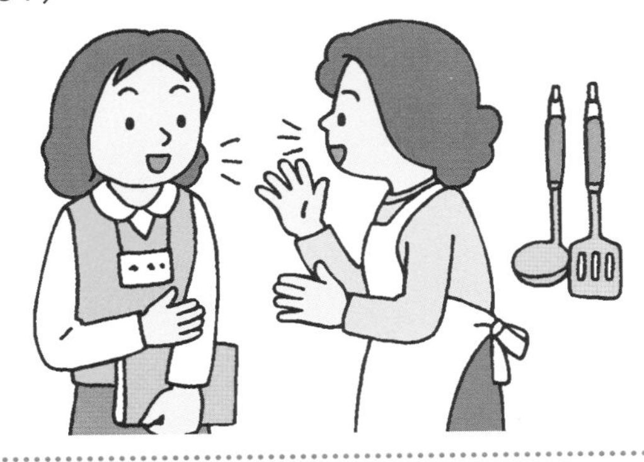

④ 把煩惱寫出來

可以藉由日記或散文來抒發心情。可以上網的人，在照顧者社群和其他人交換意見，或開一個自己的部落格，也是很好的方法。

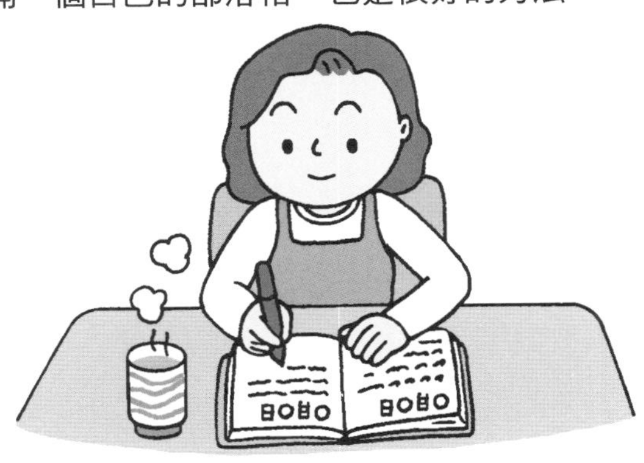

⑤ 找出屬於自己的時間

當患者短期托顧在他處，或是住在日照中心的那幾天，要重新提振自己的心情。除了做有興趣的事，也可以和朋友喝茶看電影、購物，做一些可以完全忘記照顧工作的事情。「好好睡上一覺」也是選項之一，休息是提振精神最有效的方法。

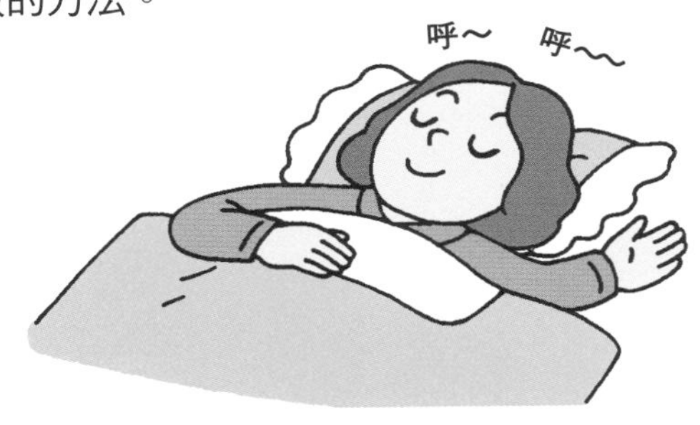

關懷照顧者

能持續居家照護的條件

選擇居家照護的人數持續增加，優點在哪裡？

在高齡失智症患者中，多少人是在自家接受照護呢？根據日本厚生勞働省的資料估計，二〇一七年有一百八十六萬人（約總數三百七十三萬人的五〇%），比二〇一二年的實際人數增加了一百四十九萬人，由此推斷，採取居家照護的家庭正不斷增加。以下，就是居家照護的優點。

●由最了解患者的家人提供照護

最瞭解患者生命史的就是家人了，理所當然的，由家人來照顧，患者可以安心生活，也能盡可能減少因失智症引起的混亂，甚至可能發揮患者的潛在能力。

待在熟悉的家裡，身邊有自己熟悉的工具和書等，藉此讓被照顧者「活得像自己」，只有家人做得到。

●可以避免重大意外

隨著失智症的進程，患者會慢慢無法用火。但藉由有家人的守護，就能預防在日常生活中可能發生的重大意外。

●可與社區做好連結

和所居住的社區做好連結，對家人來說也是一大助力。如果左鄰右舍能互相幫助，並與照護網絡保持合作，就可以將照護模式調整到適合患者的方式。

確認患者的心情是否輕鬆有餘裕

在討論是否持續居家照護時，很重要的一點是，要向患者本人確認他「是否想待在家裡」。因為也有可能照顧者眼中看到的都是患者的問題行為，沒有餘力照顧患者的心情，讓他不想待在家。

確認是否有能支援居家照護的條件

除了確認本人是否想待在家裡，還需要確認幾項居家照護的必要條件：

□無論患者本人或家人，都希望可以居家照護
□除了主要照顧者，還有其他可以輪流的人
□有居家醫療或居家護理等「醫療支援」
□可以使用政府的長照服務
□能夠獲得附近鄰居的理解和守護，有地區性的支援
□有可以定期（一週一次、一個月一次等）來幫忙的親戚或朋友

如何呢？看到這些就知道是否適合居家照護和每個家庭的情況密切相關。如果狀況很難改變，可以思考是否更進一步使用長照服務。可以和個案管理師討論，看看怎樣可以輕鬆地使用長照服務。政府或提供照護服務的企業所提供的服務，也可能因為使用方式的不同，而有意想不到的效果。

台灣情況註解

1 日本的老人照護福利機構（介護老人福祉施設）是由社會福利法人或地方政府經營的機構，為中重度以上無法自理的高齡者提供沐浴、如廁、餵食、營養照顧等的照護機構，居住在此的高齡者有許多是長期居住。類似台灣的住宿式養護或護理機構。

2 日本的老人照護保健機構（介護老人保健施設）（老健）是為在醫院治療結束後，以回家生活目標的高齡者設計的機構，機構內會提供復健等醫療照顧，台灣住院復健的制度與此相類。

高齡失智者居住的場所

在日本大約一半的高齡失智者都是居家照護，在家生活

詳細內容（日本厚生勞働省資料）

	2012年	2017年估計
高齡失智症患者人數	305萬人	373萬人
居家照護	149萬人	186萬人
小規模多機能型居家照護	5萬人	14萬人
定期到宅・隨時對應型的服務	0	3萬人
居住式服務	28萬人	44萬人
入住特定機構生活照護	11萬人	19萬人
針對失智症的共同生活照護（失智症團體家屋）	17萬人	25萬人
照護設施	89萬人	105萬人
老人照護福利機構[1]	48萬人	58萬人
老人照護保健機構[2]等	41萬人	46萬人
醫療機關	38萬人	38萬人

＊因為尾數處理方式的關係，累計數字並不一致

持續進行居家照顧的條件

提供照護的家人互相幫助非常重要

●**有可以和自己輪流的照顧者**

避免讓同一個人負擔所有照護工作，是可以長期居家照顧的必要條件

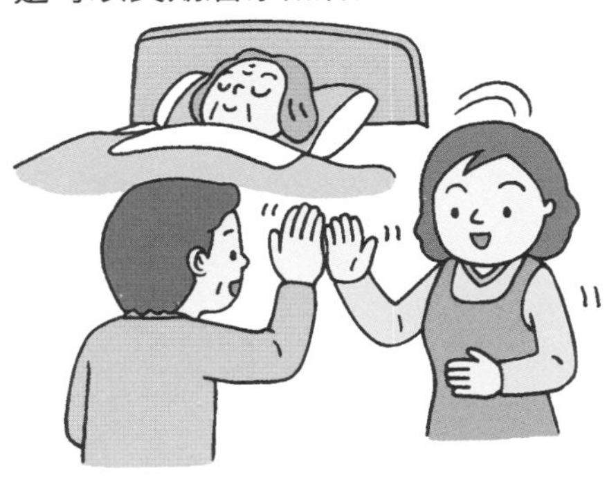

●**有居家醫療或到宅長照服務**

醫療支援可以讓照顧者倍感安心

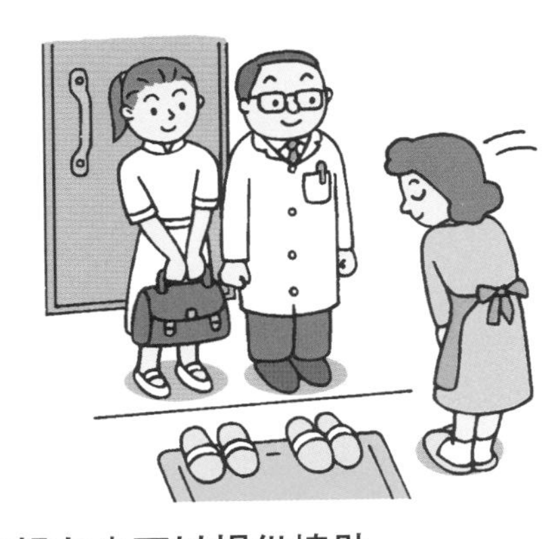

●**有附近鄰居或社區的守護**

這是照顧者和患者能一起生活在原本的地方、不被孤立的必備條件

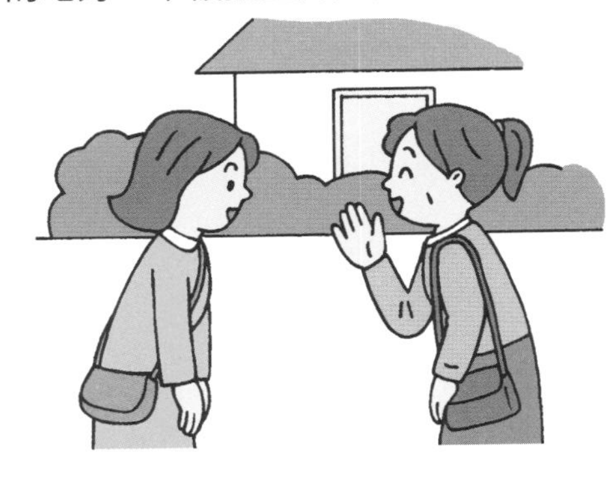

●**親友也可以提供協助**

親友的幫助可以讓家人感覺心情平靜，並讓患者感覺不孤單

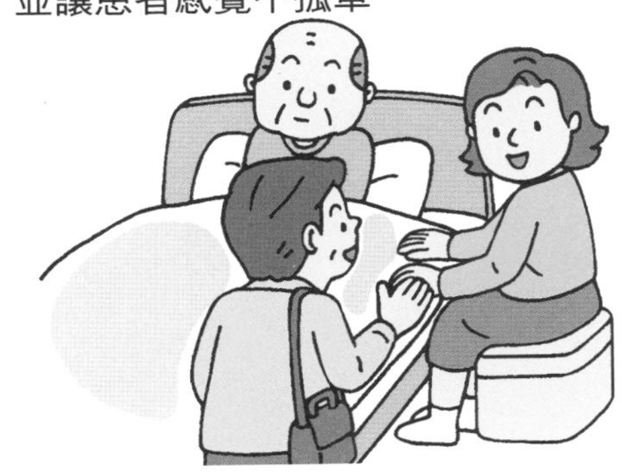

關懷照顧者

使用居家醫療、居家護理等服務

居家醫療和居家護理是照顧計畫中的一環

長照到宅服務的項目，已在長照一節（第152至153頁）中介紹過。

讓我們更進一步詳細了解居家醫療、居家護理服務，這是讓失智症患者能繼續在家生活中的一種居家照護方式。

居家護理是指護理師等護理專業人士到患者家中，提供護理和協助診療的服務。

要接受居家護理服務，需住院患者經醫師評估可轉居家照護者，由醫師開立「居家照護醫囑單」，交該醫院居家護理服務部門直接收案或轉介其他居家護理所。若是非住院患者，而是社區中符合居家照護收案條件的，可向設有居家護理服務部門的醫療機構或護理所申請，或是向個案管理師諮詢。

之後，可與居家護理單位簽訂合約，並開始接受服務。

居家醫療可包括護理師、營養師、物理治療師、職能治療師和語言治療師等，與醫師和相關機構合作，提供在家照護。居家醫療服務的內容相當廣泛（參見左頁），可以滿足各種不同使用者的需求。

居家護理可以使用的次數

日本長照服務中的居家護理項目使用次數沒有上限。每次使用時間分為四個區間：①二十分鐘以下、②三十分鐘以下、③三十分鐘以上六十分鐘以下、④六十分鐘以上九十分鐘以下，可以根據需要選擇。但是，因為長照的支付額有限，在同時使用其他長照服務的情況下，為了將費用控制在額度內，居家護理的使用次數通常是每週一到二次。[3]

提供牙科治療和口腔護理的服務

因為臥床無法前往牙科，也不需要放棄牙科治療。在日本，長照服務有提供「居家療養管理指導」服務（對於需要輕度支援的人士，提供「預防照護居家療養管理指導」服務）。

這項服務包括牙科醫師的訪問診療。且使用同樣的居家療養管理指導服務，可接受「口腔護理」，由牙科衛生士到宅服務。[4]

對於需要營養指導的人也可以申請營養師到宅。[5]

牙齒和口腔護理對能持續「進食」非常重要。請向個案管理師諮詢，並將其納入照顧計劃，以充分利用這些服務。

終末期醫療的安寧照護

安寧照護是針對被醫師診斷為餘命僅餘數週至數個月，且已判定無法透過治療復原的末期患者所提供的照護。這種照護有時被稱為臨終關懷，患者的症狀可能有以下的表現：

○失去行走能力
○四肢肌肉萎縮
○吞嚥障礙造成進食困難和水分攝取不足，導致虛弱
○容易出現呼吸道感染，有咳嗽和咳不出痰的情況

在這種狀況下，需要觀察病程進展和進行各種醫療處置，如點

居家護理提供的各種照護

居家護理一般由醫院的社區護理部或居家護理所提供

生活照護	包括協助和指導身體清潔擦拭、洗髮、口腔清潔、沐浴、進餐、如廁等。
進行醫師指示的醫療處置	如更換紗布、抽痰（口腔、鼻腔、氣切口）、注射（靜脈、肌肉、皮下）等。
觀察病情	包括檢查病情，及血壓、體溫、脈搏等生命體徵，以及指導並確認服藥狀況。
醫療器材管理	如居家使用的氧氣、人工呼吸器等的管理。
安寧照護	＊參考本文。
褥瘡預防與處理	包括轉換體位、指導預防和處理褥瘡的方法。
協助居家復能	包括協助預防肢體攣縮、吞嚥功能退化等。
失智症照護	包括預防意外事故、照護諮詢、建議等。
支援照顧者及提供諮詢	包括照護方式的指導、諮詢等。
預防照護	提供預防營養不足、運動功能衰退的建議。

滴等。此外，也需要進行護理指導，如抽痰等，居家醫療和居家護理也是必不可少的。醫師與到宅醫療人員密切合作，支持患者在他們熟悉的家中度過餘下的日子，並盡可能與家人共度平靜的時光。

台灣情況註解

3 台灣居家護理使用次數一般一個月以二次為限，居家醫師則每三個月至少訪視一次。治療師到府指導復能一年則以十二次為上限。

4 在台灣，如需到宅牙醫服務，可打電話至居住區域的牙醫師公會、衛生局詢問，或洽詢個案管理師。費用則按健保收費。此項服務可提供一般性的牙科治療，複雜的治療還是需要到醫療院所進行。

5 台灣長照專業服務中也包含居家營養師服務，可向個案管理師洽詢。

如果對將家人送到照護機構感到抗拒

嘗試思考其他照護方式

即使在照顧的過程中有家人的協助和各種支援，但時間一長，照顧者不管是身體還是心靈，自然都會累積一定的疲倦和壓力。就算很努力想撐過去，有時也會感覺到極限。這時候，可以思考是否要改變照護方式，入住照護機構便是選項之一。

不要對入住照護機構持負面想法

「無法交給別人」、「在不認識的人包圍下生活，太可憐了」、「這樣親戚應該會說話吧」、「附近鄰居可能會覺得我拋棄父母」，基於種種原因，很多人對於把家人送去照護機構都會感到抗拒，遲遲做不了決定。

但我們不能這麼簡單地斷定「在家裡生活是最好的，住進照護機構是很不幸的」。不要忘記，入住照護機構並不是無法居家照護的最後一步，它只是其中一個選項。

當感覺到居家照護的極限時家人必須一起討論

居家照護，有時並不能完全維持失智症患者的安全和健康。不管再怎麼努力，有些地方還是比不上專業照顧者的技能。

平常沒有參與照顧的家人，也可能對自己的照顧方法有意見。這會讓照顧者壓力倍增，認為「你又不動手，有什麼資格抱怨」，無法解決任何事。

比起家族的意見和世人的眼光，對照顧者而言，更重要的是，必須先和家人仔細討論，什麼對患者才是重要的，若想讓他「保有身為一個人的尊嚴，安穩度過生命殘存的時間」，該怎麼做才好。

居家照護也可能會遇到現實生活上的變故

此外，因為各種原因，居家照護也可能會發生新的困難。比方說，患者罹患失智症以外的疾病需要治療、在自己家裡照顧時發生無法處理的狀況，以及患者的周邊症狀（ＢＰＳＤ）惡化，家人無法處理。此外，也有可能是照顧者生病等，家人這方發生變化，這時，不管願意與否，都必須放棄居家照護。

接受第三方建議

照護的方法、該如何面對可能的未來等，必須家人共同討論，達成共識，但是，如果無法順利達成共識時，該怎麼辦呢？

照顧者提出意見，卻無法被理解時，可以考慮請主治醫師和個案管理師等第三方提出意見。藉由對患者和照顧者的狀況都相當理解的專家立場提出的建議相對客觀，或許能說服家人。

當居家照護變得困難時

當患者的狀況或提供照顧的家人情況有變時，就不得不重新檢視居家照護的可行性。

●患者罹患失智症之外的疾病，需要治療

即使緊急住院可以解決，但也可以藉此機會思考是否不再使用居家照護。

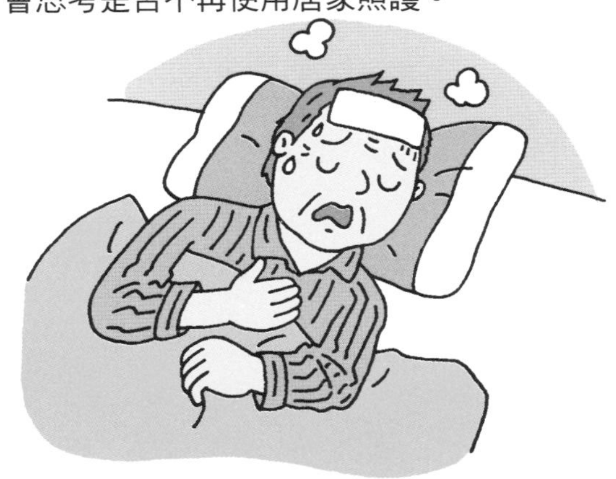

●患者的周邊症狀惡化，對家人出現暴力行為等，

如果狀況嚴重到家人無法處理，可以和居家醫師討論，考慮入住照護機構。

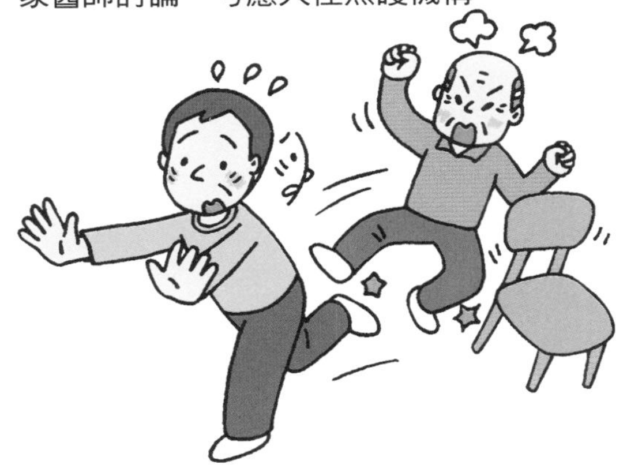

●運動機能極端衰退，需要二十四小時照護

即使善用各式各樣的照護服務，居家照護還是很困難時，入住照護機構也是選項之一。

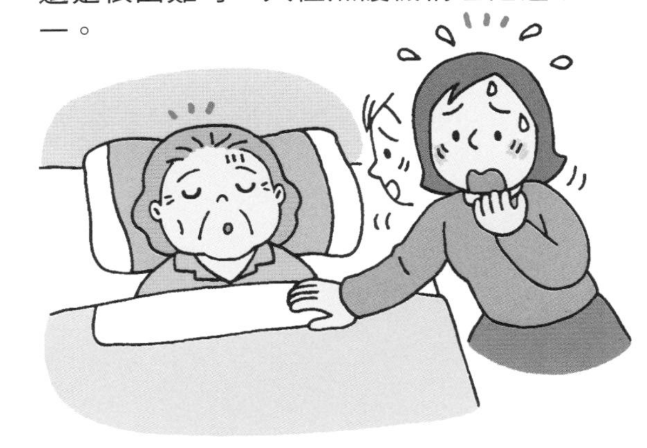

●主要照顧者累垮了

這時必須重新檢視過去的照顧策略，思考不要讓一個人擔負所有責任的方法。

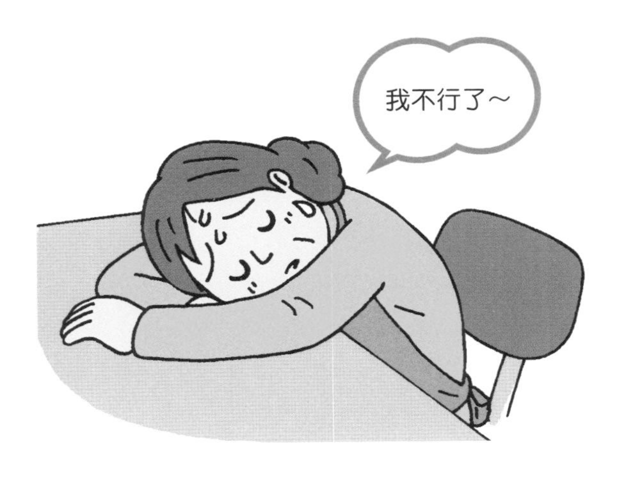

●離婚或調派外地等，同住的家人生活發生變化時

因為家人的生活變化，有可能失去主要照顧者，這對照護來說是很大的變動，這時也可以考慮入住照護機構。

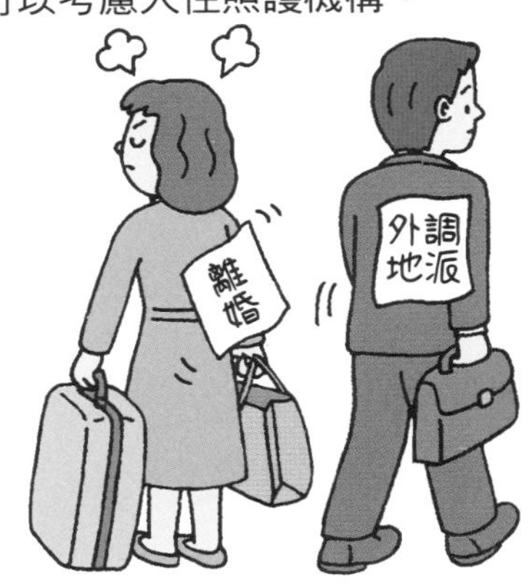

如果居家照護開始有困難

判斷居家照護是否有困難

一旦家人罹患失智症，最煩惱的時刻就是必須決定是要持續居家照護，還是把家人送到照護機構。

是否能持續居家照護，與家庭的照護策略和長照服務的使用狀況等密切相關。

那麼，一旦居家照護發生困難，要考慮哪些狀況呢？如果失智症患者想在自己家裡度過餘生，下列條件缺一不可：

□家人有意願居家照護
□主要照顧者身體健康
□家庭有完整的協助計畫
□對於往後可能發生的情況，家人要有共識
□患者本人的死亡過程可以是安穩、平靜的
□有醫護人員的支援

如果無法滿足所有條件，讓患者入住照護機構，也是可討論的選項。

要及早開始選擇照護機構

可能大家都不太想去選擇照護機構，不過，最好是在還可以維持居家照護時，盡可能多收集一些資料，選定往後替代照顧的機構。等到非入住機構不可時才尋找，很可能會無法找到可以立即入住的地方。

選擇照護機構時 家人一定要親眼確認

選擇照護機構，就是選擇被照顧者「移居」的地方，換句話說，就是選擇「最終居所」。家人一定要事先前往參觀，親眼確認該環境是否可以讓被照顧者穩定、安心地生活。可以透過網路或向別人打聽，但很重要的一點是，機構的狀態和照護人員的對應方式，一定要自己親眼看過。

以下是選擇照護機構時需要確認的項目：

□【照護人員】請機構讓自己參觀照護現場，看看照護人員的性格是否開朗，如何與家人和入住者相處
□【機構內的氣味】確認房間和走廊等地方是否有異味或排泄物的味道，藉以推測排泄照護的狀態
□【入住者的表情】請機構讓自己看看聚集在共同空間的入住者，藉以作為判斷氣氛是否穩定、平和的標準
□【醫療體系】確認當入住者的身體突然發生變化時的對應方法、機構內的醫師是否可以隨時待命、需緊急送醫時，醫院是否就在附近
□【與自家之間的交通】盡量選擇家人方便前往的機構，這點很重要

台灣情況註解

6 台灣的老人之家，一般分為養生、安養、養護、護理四個階段，台灣與日本的特養最接近的是養護這個階段機構，服務的是無法自主生活，但不需要專門看護服務的長者。

7 在台灣，此類服務多由醫院復健科安排，進行一段期間的住院復健治療。

8 台灣類似此類機構的是護理之家。

9 台灣的養生村與此類似。

日本失智症照護機構的種類和特徵

日本的高齡者失智症照護機構有屬於政府長照保險的機構和私人民營機構兩種。
屬長照保險的機構會由該機構的個案管理師為每位入住者制定個別的照護計畫，機構的照護人員再根據這些計畫提供相應的照護服務。比民營的照護機構費用相對較低，且根據收入情況還可能有減免。

〈長照保險機構〉 ＊入住需要接受失能等級評估。

特別養護老人之家 【特養】	是針對需要長期照護，且在自家生活有困難，失能等級評估為「要照護3」以上的人所設立的。由於費用相對自費老人之家等機構來說較低，因此特養有許多等待入住的人。此外，還有2006年開始設置的針對當地居民，人員在二十九人以下的小規模特養機構。這種特別養護機構更加注重與地域的密切聯繫。[6]
老人照護保健機構 【老健】	被評定為「要照護1」以上的被照顧者是照護老人保健機構（老健）的服務對象。這些人已經完成了醫院治療，病情穩定，但很難立即回到家中生活。老健機構可作為回到家中居家照護前的過渡橋樑。在老健機構，可以接受護理、照護和復健治療，但需要有回家生活的意願和復健動力，這些因素會被納入是否可以入住的評估中，通常會在入住三個月後進行出院指導。但是，如果判斷居家照護仍然有困難，也可以繼續更新居住許可，實際上也有長期居住在老健機構的人。[7]
照護療養型醫療機構	照護療養型醫療機構是針對病情穩定但需要更多護理和醫療處置的人所設立的，位於醫院、診所內或相鄰的設施中。因為有醫生、護理師等醫療人員提供完善的護理，因此需要胃造瘻或管餵，不能入住特別養護老人之家（特養）的人也可以入住。這種機構具有較高的醫療功能，因此如果病情不再需要療養，可能會被要求離開。此類機構在2012年日本照護法修改後被廢止。[8]

〈民間機構舉例〉 ＊未經過失能評估認定也可以入住。

有照護服務的 自費老人之家	自費老人之家由民間機構運營，提供用餐等服務，經常住有十人以上的高齡者。分照護服務型、住宅型和健康型三種類型。其中，有照護服務的自費老人之家是指入住者可以擁有生活上的照護，如果需進一步照護，可以在機構內或委託的單位中使用長照保險提供的照護。進入自費老人之家主要是由與機構的合約認定，因此即使未經過失能等級評估，也可以入住。但是，如果需要照護，則需要自行尋找提供服務的單位來接受照護。
附服務的 高齡者住宅	「附服務的高齡者住宅」指的是有安裝無障礙設施的住宅，有提供安全確認和生活諮詢等服務。入住此類住宅需與機構簽訂合約，與一般的高齡者租賃住宅相同。如果需要照護，入住者可以使用外部服務繼續居住。相對於自費老人之家，此類住宅的價格較低，且不像特養一樣需要長期等待，因此曾一度引起熱潮。在高齡者習慣生活的地區中，取代居住在自宅中，此類新型住宅的需求正在增加。[9]

入住照護機構時的注意事項

先試住，讓患者習慣環境

決定要入住的照護機構之後，家人首先要注意的就是，要花心思處理，讓患者可以平靜地接受要「換地方居住」這件事。

把患者帶去他完全不認識的地方，然後突然告訴他「從今天開始，這裡就是你家喔」，就算不是失智症患者應該也會覺得非常混亂，感到極度不安。從自家移居到照護機構是環境的改變，患者當然會感到不安，可能也會有人無法理解狀況，甚至導致周邊症狀（BPSD）惡化。

有些照護機構可以提供短期居住，多進行幾次兩天或三天的試住也是一個方法。如果可以和機構的照護人員慢慢熟悉，應該就會比較安心。

有些患者入住照護機構反而較安心

有些失智症患者會對環境改變感到不安，但也有些患者是在入住專業照護機構之後，反而可以過得比較平靜。

部分老人家認為，在家裡接受照顧「會給孩子帶來困擾」、「很難為情」、「不好意思」，因而感覺痛苦和有壓力。現在還在照護第一線工作的人，多半會覺得，如果自己罹患失智症，願意接受照護機構照顧。

無論如何，最重要的是要準備一個可以讓患者平靜生活的環境。

患者可以攜帶自己的物品去照護機構，除了衣物之外，也要準備患者在自己家裡使用的東西、時鐘或裝飾品，以及用慣了的工具。不要讓患者覺得生活出現很大的變化。

不要把所有的事都交給照護機構做

入住之後，家人要時常去看望患者，確認他在照護機構過著什麼樣的生活。要讓本人了解生活並沒有發生很大的改變，他也沒有被家人拋棄。

此外，如果常常和患者見面，工作人員的對應也會比較仔細。每次碰面都要確認患者的狀態，在聆聽照護機構工作人員說明、分享資訊的同時，也要表達自己的謝意。

要有耐心地等待患者習慣照護機構

為了讓患者不要受到太大衝擊，各個細節都要照顧到。有時，好不容易得到患者的理解，願意入住照護機構，但即使已經入住一年，每次會面時還是可能會吵著「要回家！」這只會讓家人感嘆：這樣的會面反而更痛苦。

如果選擇讓患者入住照護機構不只是為了本人，也是為了家人的生活，那就要有心理準備，必須有耐心地等待患者習慣照護機構。

入住照護機構時的注意事項

必須盡量減輕患者因為環境改變而產生的不安

●入住前可以多利用短期和日照中心，讓本人習慣照護機構

如果要入住的照護機構有提供日間照顧或短期入住，可以多多體驗、使用，同時也要和照護人員培養關係。

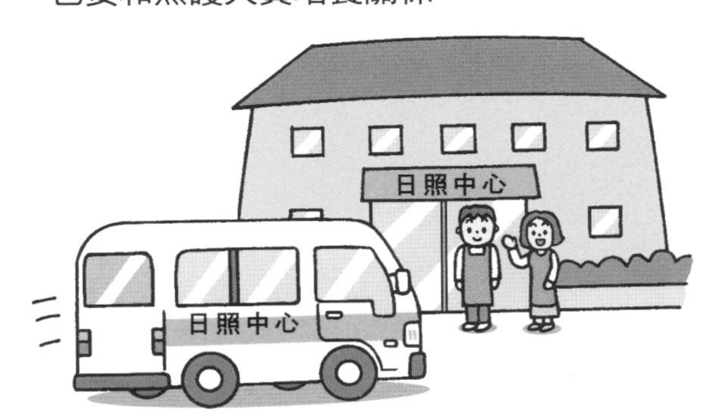

●從自家帶一些熟悉的物品到照護機構

為了讓生活不要和之前住家裡時有太大不同，可以把之前自己房間用的茶具和蓋毯，帶到照護機構，可能的話，也可以帶椅子、桌子和喜歡的裝飾品等熟悉的物品。

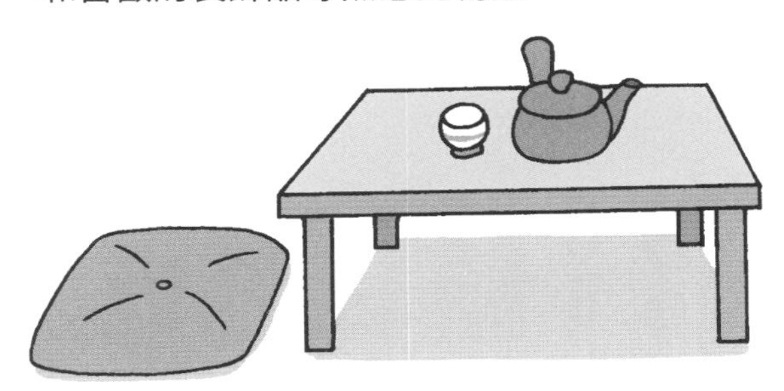

●家人要常常去看望

要定期去照護中心和他見面。很多高齡者都無法忍受「等待」這件事，所以，即使很難定期去拜訪，也要每隔一段時間就去看望。

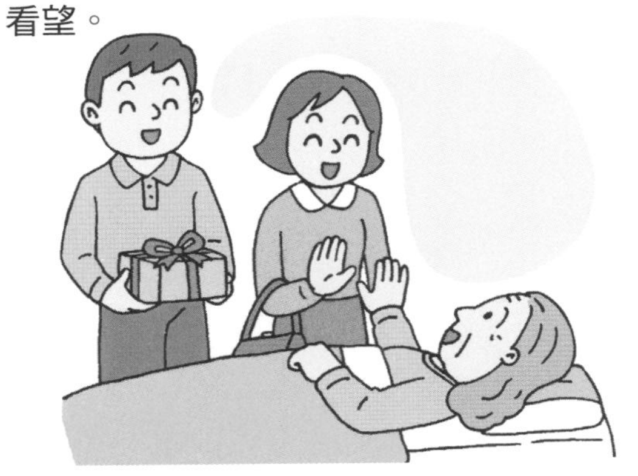

●可以請朋友或附近鄰居來看望患者

請朋友、認識的人，或附近鄰居來看望患者，如果患者知道自己沒有被遺忘，會覺得很開心。

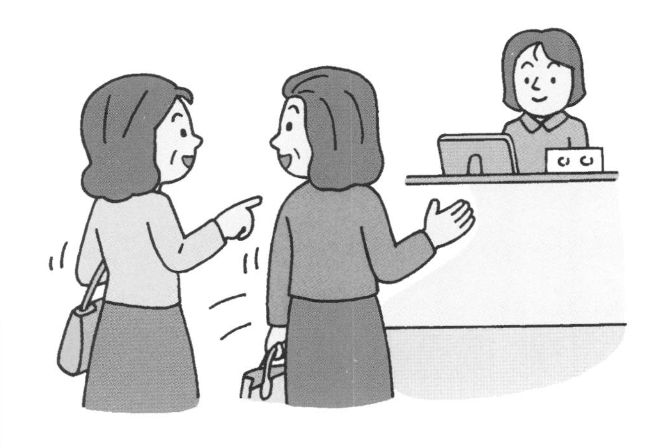

●要向照護機構的工作人員確認患者的狀態

去看望患者時，一定要詢問照護機構工作人員患者平常的狀況。若能向工作人員傳達家人們的關切，工作人員也會照顧地更細心。

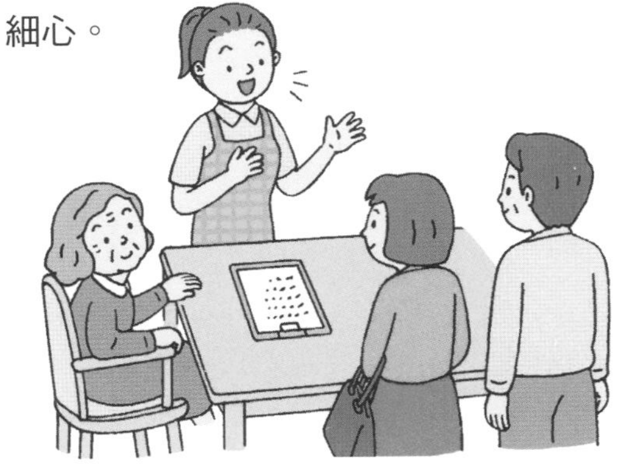

不要為了照顧失智的家人而放棄工作

工作和照顧是否真難兼顧

開始照顧之後，成為照顧者的勞工，有以下三個選擇：

①一邊工作，一邊照顧，照顧和工作兩者兼顧
②辭掉工作，專心照顧
③換個工作，改變環境

有人會說：「不，根本沒有選擇，如果要長期照護，只有離職一途。」但是，因此選擇離開工作崗位的人，離職之後狀況有改善嗎？

事實上，日本厚生勞働省曾經針對被稱為「照顧世代」的四十與五十歲左右的勞動者，進行「有關工作與照顧兩者兼顧的勞動者問卷調查」。這是以四十與五十歲左右的（正式員工，男女各一千人）和為照顧而離職的勞工（離職前是正式員工，男女各一千人）為對象，在網路上所進行的調查，我們可以看到實際狀況和意願的詳細調查結果，在這裡先來看看離職者的回答。

父母需要照顧的程度會影響是否離職嗎？

從離職者在離職前父母需要照顧的程度來看，「未申請，或不適用」與「要照護三以上」者，比例都非常高，這表示需要照護程度和失智嚴重程度，與離職者的動機沒有絕對關連。

但另一方面，照顧者很少讓親戚和專業照護者來處理家人的排泄等身體照護，通常都是一人獨自負擔照顧的責任，但也無法因此歸納出「因為需要照護程度很高，所以不得不離職」這種單純的因果關係。

離職後的最大負擔是收入減少

離職的理由，不管男女都是以「因為公司無法讓工作和照顧兩者兼顧」最多，然後是「自己的身心健康狀態也已惡化」。此外，不管男女都有五成的人希望可以繼續工作。

離職之後，負擔就會減輕嗎？認為「負擔增加」（包括「負擔增加很大」與「負擔增加」）的人當中，「精神面」占六四．九％、「肉體面」占五六．六％、「經濟面」占七四．九％，所有回答中，不管哪一個面向的負擔都沒有減少，回答反而還增加了的所佔的比例最高。

決定為了照顧而離職之前需要注意的事項

讓我們整理一下問卷調查的結果。

許多離職者在「為了照顧」而離職之後，並沒有像預期那樣，照護工作變得比較輕鬆。離職之後「負擔反而增加」的人，多達五到七成。「在離職之前，有沒有還可以做的事呢？」——這似乎是現在正在考慮為照顧而離職的人必須面對的課題。

為了照顧而離職之後，生活是否得到改善？

我們可以透過「有關工作和照顧兩者兼顧的勞動者問卷調查」結果（部分），觀察為了照顧而辭職的勞工生活的狀況

其一 為了照顧而離職後，照顧的狀況發生了什麼變化

回答「經濟面和精神面的負擔變得特別大」的人比例非常高，為了照顧而離職之後，精神並沒有按照預期那樣變輕鬆。

【離職者離職後的變化】

有效回答數＝994

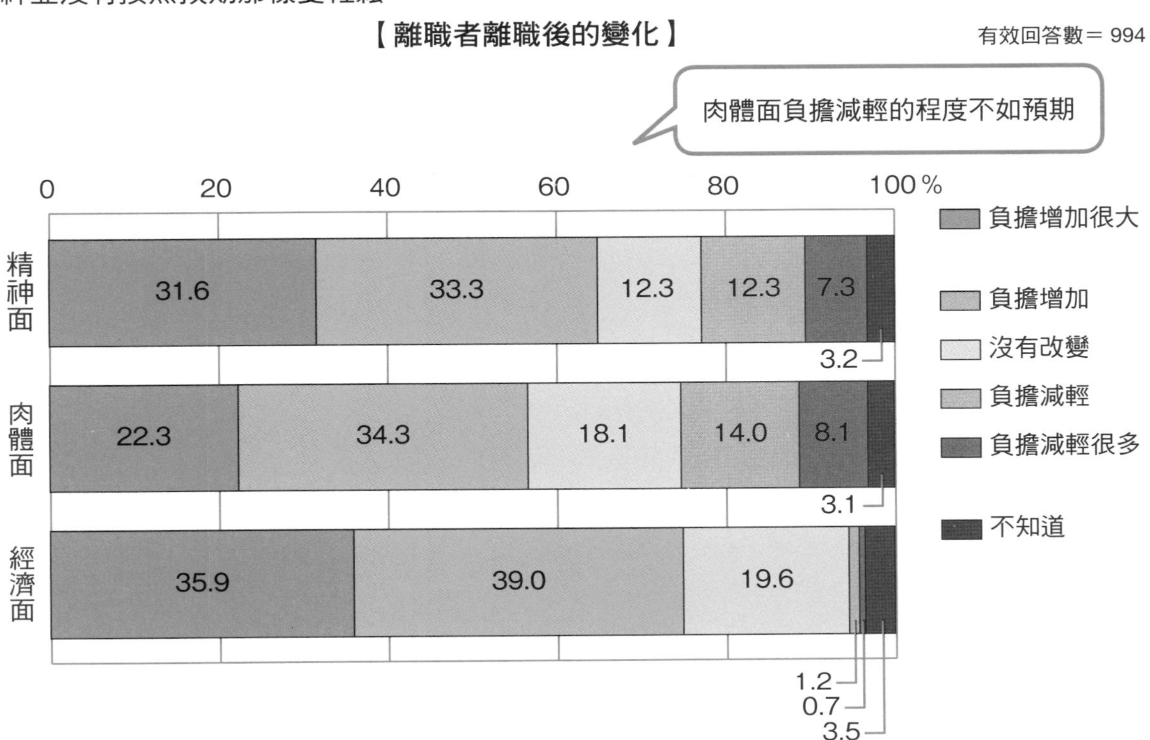

其二 為照顧而離職的人，辭職時是否還是想繼續工作

男女各有一半以上的人回答「還想繼續工作」，顯示他們都因被迫在工作和照顧中擇一而感到痛苦

【離職者為了照顧而辭職時希望繼續就業的意願】

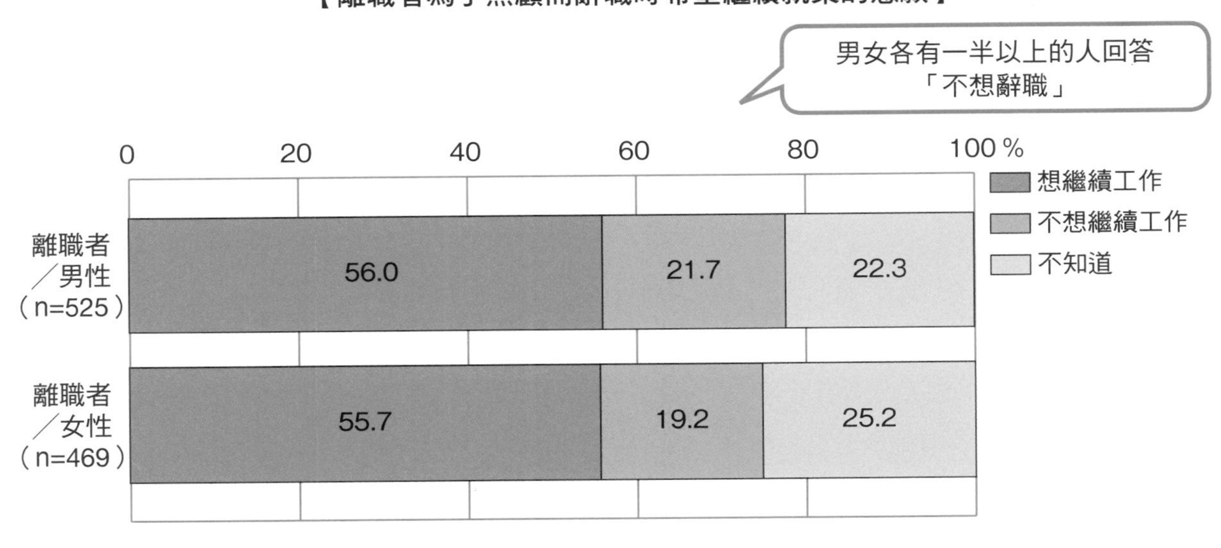

節錄自〈有關工作和照顧兩者兼顧的勞動者問卷調查〉（2012 年度日本厚生勞働省委託調查）

瞭解照顧不離職的支援制度

為照顧離職真的能專心照顧嗎

承擔父母照顧責任的勞工可能會因為「無法兼顧照顧和工作」而離職。這就是所謂的「照顧離職」。據統計，日本約有二百四十萬人一邊在企業工作，一邊同時進行照顧。在這些人當中，因為照顧或照護而離職的人數（二〇一一年十月至二〇一二年九月）為一〇．一萬人＊。此外，約有四十二萬人表示他們「正在考慮辭職」或「希望轉職」，雖然原因不一定都與照顧相關，但也可能成為「照顧離職預備軍」。[10]

從這些數據可以看出，要兼顧照顧和工作並不容易。然而，一旦離開工作開始專注於照顧，雖然可以解脫工作壓力，但經濟負擔和照顧壓力可能會增加，同時也可能導致與社會的聯繫斷裂而孤立。這意味著，擺脫與工作兼顧的照顧者可能會面臨新的困難。

在做出照顧離職決定之前應該做的事

在做出照顧離職決定之前，重新檢視照顧的情況非常重要，包括有效利用長照服務、與親友再次討論，考慮如何分工進行照顧等。

此外，作為照顧者本身，應該積極考慮利用公司提供的工作與照顧平衡支援制度。這包括諮詢主管，參考其他處於類似情況的人的經驗等，開始收集相關訊息，不要獨自承擔壓力。

日本厚生勞働省制定的支援制度

一邊工作一邊進行照顧的人或許可以使用支援制度。首先，請確認您所在公司是否有支援制度。

此外，日本的厚生勞働省針對育兒和照顧者也有制定支援制度。協助照顧者能同時兼顧照顧和工作，被視為實現「零照顧離職」的重要政策之一，為擴大支援範圍，日本在二〇一六年三月修訂了〈雇用保險法〉和〈育兒．照顧休假法〉。

日本的兼顧支援制度中，規定如果家庭中有處於「需要照顧狀態」的家庭成員，可以獲得合計一年九十三天、最多分散為三次的長期休假（照顧假）。[11] 此外，可以根據需要，安排縮短工時等（照顧縮短工時措施），並申請可以每年五天，以半天為單位休假的照顧喘息假。此外，還包括限制加班和深夜工作、限制調職等措施，以及禁止因此類申請而解雇等不利勞工的規定。

其中，若為了照顧需求而需申請長期休假（照顧假），這段期間的薪資不由公司端支付，是由社會保險之一的雇用保險支付，修訂後，補償率已從之前的四〇%提高到六七%。

台灣情況註解

10 根據台灣主計處2017年統計，台灣一年因照顧而離職的人數已超過15萬人。

11 台灣目前針對一般職場勞工，是將照顧假併入事假計算，一年以7天為限。

＊根據日本總務省統計局〈平成24年就業結構基本調查〉數據

日本為實現「零照顧離職」而修正的照顧休假制度

為了能兼顧工作與照顧，日本設計用來支援勞工的照顧休假制度，曾經過改訂。讓我們確認一下主要的修訂點：

	修訂前	修訂後
照顧休假期間薪資	薪資的40%	薪資的67%
照顧休假	原則上一次，最多93天	以三次為上限，最多93天
照顧喘息假	以一天為單位，一年5天	以半天為單位，一年5天
縮短工時	和照顧休假合併計算，最多93天	和照顧休假分開計算，三年可以申請兩次
免除加班及外派	無	可提出申請
可申請照顧休假的家族成員	配偶、父母、子女、配偶的父母、同居並扶養的祖父母、兄弟姐妹、孫子女	祖父母、兄弟姐妹、孫子女，無需同居並扶養

申請「照顧假」減輕照顧負擔

照顧假一年可以分三次申請，不限於緊急情況才能申請，更容易獲得所需的休假。

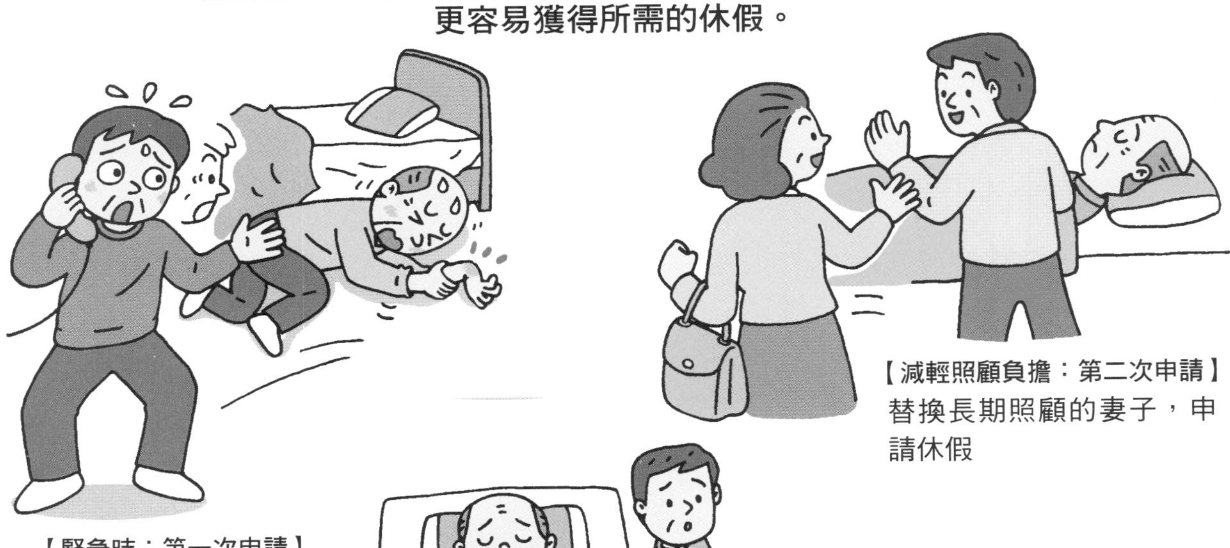

【緊急時：第一次申請】
被照顧者骨折、住院，申請休假

【減輕照顧負擔：第二次申請】
替換長期照顧的妻子，申請休假

【必要時：第三次申請】
替換前往照顧女兒生產的妻子照護，申請休假

交流與互助

和有相同煩惱的人共同交流

尋找可以與他人分享想法的場所

找不到身邊可以配合的人，面對前途未卜的照顧工作，有些人可能會覺得「必須獨自面對」，悲壯地決心努力奮鬥。在這種情況下，他們需要有情緒的出口，並需要知道有困惑時該如何處理。

此時，向政府諮詢窗口、個案管理師、照護機構的工作人員尋求幫助是一種方法，但還有其他可以遇見有相同境遇夥伴的地方。

可以參加「照顧者聚會」

由政府主導，或由非營利組織運營，日本全國各地都有許多「家庭協會」、「照顧者聚會」[12]。你可以到政府機構詢問，或是在網路上搜尋。

這些聚會通常會有家庭照顧者、曾有過照顧經驗的人，以及從事照護相關工作的人參加，大家可以互相交流。照顧工作往往讓人覺得壓力重重，可能會想找人傾訴照顧中的困難和不安。雖然向親人或朋友們訴說，也能讓人安心，但和其他照顧者交流，更容易獲得共鳴和支持。

能分享煩惱可以讓人開心

此類「聚會」參與者的共同點就是——「正在照顧家人」。儘管大家彼此分享煩惱和想法，但每個人都沒有正確答案，所以才會感到困擾。許多參與者表示，能分享煩惱是這種聚會最好的地方。

日本全國性的「失智症患者與家庭協會」

日本全國性的「失智症患者與家庭協會」（認知症の人と家族の会）是一個致力於照顧失智症患者與家庭的公益組織，成立於一九八〇年。[13]目前擁有超過一萬名會員，目標是建立一個即使罹患失智症也能安心生活的社會。作為日本失智症家庭協會的先驅性組織，其支部遍布全國四十七個都道府縣，定期舉辦的「家庭聚會」是協會的核心活動之一，目標是促進家庭成員之間的訊息交流和互動。此外，配合各地區的需求，他們還推動各項活動，包括舉辦照護講座，藉由電話探訪協助地方政府的「失智症專線」[14]（認知症コールセンター）。協會的網站上可以找到更多訊息：https://www.alzheimer.or.jp/[15]

台灣情況註解

12 台灣提供家庭照顧者聚會並諮商的主要是各地的「家庭照顧者關懷協會」，全台各地都有分會。此外也有許多民間團體提供相關服務，詳細資訊可至 https://carersupport.com.tw/map/ 查詢。

13 台灣類似的組織是「台灣失智症協會」，成立於2002年，同樣在全台各地及網上提供許多友善失智者及家庭的活動及服務，相關訊息請至「台灣失智症協會」http://www.tada2002.org.tw/ 查詢。

14 台灣由衛福部補助成立的「全國失智症關懷專線」0800-474-580（失智時，我幫您）也提供類似的服務。此為免付費專線，提供失智症照顧技巧、社會福利資源、家屬支持服務、就醫資訊等諮詢服務。服務時間為上班日的9:00-21:00。

15 由台灣失智症協會設立的失智症社會支持中心網站網址如下：http://tada2002.ehosting.com.tw/Support.Tada2002.org.tw/Default.aspx。

在！失智症咖啡館中，患者本人及家人可以和社區連結在一起

讓失智症患者、家屬遇見「能理解他們的朋友」的場所

失智症咖啡館[16]是提供失智症初期患者和早發性失智症患者等使用的場所，是患者和家人都能輕鬆融入的地方。雖然稱之為「咖啡館」，但形式各異，有時可能是一個月內在個人家中或聚會場所舉辦幾次茶會，有時也可能像是一般的咖啡店，可在此用午餐。工作人員通常會由醫療專業人員或社區志工擔任，有需求者可以在此輕鬆地向他們諮詢醫療保險、個案管理師及長照服務等問題。在「咖啡館」的氛圍中與這些專業人員和志工互動，可以像和能「相互理解的朋友」一樣建立聯繫，有助於改善患者與家人之間的關係，以及與周遭社區的聯繫。

參加失智症咖啡館之前，最好能先了解該咖啡館的形態，或家人可以先去參觀，這樣一定能找到適合患者的咖啡館。此外，也可以向政府機構或地區中心詢問。

患者和家人與社區建立聯結的地方就是失智症咖啡館

社區人士與失智症患者、家屬藉由聊天自然享受愉悅的場所

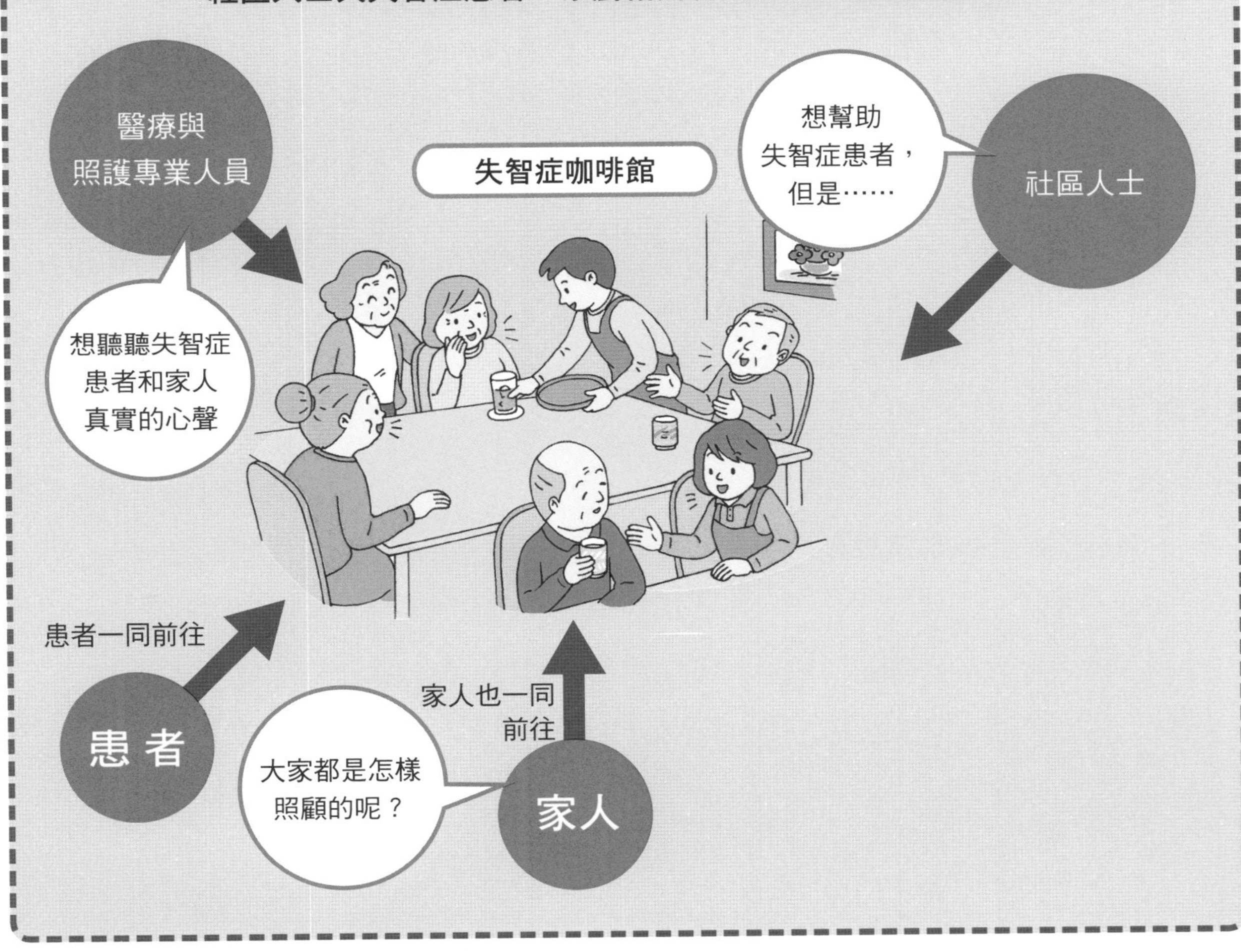

16 台灣也有失智記憶咖啡館、YOUNG 記憶會館等類似的活動，詳情可洽詢台灣失智症協會。

參考文獻

《失智症照護 麻煩狀況的說話技巧》（日總研）米山淑子
《體貼的一句話 給身為照顧者的你》（一橋出版）米山淑子
《從溝通開始 失智症照護手冊》第2版（學研Medical秀潤社）清水裕子
《照護的聆聽方式 禁忌集 你可以理解對方的求救訊息嗎？》（誠文堂新光社）照護的說話方式研究會
《專科醫師來教你 失智症》（幻冬舍）朝田隆
《一切都了解 失智症事典》（成美堂出版）河野和彥
《已經到極限了!!照顧失智症患者家屬時要看的書》（自由國民社）高室成幸
《全新修訂 當認為自己的父母罹患失智症時……》（双葉社）長瀨教子
《失智症 預防與對應方法》（主婦之友社）浦上克哉
《有這本就懂了 父母的照護》（成美堂出版）高室成幸
《完全圖解 新照護 全新修訂版》（講談社）編著：大田仁史・三好春樹
《專家教你 真正有用的照護術》（Natsume社）審訂：福邊節子
《福邊流 帶出力量！U・CAN的照護術大百科》（自由國民社）審訂：福邊節子
《可以讓失智症患者馬上恢復平靜的說話方式》（講談社）右馬埜節子
《深入了解失智症的教科書》（朝日新聞出版）長谷川和夫
《不認識醫師！不因失智症照護而累垮的55個心得》（廣濟堂出版）工藤廣伸
週刊朝日MOOK《徹底了解失智症2016》（朝日新聞出版）

失智症照護超圖解：延緩失智進程、減輕照顧壓力，馬上就能用的實用照護指南

ケアとサポートが楽になる超図解　認知症介護

作　　者　米山淑子、朝田 隆（監修）
譯　　者　吳怡文
封面設計　萬勝安
責任編輯　張致遠
行銷業務　王綬晨、邱紹溢、劉文雅
行銷企劃　黃羿潔
副總編輯　張海靜
總 編 輯　王思迅
發 行 人　蘇拾平
出　　版　如果出版
發　　行　大雁出版基地
地　　址　新北市新店區北新路三段207-3號5樓
電　　話　02-8913-1005
傳　　真　02-8913-1056
讀者服務信箱　E-mail andbooks@andbooks.com.tw
劃撥帳號　19983379
戶　　名　大雁文化事業股份有限公司
出版日期　2024年10月初版
定　　價　650元
I S B N　978-626-7498-46-0

歡迎光臨大雁出版基地官網
www.andbooks.com.tw

國家圖書館出版品預行編目（CIP）資料

失智症照護超圖解：延緩失智進程、減輕照顧壓力，馬上就能用的實用照護指南／米山淑子，朝田隆監修；吳怡文譯. -- 初版. -- 新北市：如果出版：大雁出版基地發行, 2024.10
面；　公分
譯自：ケアとサポートが楽になる超図解認知症介護
ISBN 978-626-7498-46-0（平裝）
1. CST：失智症　2. CST：健康照護

415.934　　113015436